PLANT. BASED.

MEHR PFLANZLICHE LEBENSMITTEL ESSEN – FÜR IMMUNSYSTEM, DARM, HAUT UND HORMONE

Plant. BASED.

LAURA MERTEN UND
DR. MED. MARIE AHLUWALIA

MEHR PFLANZLICHE LEBENSMITTEL ESSEN –
FÜR IMMUNSYSTEM, DARM, HAUT UND HORMONE

südwest

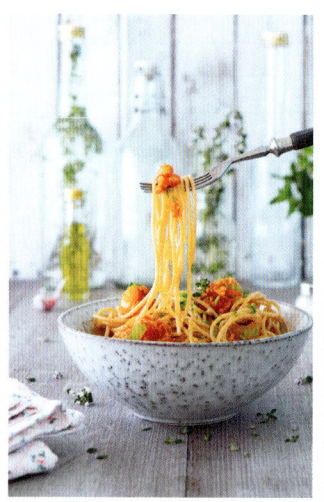
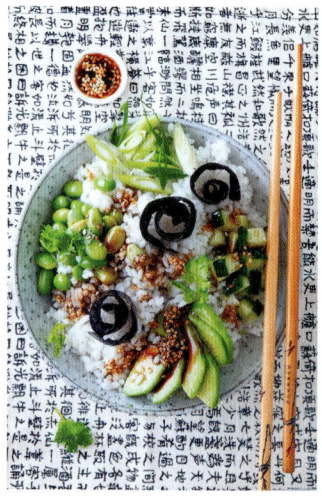
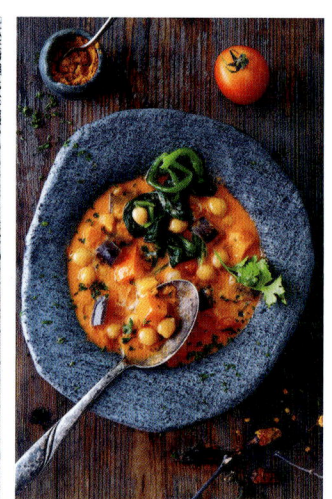
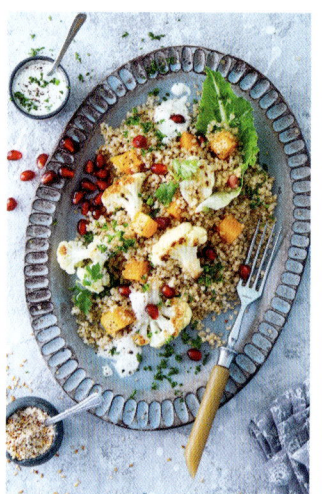
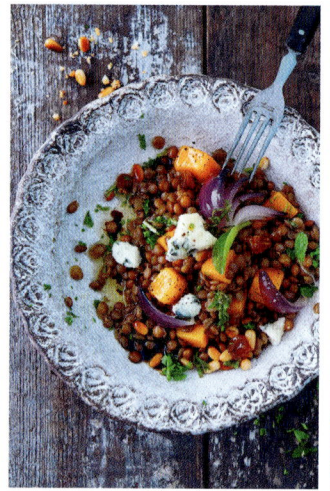
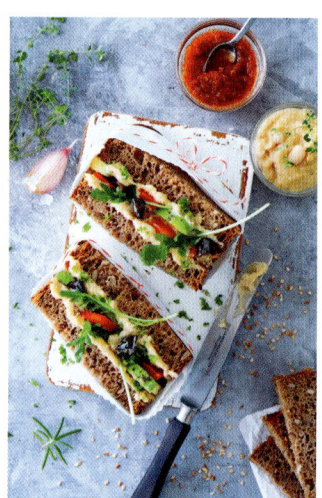
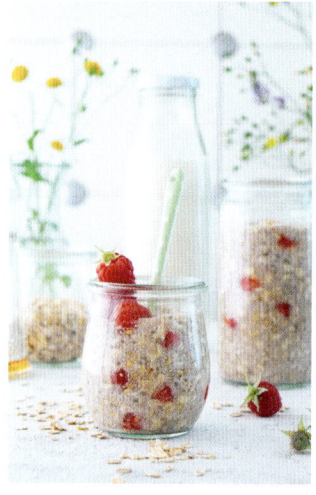

Hinweis: Aus Gründen der besseren Lesbarkeit wird bei Personenbezeichnungen und personenbezogenen Hauptwörtern in diesem Buch die männliche Form verwendet. Entsprechende Begriffe gelten im Sinne der Gleichbehandlung grundsätzlich für alle Geschlechter. Die verkürzte Sprachform hat nur redaktionelle Gründe und beinhaltet keine Wertung.

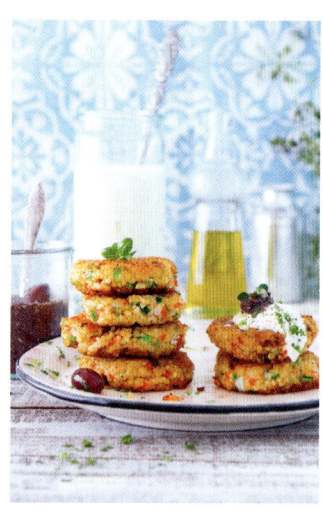

INHALT

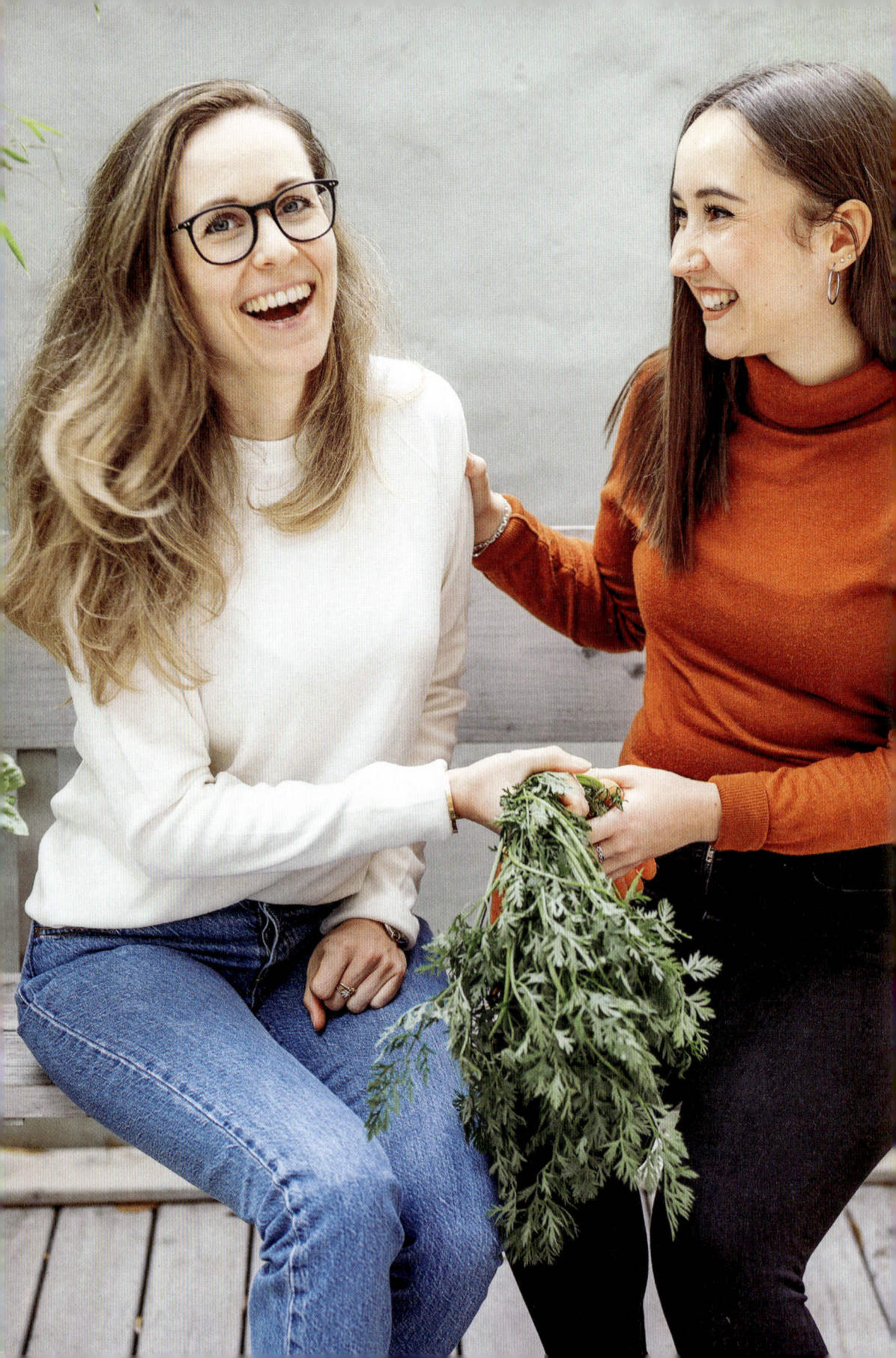

TEIL 1

PLANT.
BASED.
Basics.

PLANT. BASED. – DER BEGINN EINES GESÜNDEREN LEBENS

Dieses Buch will dir die Grundlagen einer ausgewogenen Ernährung näherbringen und dir mit praktischen Tipps und Rezepten dabei helfen, in ein gesünderes Leben zu starten. Wir hätten dazu auch einen Ratgeber schreiben können, der ausschließlich die wissenschaftlichen Ernährungsempfehlungen wiedergibt: Ihnen zufolge sollte sich unsere tägliche Energiezufuhr zu 50 Prozent aus Kohlenhydraten, zu 30 Prozent aus Fetten sowie zu 20 Prozent aus Proteinen zusammensetzen und mindestens 0,8 Gramm Protein pro Kilogramm Körpergewicht und 30 Gramm Ballaststoffe enthalten. Zudem sollten nicht mehr als zehn Prozent der Energie aus gesättigten Fetten bezogen werden. Diese Ernährungsempfehlungen sind jedoch nicht nur sehr komplex, sie lassen auch Vitamine, Spurenelemente, sekundäre Pflanzenstoffe und die Qualität der Lebensmittel außer Acht, die diese Energie bereitstellen.

WELCHE ERNÄHRUNG IST GUT FÜR UNS?

Es gibt unterschiedliche Ansätze, um die oben genannten Vorgaben greifbarer zu machen: In Deutschland etwa kennen wir die Ernährungspyramide der Deutschen Gesellschaft für Ernährung (DGE), in die die einzelnen Lebensmittelgruppen eingezeichnet sind, in England und den USA stellt man die Aufteilung in der Regel als Teller dar. Um diese abstrakte Einteilung verständlicher und im Alltag praktikabel zu machen, müssen die Gruppen in einzelne Lebensmittel aufgeschlüsselt werden. Hinzu kommt, dass wohl kaum ein Mensch in starre Schemata passt und der Körper erst durch eine individuelle Ernährung mit allem versorgt werden kann, was er braucht.

Gibt es *die* optimale Ernährung?
Wir suchen ständig nach der optimalen Ernährung, um uns wohlzufühlen, Krankheiten vorzubeugen und gesund alt zu werden. Kaum eine Zeitung oder Zeitschrift greift das Thema Ernährung & Gesundheit nicht in irgendeiner Art und Weise auf. Mikronährstoffe, Vitamine, Enzyme – immer neue vielversprechende Health Claims prasseln auf uns nieder. Oft sind die Tipps widersprüchlich oder betrachten nur einzelne Lebensmittel. Nicht einmal in der Wissenschaft ist man sich einig, was bei der Kontrolle von Diabetes Typ 2 besser ist: die Reduktion und gezielte Auswahl von Kohlenhydraten

oder eine allgemeine Kalorienreduktion. Die gute Nachricht hier lautet: Beides funktioniert.

Bevor du aber deine Ernährung umstellst, solltest du genau hinsehen, ob die zugrunde liegende wissenschaftliche Forschung professionell durchgeführt und akkurat bewertet wurde. Leider werden für Health Claims von Lebensmitteln immer wieder Studien herangezogen, deren Durchführung zweifelhaft ist. Manche sind zudem von Interessengruppen gesponsert. Ohne zu lügen, werden dann Fakten herausgepickt, aus dem Kontext genommen und überbewertet.

Viele Health Claims beanspruchen die Verbesserung von Biomarkern wie Blutwerten für sich. Doch nicht jeder Wert hat gesundheitliche Relevanz. Ein Medikament oder Lebensmittel kann den Cholesterinspiegel positiv beeinflussen, dabei aber das Herzinfarktrisiko nicht senken. Da jedoch ein allgemeiner Zusammenhang zwischen Cholesterinspiegel und Herzgesundheit besteht, wird dem Produkt dieser Zusammenhang attestiert, auch wenn der durch Studien gar nicht belegt ist.

Wer hat nun recht mit der besten Ernährung?

Richten wir unser Augenmerk einmal auf andere Healthy-Eating-Trends. Während die vegetarische, die mediterrane und die anti-entzündliche Ernährung Wert auf eine breite Vielfalt pflanzlicher Lebensmittel legen, verfolgen Säure-Basen-Ernährung, Clean Eating und Glyx-Diät einen Ansatz, der die Lebensmittel stärker einschränkt. Sie alle beruhen auf wissenschaftlichen Erkenntnissen. Oft betrachten die zugrunde liegenden Theorien die gesunde Ernährung also nicht im Ganzen, sondern lediglich einzelne Bausteine derselben.

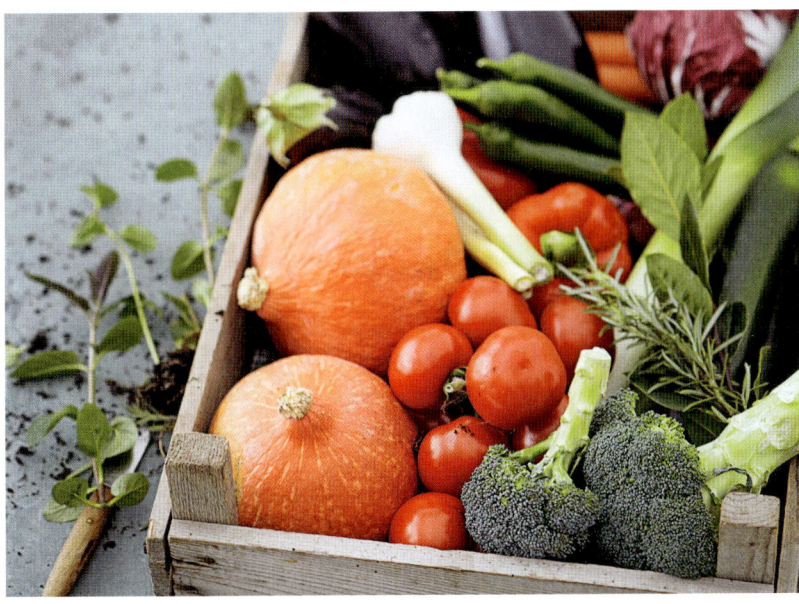

SÄURE-BASEN-ERNÄHRUNG Bei dieser Ernährungsform werden die Lebensmittel nach ihren säurebildenden Eigenschaften in Basenvorläufer oder Säurevorläufer eingeteilt. Ihr jeweiliger Anteil in den Nahrungsmitteln bestimmt die »Säurelast« der Mahlzeit. Vollwertige pflanzliche Lebensmittel wie Obst, Gemüse und Kräuter zählen als Basenbildner, während Fleisch, Fisch, Eier und Milchprodukte sowie verarbeitete Getreide, Fertigprodukte und Zucker als Säurebildner gelten. Auf diese Lebensmittel verzichtet man daher in der Säure-Basen-Ernährung. **Auch wenn diese Ernährungsform nicht auf eindeutigen wissenschaftlichen Erkenntnissen fußt, fügt sie sich in die natürliche pflanzenbasierte Ernährung doch gut ein.**

CLEAN EATING Hier wird auf den Verarbeitungsgrad der Lebensmittel geachtet. Verarbeitete Lebensmittel, Fertigprodukte und Fast Food sind nicht erlaubt. Das Ziel ist, auf Zucker, Konservierungsstoffe und industriell hinzugefügte Fette zu verzichten. **Dabei werden die Lebensmittelgruppen allerdings nicht berücksichtigt, und so überwiegen bei dieser Ernährungsform durchaus tierische Lebensmittel.**

GLYX-DIÄT »Glyx« steht für glykämischer Index, der anzeigt, in welchem Maß Kohlenhydrate den Blutzucker beeinflussen. Bei der Glyx-Diät stehen die *Eigenschaften* der verzehrten Kohlenhydrate im Mittelpunkt, die *Menge* an Fetten, Proteinen und Kohlenhydraten ist hingegen zweitrangig. Hinsichtlich der Kohlenhydratqualität geht die Glyx-Diät unserer Meinung nach in die richtige Richtung – sie beachtet jedoch lediglich einen Aspekt von Ernährung, ohne auf weitergehende ernährungswissenschaftliche Erkenntnisse hinreichend Bezug zu nehmen. **In der natürlichen pflanzenbasierten Ernährung nimmst du durch die Auswahl der Lebensmittelgruppen und ihren geringen Verarbeitungsgrad automatisch für den glykämischen Index günstige Lebensmittel zu dir. Dabei musst du dich nicht einmal beim Obst einschränken.**

ANTI-ENTZÜNDLICHE ERNÄHRUNG Bei dieser Ernährungsform stehen vorwiegend frisches Obst und Gemüse, Vollkornprodukte, Hülsenfrüchte und pflanzliche Fette im Vordergrund. Da insbesondere die Auswahl der Fette für die anti-entzündliche Wirkung relevant ist, werden fettes Fleisch und Milchprodukte fast ganz ausgeschlossen. **Aus diesem Grund deckt sich die anti-entzündliche Ernährung beinahe vollständig mit dem Ansatz der pflanzenbasierten Ernährung.**

MEDITERRANE ERNÄHRUNG Rund ums Mittelmeer ernähren sich die Menschen von reichlich frischem Obst und Gemüse, Vollkorngetreide und Hülsenfrüchten. Die mediterrane Ernährung folgt dem traditionellen süditalienischen bzw. griechischen Speiseplan der 1950er-Jahre. Als Fettquelle dient vor allem Olivenöl. Fleisch, Fisch und Milchprodukte kommen in geringen Mengen und unverarbeitet auf den Teller. **Unser Fazit: Auch wenn es sich bei der mediterranen Ernährung um eine natürliche, pflanzenbasierte Ernährungsform handelt, enthalten die entsprechenden Rezepte häufig tierische Lebensmittel.**

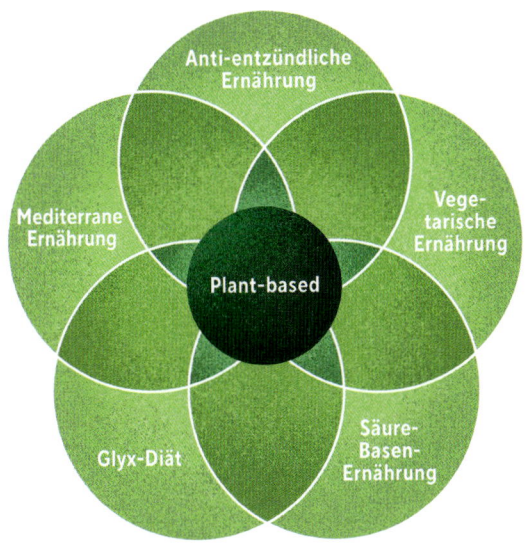

Und sonst?

Ernährungswissenschaftler und Mediziner sehen Trends mit eingeschränkter oder zu einseitiger Ernährung kritisch, weil sie gesundheitliche Risiken bergen. Dazu gehören z. B. Low-Carb-Diäten. Hier werden Kohlenhydrate meist durch hohe Mengen an tierischem Protein und Fett ausgeglichen, um auf den täglichen Energiebedarf zu kommen. Ein Übermaß an ungünstigen Fettsäuren aus tierischen Produkten aber begünstigt, vor allem in Kombination mit geringen Ballaststoffmengen, Herz-Kreislauf-Erkrankungen.

In der pflanzenbasierten Ernährung finden sich darüber hinaus auch Superfood-Trends wieder. Allerdings sollte man die Ernährungsweise stets als Ganzes betrachten, statt einzelne Lebensmittel im Speiseplan als Retter der Gesundheit anzupreisen. Das Konzept »minimaler Aufwand, maximales Ergebnis« geht leider nicht auf, denn wer nur auf Superfoods setzt, vergisst, wie wichtig pflanzliche Vielfalt ist. Da ist das Prinzip »saisonal und regional« schon ein nachhaltigerer und günstigerer Ansatz zur Versorgung mit nährstoffbepackten Lebensmitteln. Da Superfoods oft von weither eingeflogen werden, haben sie nicht nur eine ungünstige Umweltbilanz, sondern fallen in Tests auch häufig negativ durch Pestizidrückstände auf.

Und schließlich wären da noch speziell für körperliche Probleme und Krankheiten empfohlene Ernährungsweisen. Auch hier ist Vorsicht geboten, denn der Körper muss mit allen wichtigen Nährstoffen versorgt werden. Er funktioniert als Einheit und ist als System zu betrachten. So hängt z. B. die Darmgesundheit untrennbar mit anderen Körperfunktionen zusammen.

In einem sind sich die etablierten Ernährungsfachgesellschaften derzeit tatsächlich einig: Wer sich gesund ernähren will, sollte natürlich und plant-based essen! Gemeint ist eine Ernährung aus verschiedenen Gemüsen, Früchten, Nüssen, Samen, Linsen und Vollkorngetreide bei möglichst weitgehendem Verzicht auf stark verarbeitete Lebensmittel und tierische Produkte. Die pflanzenbasierte Ernährung ist sicherlich nicht die einzige gesundheitsfördernde Ernährungsweise. Sie vereint jedoch Aspekte verschiedener Trends – ohne deren Einschränkungen – und ist leicht langfristig umsetzbar. Übrigens sind auch die Ernährungsleitlinien bei Diabetes mellitus pflanzenbasiert, dazu später mehr.

PFLANZENBASIERTE ERNÄHRUNG: ARTGERECHTE MENSCHENHALTUNG

Die pflanzenbasierte Ernährung ist zwar ein aktueller Trend, doch handelt es sich bei ihr im Grunde um die ursprüngliche – man könnte auch sagen: artgerechte – gesundheitsfördernde Ernährung des Menschen, die jetzt als Trend wiederentdeckt wurde. Neben anderen Wissenschaftlern hat der amerikanische Arzt Dean Ornish schon in den 1980er-Jahren die positiven Effekte der pflanzenbasierten Ernährung auf chronische Krankheiten des Herz-Kreislauf-Systems und das metabolische Syndrom aufgezeigt. Die positiven Auswirkungen etwa auf Diabetes ähnelten denen von Medikamenten wie Metformin, allerdings ohne deren Nebenwirkungen. Und während Medikamente nur die Symptome behandeln, bekämpft die Ernährung die Ursache der Krankheit.

Trotz dieser Erkenntnis hat sich unsere Ernährung durch unsere Lebensumstände und die Lebensmittelindustrie in den letzten rund 30 Jahren eher zum Schlechteren gewandelt: Die Portionen wachsen, ein Überangebot an industriell gefertigten Produkten trainiert unser Geschmacksempfinden bereits im Kindesalter auf zu süß, zu fettig und zu salzig. In der Wohlstandsgesellschaft stehen Fleisch oder Fisch fast täglich auf dem Speiseplan. Hinzu kommen ein sitzender Lebensstil (Büro) und die Fortbewegung per Auto oder andere Verkehrsmittel. Da ist es nur logisch, dass sich unser Nährstoffbedarf von dem in weniger industrialisierten Ländern unterscheidet, Länder, in denen noch viel traditioneller und pflanzenbasierter gegessen wird. Die Folge dieser Fehlernährung sind chronische Krankheiten des Stoffwechsels und des Herz-Kreislauf-Systems sowie Krebserkrankungen und Übergewicht. Um dies zu durchbrechen, müssen wir umlernen bzw. uns rückbesinnen: auf die natürliche pflanzenbasierte Ernährung. Wir müssen nicht nur die Zutaten, sondern auch die Mengen und den Verarbeitungsgrad derselben an unseren heutigen Lebensstil anpassen.

Pflanzen – das A und O einer gesunden Ernährung

Das Konzept der pflanzenbasierten Ernährung ist ganz einfach: Iss bunte und vorwiegend pflanzliche Lebensmittel, achte auf die Fettqualität und nimm ausreichend Ballaststoffe zu dir. Betrachte tierische Lebensmittel wie Fleisch, Fisch, Eier und Milchprodukte als Gelegenheitslebensmittel. Die pflanzenbasierte Ernährung umfasst ein breites Spektrum an Ernährungsgewohnheiten und kann auch bedeuten, einzelne Gruppen tierischer Produkte vollständig auszuschließen, sich also vegetarisch oder vegan zu ernähren bzw. zu leben. Insbesondere im englischsprachigen Raum bezeichnen Veganer ihre Ernährungsweise immer öfter als »plant-based«, um sich vom teils stark ausgeprägten Dogma der veganen Szene abzugrenzen. »Plant-based« steht für mehr Offenheit und inkludiert auch Menschen, die nicht hundertprozentig vegan leben, sich aber bewusst mit ihrer Ernährungsweise und deren gesundheitlichen, ethischen und ökologischen Fragen auseinandersetzen und den Konsum tierischer Lebensmittel einschränken. Somit ähnelt die pflanzenbasierte Ernährung auch dem flexitarischen Ansatz, bei dem sowohl die Nachhaltigkeit als auch der Ursprung von Lebensmitteln eine große Rolle spielen.

Bei der **Vollwerternährung** kommt der Natürlichkeit der verwendeten Lebensmittel eine zentrale Stellung zu, sie sollten frisch und unbehandelt sein. Außerdem werden pflanzenbasierte Vollkornprodukte bevorzugt. Eine hohe Qualität der Nahrungsmittel sowie die Umwelt- und Sozialverträglichkeit sind Bestandteile des Konzepts. Ein bekannter Vertreter der Vollwerternährung ist Maximilian Bircher-Benner, der noch heute für sein Müsli bekannt ist. Nicht zu verwechseln ist sie mit der **vollwertigen Ernährung**, die auf den Empfehlungen der DGE basiert und ein Mischkostkonzept mit ernährungsmedizinischer Zielsetzung bezeichnet, ohne dabei jedoch Aspekte der Nachhaltigkeit zu berücksichtigen.

Allerdings ist plant-based nicht gleich plant-based, denn wie wir noch sehen werden, gibt es durchaus auch eine ungesunde pflanzenbasierte Ernährung. Deshalb bezeichnen wir unser Konzept auch als natürliche pflanzenbasierte Ernährung, zu der der gesundheitliche Aspekt zwingend dazugehört.

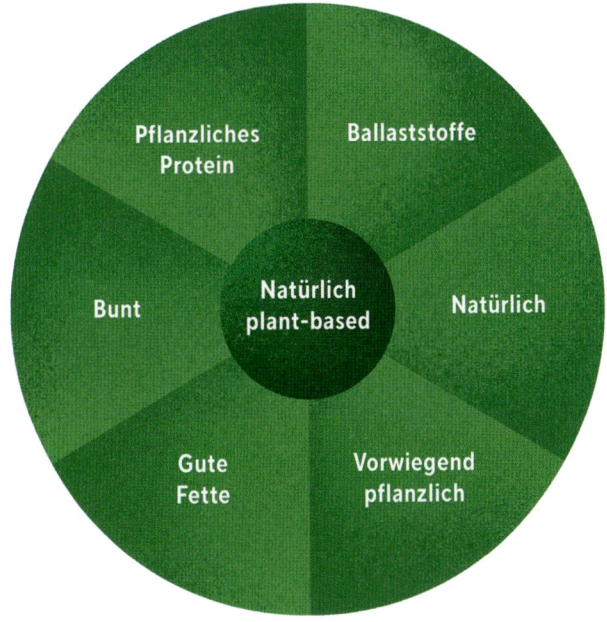

NATÜRLICH Nimm möglichst unveränderte und regionale Lebensmittel zu dir. Das trifft sowohl auf Obst und Gemüse, auf Vollkorngetreide und Nüsse als auch auf Fleisch und Milchprodukte zu. Es bedeutet nicht, dass alle Lebensmittel roh verzehrt werden müssten. Manche Nährstoffe werden durch schonendes Garen vom Körper besser aufgenommen, diese Lebensmittel sind gegart besser verdaulich (siehe dazu auch »Küchentipps – plant-based im Alltag«, S. 110ff.). Kaufe vorwiegend unverarbeitete Lebensmittel und verarbeite sie selbst.

BUNT Studien zeigen, dass der wöchentliche Verzehr von mehr als 30 verschiedenen pflanzlichen Lebensmitteln die Diversität des Mikrobioms und dadurch unsere Gesundheit »boostet«. So versorgst du deinen Körper mit einer Vielzahl an Nährstoffen. Es kommt also nicht nur auf die Menge an, sondern auch auf die Vielfalt!

VORWIEGEND PFLANZLICH Bei der pflanzenbasierten Ernährung bauen Mahlzeiten auf einer Portion Gemüse als Hauptdarsteller auf. Anfangs reduzierst du tierische Lebensmittel: Du isst sie in kleineren Mengen und seltener. Plane die Mahlzeit um Gemüse statt um ein Stück Fleisch, Fisch oder Nudeln.

GUTE FETTE Fette beeinflussen viele Funktionen im Körper und sollten deshalb sorgsam ausgewählt werden. Pflanzliche Fette aus Nüssen und Samen sowie Raps- und Olivenöl stellen die Basis dar. Tierische und raffinierte Fette werden reduziert.

BALLASTSTOFFE Ballaststoffe sind unglaublich wichtig für die Verdauung, ein funktionierendes Mikrobiom und die Regulation des Blutzuckerspiegels. Ernährungswissenschaftler empfehlen, 30 Gramm Ballaststoffe am Tag zu essen. Mit der pflanzenbasierten Ernährung nimmst du automatisch viele und abwechslungsreiche Ballaststoffe zu dir.

PFLANZLICHES PROTEIN In der westlichen Ernährung verlassen wir uns auf Fleisch, Fisch und Milchprodukte als Hauptproteinquellen. Dabei liefern pflanzliche Proteinquellen mehr Nährstoffe und dazu eine Fülle an wertvollen Ballaststoffen. Gleichzeitig enthalten sie weniger (gesättigte) Fette als tierische Lebensmittel.

Ein pflanzenbasierter Alltag

In unserer Praxis werden wir oft nach Zahlen, Formeln und Regeln der gesunden Ernährung gefragt. Wie viel Gramm Getreide sollte ich pro Tag essen? Wie viel Fett, Proteine und Kohlenhydrate brauche ich? Wie viele tierische Produkte sind in Ordnung? Wir sagen dann immer: Vergiss das Zählen! In diesem Buch sprechen wir über Mengen, die sich mit der Hand abmessen lassen.

Denn nicht einmal die Wissenschaft kann die optimalen Mengen grammgenau bestimmen. Was wir aber wissen, ist, dass eine natürliche pflanzenbasierte Ernährung den Körper mit allem versorgt, was er braucht. Dabei ist es völlig okay, gelegentlich und in Maßen tierische Produkte zu verzehren. Viele oder wenige Kohlenhydrate? Jeder Mensch ist anders und sollte daher auch nach seinen Bedürfnissen und gemäß seinem Lebensstil essen.

Wir empfehlen eine nachhaltige und individuelle Ernährungsweise, die sich gut in deinen Alltag integrieren lässt. Das unterscheidet unseren Ansatz von Ernährungskonzepten oder Diäten, die für einen Zeitraum bestimmte Lebensmittel verbieten oder dir feste Mengen vorschreiben. Am Ende muss es schließlich schmecken! Sonst verlierst du schnell die Lust.

PFLANZENBASIERT = GESUND?

Pommes mit Ketchup sind pflanzenbasiert, sogar vegan – aber auch gesund? Leider enthalten sie reichlich ungünstige Fette, viel zugesetzten Zucker und künstliche Zusätze. Es kommt neben der Auswahl der pflanzlichen Lebensmittel also immer auch auf deren Zubereitung an. Das lässt sich am Beispiel Indien gut beobachten. Dort pflegt man pflanzenbasierte Essgewohnheiten. Trotzdem ist in den letzten Jahrzehnten die Rate ernährungsbedingter Krankheiten gestiegen, obwohl nicht wesentlich mehr tierische Produkte auf den Teller gekommen sind. Was ist passiert? Pflanzenbasierte Lebensmittel, also Gemüse, Obst, Hülsenfrüchte und Getreide, wurden zunehmend durch ebenfalls pflanzliche, aber kalorienreiche, nährstoffarme, zuckerreiche Lebensmittel und qualitativ schlechtes Fett ersetzt. Pflanzenbasiert ist also nicht zwingend auch gesund. Die gesunde pflanzenbasierte Ernährung besteht aus minimal verarbeiteten oder unverarbeiteten Lebensmitteln.

Gesund vs. ungesund plant-based	
Gesund plant-based	Ungesund plant-based
Reich an Ballaststoffen	Arm an Ballaststoffen
Gute Fette	Ungesunde Fette
Günstige Kohlenhydrate in ausreichender Menge	Ungünstige Kohlenhydrate in zu großer Menge
Reich an Mikronährstoffen wie Antioxidantien	Arm an Mikronährstoffen
Ausgewogener Kaloriengehalt	Zu viele Kalorien
Verzicht auf stark verarbeitete Lebensmittel	Viel zugefügter Zucker

Auch hierzulande greifen viele Menschen zu Ersatzprodukten, um tierische Lebensmittel zu reduzieren. So können sie den Geschmack und die gewohnte Mahlzeitenzusammensetzung beibehalten – nur eben pflanzenbasiert. Hier aber lohnt ein Blick auf die Zutatenliste: Pflanzliche Versionen von Fleisch, Käse und Milch enthalten meist viele Zusatzstoffe, um Geschmack, Farbe und Konsistenz des Originals zu imitieren. Veganer Käse ist die Wiedergeburt des zu Recht in Verruf geratenen Formkäses der Tiefkühlpizza – aus ernährungswissenschaftlicher Sicht ist er kaum verändert. Der Nährwert von veganem Käse ist fraglich: Er ist reich an gesättigten Fetten, nährstoffarm und praktisch frei von Protein. Vegane Würstchen stecken ebenso voller Zusätze wie verarbeitete tierische Lebensmittel. Nur weil etwas pflanzlich ist, ist es demnach nicht automatisch gesünder. Das soll allerdings auch nicht heißen, dass du tierische Produkte nicht durch pflanzliche Alternativen ersetzen könntest. Vorsicht ist nur bei verarbeiteten Lebensmitteln geboten. Ersetze tierische durch unverarbeitete pflanzliche Produkte. In Ländern mit traditionell pflanzenbasierter Ernährung kommen die Menschen sehr gut ohne Ersatzprodukte aus, um leckere, ausgewogene Mahlzeiten zuzubereiten.

Spannende Einblicke in puncto Ernährungsverhalten und Gesundheit liefert die Studie zu den sogenannten Blue Zones, den Regionen der Erde, in denen besonders viele Über-100-Jährige leben. Dazu gehören etwa Gegenden mit traditionell mediterraner Ernährung, aber auch die japanische Insel Okinawa. Dort ernähren sich die Menschen überwiegend pflanzlich, sie bereiten unverarbeitete Lebensmittel selbst zu. Dies allein liefert günstige Kohlenhydrate, reichlich Ballaststoffe und gesunde Fette. Übrigens zeichnen sich diese Regionen auch dadurch aus, dass ihre Bewohner bis ins hohe Alter körperlich arbeiten. Ob wenig Stress und familiäre Strukturen zu diesem gesundheitsförderlichen Effekt beitragen, bleibt zu mutmaßen.

Ist vegan nicht am gesündesten?

Welche Ernährungsform ist nun die beste? Um diese Frage entbrennen heftige Debatten. Aus ernährungsmedizinischer Sicht ist die vegane Ernährung einer vollwertigen, vorwiegend pflanzlichen nicht überlegen. Alle tierischen Produkte auszuschließen bedeutet nicht zwangsläufig, dass man sich gesund ernährt. **Vegane Nahrungsmittel können ebenfalls verarbeitet sein und hinzugefügtes Fett, raffinierte Kohlenhydrate wie Zucker und Weißmehl sowie viel Salz enthalten. Das große Plus einer rein pflanzlichen Ernährung entsteht durch die Vielfalt an pflanzlichen Lebensmitteln.** Dadurch nimmt man automatisch genug Ballaststoffe und sekundäre Pflanzenstoffe auf, um den Tagesenergiebedarf zu decken. Dieselben Vorteile erreicht man auch durch die Reduktion tierischer Lebensmittel. Schon etwas weniger tierische Produkte und eine gezielte Auswahl wirken sich positiv aus. Für uns stehen bei der Ernährung ganz klar die gesundheitliche Perspektive sowie Nachhaltigkeit und Ethik im Mittelpunkt. Das bedeutet:

• Tierische Lebensmittel einschränken oder ganz auf sie verzichten
• Pflanzliche Lebensmittel achtsam auswählen – sie sollten einen möglichst geringen Einfluss auf das Ökosystem haben

Regionale und saisonale Produkte aus ökologischem Anbau sind besser als Mangos oder Avocados, die um die halbe Welt reisen und im Kühlhaus gelagert werden müssen. Dieses Buch ist primär aus ernährungsmedizinischer Sicht geschrieben, dennoch sollen Nachhaltigkeit und globale Gesundheit nicht vernachlässigt werden. Wer weniger tierische und exotische Lebensmittel wählt, tut etwas fürs Wohl der Tiere und darüber hinaus auch für das Wohl des gesamten Planeten. Es geht dabei nicht unbedingt um den kompletten Verzicht, sondern um einen maßvollen Verzehr und einen verantwortungsbewussten Umgang mit tierischen und exotischen Produkten.

VOM VERSTEHEN ZUM UMSETZEN

Noch einmal sei betont: Dieses Buch ist kein Diätratgeber. Wir wollen dir Wissen über Ernährung und grundlegende Körperfunktionen vermitteln. Du sollst verstehen und hinterfragen.

Dafür beginnen wir in Teil 1 des Buchs mit Einblicken in den Stand der Ernährungsforschung und die Rolle der pflanzenbasierten Ernährung. Anschließend, in Teil 2, zoomen wir in bestimmte Bereiche des Körpers, bevor in Teil 3 eine Anleitung zu leicht umsetzbaren Prinzipien der pflanzenbasierten Ernährung folgt. Abschließend soll Teil 4, der Rezeptteil, dich inspirieren, die Theorie umzusetzen.

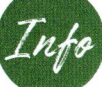

WIR – DAS SIND MARIE UND LAURA

Ich, Marie, würde mich als plant-based Flexitarierin bezeichnen. Der überwiegende Teil meiner Mahlzeiten ist rein pflanzlich. Gelegentlich verzehre ich auch tierische Produkte, wobei es mir besonders wichtig ist, deren Herkunft nachverfolgen zu können. Die Unterkapitel Darm und Hormone (siehe S. 67ff. und 96ff.) sind an meine tägliche Arbeit als Ärztin und Ernährungstherapeutin angelehnt. Mich fasziniert bei diesen beiden Bereichen, wie unglaublich vielseitig Ernährung als Therapie eingesetzt werden kann.

Seit über acht Jahren ernähre ich, Laura, mich vegetarisch und achte dabei besonders auf einen hohen Pflanzenanteil und, wie Marie, auf die Herkunft der Lebensmittel. Lange hatte ich mit schlechter Haut und Haarausfall zu kämpfen, weshalb mir diese Themen (siehe S. 84ff.) besonders am Herzen liegen. Ein Teil meiner Masterarbeit behandelte das Immunsystem, und ich habe wieder einmal erkannt, welch positiven Einfluss die Ernährung haben kann.

GESUNDHEIT
UND DIE ROLLE DER ERNÄHRUNG

»Genes load the gun, but lifestyle pulls the trigger« (»Gene bereiten den Acker, der Lebensstil sät die Saat«) – das zeigte schon die UK Twin Study. An dieser Studie nahmen genetisch gleich ausgestattete ein-eiige Zwillinge teil. Der Lebensstil machte bei ihnen den Unterschied, etwa ob bzw. wann eine genetische Prädisposition zum Ausbruch einer Erkrankung führte. Wir haben es also in der Hand, unsere Gesundheit positiv zu beeinflussen, und zwar ganz einfach über die Ernährung. Leider macht uns die typisch westliche Ernährung eher krank, und Trends wie Low-Carb tragen ihren Teil zum Ungleichgewicht bei. Lifestyle und Ernährung wirken sich immer auf die Gesundheit aus, im Positiven wie im Negativen. Wir gehen sogar noch weiter und sagen: Die Ernährung ist eine der wichtigsten Komponenten in der Prävention und sollte bei Erkrankungen Teil jeder Therapie sein.

DER LEBENSSTIL ENTSCHEIDET

Diabetes, Krebs, das erscheint dir in weiter Ferne? Dabei legst du mit deinem Lebensstil von heute bereits den Grundstein für deine Erkrankungen von morgen. Und dazu gehören vor allem deine Ernährungsgewohnheiten. In der westlichen Welt haben Medikamente bei der Behandlung von Krankheiten einen höheren Stellenwert als die Ernährung oder der Lebensstil. Sie sind schnell geschluckt, das passt zu unserem hektischen Alltag. Die Pillen lindern zwar die Symptome – wir fühlen uns besser –, doch haben sie auch Nebenwirkungen. Schon mehr Selbstdisziplin erfordert es da, den Lebensstil zu ändern. Dabei sind bewusst ausgewählte Lebensmittel die besten Medikamente, die man sich vorstellen kann. **Allein das Essen auf deinem Teller kann dir dabei helfen, viele Krankheiten zu lindern oder ihre Entstehung zu verhindern – ganz ohne Nebenwirkungen und mit geringem Aufwand.** Und auch wenn du bereits chronisch krank bist, kann eine ausgewogene Ernährung den Verlauf aufhalten oder sogar umkehren.

Leider ist diese Erkenntnis in den vergangenen Jahrzehnten in Vergessenheit geraten – nicht zuletzt deshalb, weil der Zusammenhang zwischen Ernährungsgewohnheiten und Gesundheit bzw. Krankheit in der Ausbildung der Mediziner nur eine untergeordnete Rolle spielt. Dabei ist es nicht nur nachhaltig, seinen Lebensstil hinsichtlich Ernährung, Bewegung und Stress-management zu ändern. Es ist einer pharmazeutischen Behandlung sogar überlegen, weil Medikamente bei Krankheiten wie Bluthochdruck, Diabetes und Übergewicht nur die Symptome lindern.

Zeit umzudenken!

Immer mehr Menschen in westlichen Industrieländern leiden an Stoffwechselkrankheiten wie Diabetes oder Bluthochdruck. Wir sehen das selbst bei jungen Menschen. Die Fehlernährung beginnt schon im Kindesalter und fordert über die Jahre ihren Tribut von Organen und Bewegungsapparat – bis der Körper irgendwann nicht mehr kann und wir krank werden. Dabei ist nicht das Stückchen Kuchen zum 45. Geburtstag ausschlaggebend. Den Krankheitsausbruch verursachen vielmehr ein bewegungsarmer Lebensstil und die Summe unvorteilhafter Ernährungsentscheidungen in den Dekaden zuvor. Wir wollen in diesem Buch zeigen, wie du mit der Auswahl deiner Lebensmittel dein aktuelles Wohlbefinden unterstützen und dich in späteren Lebensphasen vor Krankheiten schützen kannst. Wenn du deinen Lebensstil anpasst, packst du das Krankheitsübel an der Wurzel. Die Erkrankung schreitet nicht weiter fort und lässt sich mitunter sogar heilen.

Beispiel Typ-2-Diabetes: Er entsteht durch eine ernährungs- und lebensstilbedingte Überforderung der Bauchspeicheldrüse. Nach der Diagnose verschreiben Ärzte Medikamente zur Unterstützung der Insulinproduktion in der Bauchspeicheldrüse. Bleibt dabei der Lebensstil unverändert, muss langfristig die Medikamentendosis erhöht werden. Ändern Betroffene hingegen ihre Ernährungsgewohnheiten, müssen sie weniger Medikamente nehmen. Diabetes-Folgeerkrankungen werden vermieden oder verzögert. Besonders in der Frühphase der Erkrankung ist die Leistung der Bauchspeicheldrüse noch nicht stark herabgesetzt. Jetzt besteht eine gute Chance, den Krankheitsverlauf durch eine Änderung des Lebensstils positiv zu beeinflussen.

Anti-Rheuma, Anti-Krebs – Diäten wie diese versprechen, dass du durch die empfohlene Ernährung chronische Krankheiten vermeiden kannst. Was dabei oft verschwiegen wird, ist, dass die einseitige Ernährung Mangelerscheinungen hervorrufen kann, die sich negativ auf deine Gesundheit auswirken. Dies sehen wir als gefährlichen Trend. Auch wenn die Ernährung ohne Zweifel eine zentrale Rolle in puncto Gesundheit spielt, kann die genetische Veranlagung einen Einfluss auf unser Erkrankungsrisiko haben, etwa bei rheumatischen Krankheiten oder verschiedenen Krebserkrankungen. Derartige Diätversprechen hingegen suggerieren, dass nur du und dein Lebensstil für deine Krankheiten verantwortlich sind. Neben falschen Hoffnungen führen solche Versprechen sogar zu Versagensängsten.

ERNÄHRUNG UND STOFFWECHSEL

Sprechen wir von Stoffwechsel (Metabolismus), meinen wir Prozesse im Körper von Lebewesen, bei denen Stoffe chemisch verändert werden, um sie für den Organismus verfügbar zu machen. Dazu zählt auch die Umwandlung von Nahrungsmitteln in Stoffe, die wir zum Aufbau, Abbau und Erhalt der Körpersubstanz sowie zur Energiegewinnung brauchen.

Die **Blutzuckerregulation** ist die Hauptschaltstelle unserer Körperfunktionen. Der Blutzucker bestimmt maßgeblich Funktionen wie Energielevel, Leistungsfähigkeit, Hungergefühl und Stimmung. Ungesund zusammengesetzte Mahlzeiten sowie ein gestörter Essrhythmus, mangelnde Bewegung und Stress stellen auf Dauer ein Problem für die Regulation des Blutzuckers dar. Die Blutzuckerregulation spielt deshalb auch eine Schlüsselrolle bei der Entstehung von Stoffwechselkrankheiten wie Übergewicht und Diabetes Typ 2 sowie bei Krebs. Doch erst wenn sie gestört ist, beschäftigen sich die meisten Menschen mit ihrem Blutzucker. Eine natürliche pflanzenbasierte Ernährung unterstützt die Blutzuckerregulation jeden Tag, sie dient der Prävention und bei Erkrankung als Therapie!

Bleiben wir noch kurz beim Beispiel Diabetes Typ 2, eine der Folgen eines für die Blutzuckerkontrolle ungünstigen Lebensstils. Statistisch betrachtet wird die Erkrankung auch einige Leser und Leserinnen dieses Buchs treffen. Etliche Studien zeigen einen Zusammenhang zwischen Ernährungsgewohnheiten und Diabetes Typ 2. In ihnen traten sowohl risikoerhöhende Ernährungsgewohnheiten zutage als auch solche, die einen Schutzeffekt zeigten. Zu den Letzteren zählt der Verzehr von **Vollkorngetreide**. Der positive Effekt ist wahrscheinlich auf die enthaltenen **Ballaststoffe** zurückzuführen – was beim Hype um Low-Carb-Diäten oft vergessen wird. Auch **Hülsenfrüchte** wirken sich besonders günstig auf den Blutzuckerstoffwechsel aus, denn sie enthalten vorteilhaft zusammengesetzte Kohlenhydrate und Ballaststoffe. Dieser positive Effekt lässt sich auch bei völlig gesunden Menschen beobachten!

Wir beginnen unsere Betrachtung mit dem Blutzucker, weil der Blutzucker-Insulin-Haushalt an unzähligen Vorgängen im Körper beteiligt ist, beispielsweise auch an der Regulation der weiblichen Geschlechtshormone und an Entzündungsprozessen. Entzündungen hängen mit der Mikrobiomgesundheit zusammen, und diese wiederum mit chronischen Krankheiten und Hauterkrankungen. Aus verschiedenen Blickwinkeln werden wir diese Themen in Kapitel 2 im Detail beleuchten.

ERNÄHRUNG UND KREBSERKRANKUNGEN

Die Ernährung spielt bei der Prävention von Krebs eine wichtige Rolle. Gemeint sind weniger einzelne Superfoods als vielmehr die gesamte Ernährung. Daneben sind auch Lebensstilfaktoren wie Bewegung, Alkoholkonsum und Rauchverhalten wichtig. Außerdem kann ein dauerhaft erhöhter Insulinspiegel das Wachstum von Tumoren begünstigen. Aus diesem Grund erhöht ein **gestörter Blutzuckerstoffwechsel** nicht nur die Gefahr, chronische Krankheiten wie Diabetes und Herz-Kreislauf-Erkrankungen zu bekommen, sondern auch das Krebsrisiko.

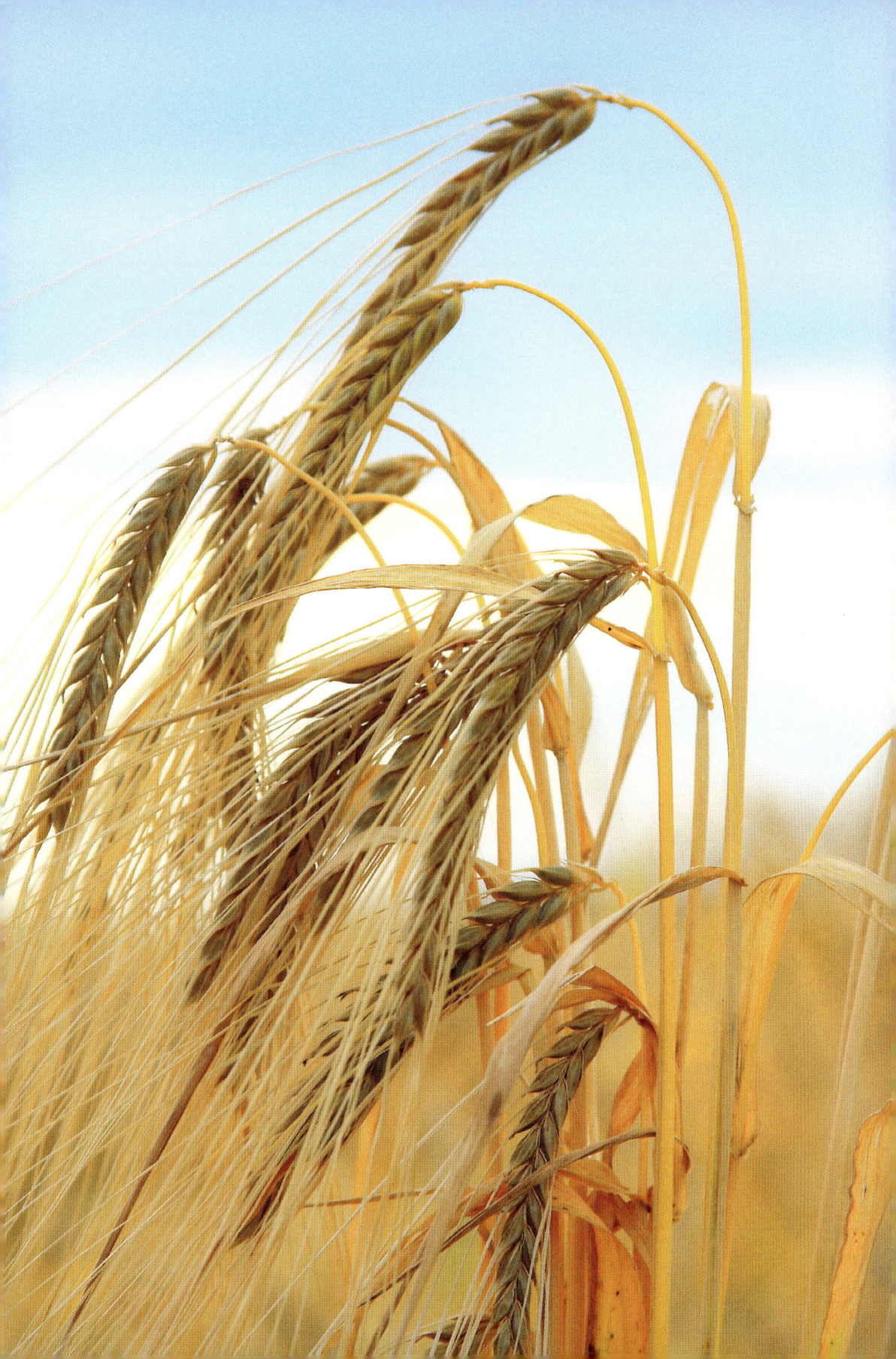

Hierzulande überwiegen Krebserkrankungen von Lunge, Darm, Brust, Prostata und Bauchspeicheldrüse. Insbesondere auf Darm- und Brustkrebs haben Lebensstilgewohnheiten nachweislich Auswirkungen, sowohl als Risiko- als auch als Präventionsfaktoren, also Faktoren, die der Erkrankung vorbeugen. Leider gibt es nicht die eine Anti-Krebs-Diät, die die Krankheit zuverlässig verhindert. Was du aber tun kannst: Ernähre dich bewusst! Mit einer ausgewogenen und vollwertigen Ernährung förderst du auf natürlichem Wege deine Gesundheit. Und ganz nebenbei beugst du Krankheiten vor, die vom Lebensstil mit beeinflusst werden.

Schützende Ernährungsgewohnheiten

Der WCRF (World Cancer Research Fund) bewertet den Verzehr von **gesättigten Fetten** und **einfachen Kohlenhydraten** als Risikofaktor für die Krebsentstehung. Genau diese Nährstoffe sind typische Bestandteile der westlichen Ernährung. Wir essen zu viele tierische (also gesättigte) Fette und verarbeitete Produkte. Die natürliche pflanzenbasierte Ernährung steht dem gegenüber: Greifst du stattdessen zu Vollkorngetreide, reduzierst du die Menge an ungünstigen Kohlenhydraten. Diese sind hauptsächlich in Form von zugesetztem Zucker, weißem Reis oder Auszugsmehl in unserem Speiseplan zu finden und haben durch die industrielle Verarbeitung ihr Ballaststoffgerüst verloren. Große Portionen sogenannter leerer Kalorien bewirken, dass übermäßig Insulin ausgeschüttet wird und der Blutzuckerspiegel steigt.

Neben Risikofaktoren zeigen epidemiologische Studien auch schützende Faktoren auf. Mit mehr **Ballaststoffen** in der Nahrung sinkt das Risiko für Darm- oder Brustkrebs. Auch die mediterrane und die vegetarische Ernährung wirken sich positiv auf das Krebsrisiko aus. Die Wissenschaft führt diesen Effekt darauf zurück, dass beide Ernährungsformen viele Ballaststoffe und wenig tierische Produkte beinhalten. Hinzu kommt eine Fülle an sekundären Pflanzenstoffen und Vitaminen. Wer auf Fleisch verzichtet, setzt sich meist generell mit gesundheitsbewusster Ernährung auseinander. Für jeden einzelnen dieser Faktoren haben Studien bereits schützende Effekte auf die Gesundheit nachgewiesen.

TIERISCHES PROTEIN UND GESUNDHEIT – PROTEINANGST

»Und wo bekomme ich genügend Protein her?« Diese Frage treibt viele Menschen um, die ihre Ernährung auf weniger tierische Produkte wie Fleisch und Käse umstellen wollen. Das haben die Lebensmittelhersteller längst erkannt. In den Supermarktregalen findest du unzählige Waren mit aufgedruckten Versprechen wie: »Reich an Protein«. So werden Müslis, Pflanzendrinks und Quark für ihren Proteinanteil beworben (den sie meist schon immer hatten). Der Wunsch vieler Verbraucher nach alternativen Proteinquellen lässt eine Vielzahl von Ersatzprodukten und Nahrungsergänzungsmitteln auf dem Markt auftauchen.

Beim Umstieg auf eine vorwiegend pflanzliche Ernährung kann die Proteinversorgung eine Herausforderung darstellen, denn in unserer Wohlstandsernährung stammt das Protein überwiegend aus tierischen Quellen. **Zu viel tierisches Protein kann allerdings krank machen.** Dabei gibt es eine Vielzahl an pflanzlichen Proteinquellen, darunter etwa Hülsenfrüchte und Nüsse. Sie sind in vielerlei Hinsicht vorteilhaft: Pflanzliche Proteinquellen enthalten **Ballaststoffe** und langkettige Kohlenhydrate, die lange satt machen. So kann man tierische Proteine problemlos ersetzen.

Tatsächlich reagiert das **Darmmikrobiom** ganz unterschiedlich auf pflanzliches und tierisches Protein. Während tierische Proteine das Wachstum unerwünschter Bakterien fördern, begünstigt pflanzliches Eiweiß hilfreiche Darmbakterien. Das Darmmikrobiom wandelt tierische Proteine in Stoffe um, die unter anderem mit Darmkrebs in Verbindung gebracht werden. Diese Krebsart ist in Deutschland auf dem Vormarsch, während sie in Indien weit seltener auftritt. Dies wird auf die vorwiegend pflanzliche Ernährungsweise und pflanzliche Proteinversorgung der Inder zurückgeführt.

Den Bedarf durch pflanzliches Eiweiß decken

Viele Menschen befürchten, bei einer vorwiegend pflanzlichen Ernährung **nicht genug Protein** zu verzehren. Statistisch betrachtet essen Vegetarier ungefähr ein Drittel weniger Protein als Allesesser. Trotzdem schaffen sie es, die täglich empfohlene Menge aufzunehmen. Eine einseitige vegane Ernährung kann zwar zu einem Mangel an Aminosäuren führen, doch dem kann man mit einer ausgewogenen Ernährung vorbeugen. Der Verzehr von Hülsenfrüchten, Vollkorngetreide und einer kleinen Menge an Nüssen reicht völlig aus, um den täglichen Eiweißbedarf zu decken.

Interessant ist, dass Menschen in südamerikanischen und asiatischen Ländern die empfohlenen **täglichen 50 Gramm Protein** primär durch pflanzliche Lebensmittel decken. In Industrieländern wie Deutschland und den USA nehmen wir hingegen täglich bis zur doppelten Menge zu uns, nämlich über 100 Gramm Protein – überwiegend aus tierischen Quellen.

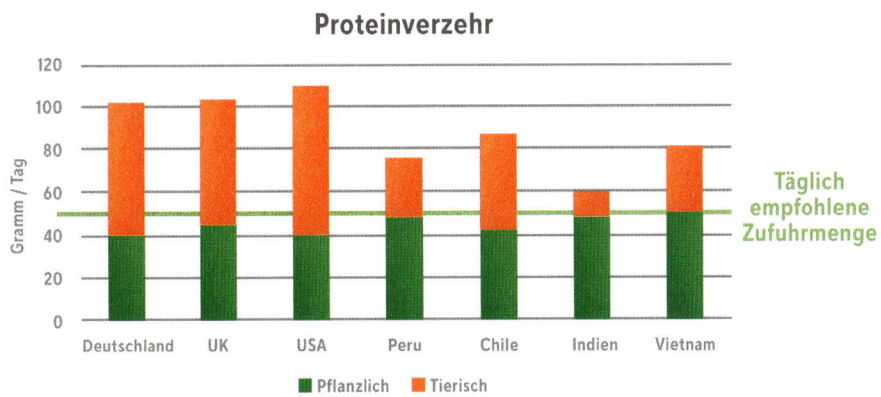

Kein Mensch braucht so viel Protein! Zu viel Eiweiß beschleunigt sogar Alterungsprozesse. Human- und Tierstudien verweisen darauf, dass die Proteinmenge in der Ernährung den Insulinhaushalt beeinflusst und damit auch die Gesundheit. Eine proteinarme Ernährung im mittleren Alter kann sogar zur Vorbeugung von Krebs und Diabetes beitragen.

Info

TIERISCH ODER PFLANZLICH?

Durch eine natürliche pflanzenbasierte Ernährung sicherst du deine Proteinversorgung, ohne den Körper durch ein Überangebot zu überfordern. Denn nicht zu wenig Eiweiß ist das Problem, sondern zu viel – zu viel tierisches Protein! Studien haben ergeben, dass du die negativen Effekte auf die Gesundheit aufhebst, wenn du von tierischen zu pflanzlichen Proteinquellen wechselst.

IST MILCH GESUND?

Neben Fleisch sind auch Milchprodukte in Verruf geraten. Das hat ethische Gründe – Stichwort: Tierwohl –, ist aber auch aus ernährungsmedizinischer Sicht ein wichtiger Aspekt. Es ist schwierig, die gesundheitlichen Auswirkungen dieser Lebensmittelgruppe als Ganzes zu betrachten: Lebensmittel wie Buttermilch oder Camembert sind vielfältig zusammengesetzt und variieren im Fettgehalt.

(Kuh-)Milch ist ein fester Bestandteil der traditionellen westlichen Ernährung und insbesondere in kälteren Klimazonen der Haupt-Kalziumlieferant. Milch soll gemäß internationalen Ernährungsempfehlungen den Nährstoffbedarf an Kalzium decken und das Risiko von Knochenbrüchen verringern. Ob das tatsächlich funktioniert, ist jedoch nicht erwiesen. Kritiker behaupten gar, Milch entziehe dem Körper Kalzium und führe zur Knochenbrüchigkeit. Diese Schlussfolgerung beruht auf epidemiologischen Studien, die zeigen, dass die Menschen in Ländern mit dem höchsten Pro-Kopf-Verzehr von Milch und Kalzium tendenziell die meisten Hüftfrakturen aufweisen. **Den Beweis für einen Kausalzusammenhang zwischen hohem Milchkonsum und Knochenbrüchen können sie jedoch nicht erbringen.** Es könnten andere Faktoren der Knochengesundheit wie die Vitamin-D-Aufnahme und genetische Komponenten an dieser Häufung beteiligt sein.

Auch der Zusammenhang zwischen dem Konsum von Milch und Milchprodukten und anderen Erkrankungen wird erforscht. Derzeit ist die Beweislage nicht eindeutig, ob Milchkonsum und Stoffwechselkrankheiten wie Diabetes mellitus und Herz-Kreislauf-Erkrankungen zusammenhängen. Das Gleiche gilt für Krebserkrankungen: Der Milchkonsum scheint das Risiko für Prostatakrebs zu erhöhen, aber das für Darmkrebs zu verringern, bei Brustkrebs verhält er sich neutral. All diese Zusammenhänge lassen sich mit Ernährungsweisen über die Milch hinaus erklären, sind also multifaktoriell, statt Milch als singulären Auslöser zu haben.

Darüber hinaus erweist sich der hohe Anteil an **gesättigten Fetten** in Butter, Sahne und Käse als Risikofaktor für die Herz-Kreislauf-Gesundheit. Käse ist für viele eine regelrechte Herzensangelegenheit. Doch Fleisch durch Käse zu ersetzen ist nicht die beste Lösung. Günstiger für die Gesundheit sind hingegen **fermentierte Milchprodukte** wie Joghurt oder Kefir: Sie erhöhen das Risiko für Übergewicht und Diabetes Typ 2 leicht, haben aber einen positiven Einfluss auf das Mikrobiom des Darms.

Brauchen wir Milch für eine ausgewogene Ernährung?

Milch ist eine gute Proteinquelle, sie liefert Energie primär aus gesättigten Fettsäuren und beinhaltet Kalzium – alles Nährstoffe, die sich auch in anderen Lebensmitteln finden. Wir können die Milch auf unserem Speiseplan also problemlos ersetzen. Ein Teil der Weltbevölkerung, vorwiegend in asiatischen Ländern, kann die Laktose in Milchprodukten nicht einmal verdauen. In ihrer Ernährung spielt Milch kaum eine Rolle, doch an Mangelerscheinungen leiden diese Menschen auch nicht. Wie aber kann man im Alltag auf Milchprodukte verzichten? Inzwischen gibt es eine Vielzahl an Milchalternativen. Leider sind **Pflanzendrinks** und pflanzliche Käsealternativen oft kein sonderliches Nährwert-Highlight und damit kein ernährungswissenschaftlich wertvoller Ersatz. Mehr dazu findest du im Kapitel zum gesunden Teller (siehe S. 121ff.) sowie generell im Kapitel »Plant. Based. Praxis« (siehe S. 108ff.).

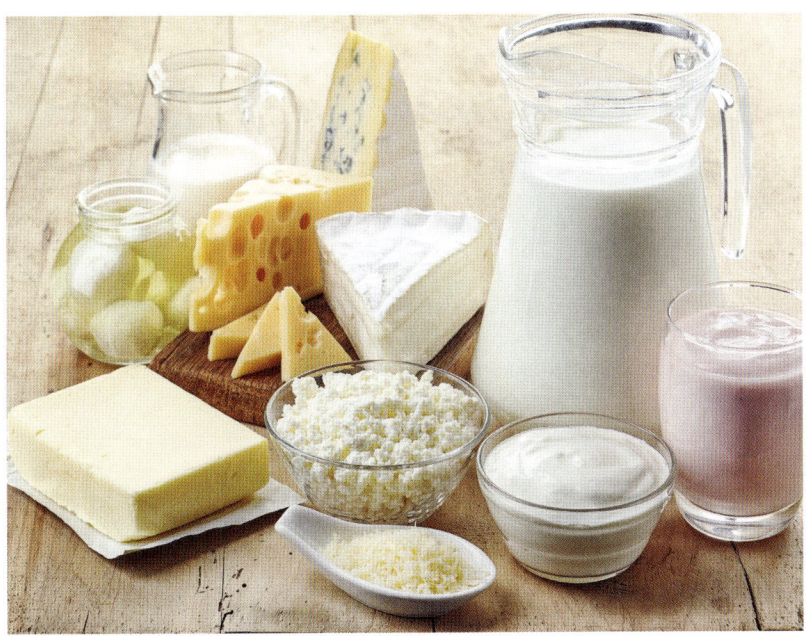

Ein Wort zum Frühstücksei

Wer weniger gesättigte Fette in seinem Speiseplan haben möchte, bekommt oft die Empfehlung, auf Eier zu verzichten. Eier enthalten – wie andere tierische Produkte auch – Cholesterin. Hier gilt jedoch: Auf die Menge kommt es an. Eier enthalten nämlich nicht nur Fett, sondern auch andere Nährstoffe wie Proteine und Vitamin A. Tatsächlich zeigen Studien, dass sich ein hoher Eikonsum ungünstig auf die HDL/LDL-Werte auswirkt. **Als sicher eingestuft ist der Verzehr von einem Ei pro Tag.** Allerdings wollen wir die ethische Komponente nicht außer Acht lassen: Der Preisunterschied bei Eiern ist riesig. Eier aus Freilandhaltung oder Hühnermobilen sind teuer, aber in puncto Tierwohl am fairsten produziert. Zudem sind ihre Nährwertprofile an essenziellen Omega-3-Fettsäuren höher.

FLEISCH UND FISCH – MIT BEDACHT WÄHLEN

Insbesondere wegen des Darmkrebsrisikos hat der Konsum von rotem Fleisch in den letzten Jahren negative Schlagzeilen gemacht. Der WCRF hat rotes Fleisch sogar als krebserregend eingeordnet. Darf man es also gar nicht mehr essen? Mediziner sagen: Zum einen kommt es auf die Menge an (weniger ist besser), zum anderen auf die Fleischart und die Verarbeitungsweise. Beiprodukte durchs Grillen, Braten oder in der Wurst- und Schinkenherstellung können das Krebsrisiko, insbesondere für Darmkrebs, erhöhen. Darüber hinaus gelten die gesättigten Fleischfette als Treiber von Stoffwechselkrankheiten. Wie bei den Milchprodukten wird innerhalb der Lebensmittelgruppe unterschieden: Mageres Fleisch von Weidetieren kann in kleineren Mengen verzehrt werden, von Wurstwaren und verarbeitetem Fleisch wie Hackfleisch solltest du die Finger lassen.

Und Fisch? Fisch ist gesund, so heißt es. Er enthält Vitamin D und langkettige Omega-3-Fettsäuren wie EPA und DHA, die gut fürs Gehirn und das Herz-Kreislauf-System sein sollen. Darauf beruht die aktuelle Empfehlung, ein- bis zweimal pro Woche Fisch zu verzehren. Wer keinen Fisch mag, findet diese Bestandteile auch in konzentrierter Form in Fischölkapseln. Doch stimmt das wirklich? Inzwischen stellt die Forschung die das Herz schützenden Eigenschaften von Fischöl auf den Prüfstand und empfiehlt den Fischkonsum nicht mehr unbedingt. Denn unsere Nachfrage nach Fisch ist weder nachhaltig noch gesund: Überfischung, Schwermetalle in Seefisch, Mikroplastik in Muscheln, Antibiotika und nicht artgerechte Fütterung bei Farmfisch, all das ist ökologisch fragwürdig. **Sicherlich ist Fisch lecker und nährwertreich. Er ist nicht ungesund und kann Teil einer ausgewogenen Ernährung sein.** Allerdings stellt er für Letztere kein Muss dar. Omega 3 aus pflanzlichen Quellen wie Algen reicht aus und hat einen weniger negativen ökologischen Einfluss. Tipp: Sardine und Hering ernähren sich von Algen und eignen sich somit besser als die Großfische Lachs und Thunfisch. Label wie MSC zeigen Nachhaltigkeit und Nährstoffgehalt an. Mehr dazu im nächsten Kapitel.

MAKRO- UND MIKRONÄHRSTOFFE
DAS BRAUCHT DER KÖRPER

Eine ausgewogene Ernährung ist wichtig für unsere Gesundheit, sie kann uns vor ernährungsmitbedingten Krankheiten wie Diabetes Typ 2, Bluthochdruck oder Adipositas schützen. Sie besteht vorwiegend aus Makronährstoffen, den Hauptakteuren in der Ernährung, wobei Mikronährstoffe nicht weniger wichtig sind. Die drei Makronährstoffe Kohlenhydrate, Fette und Proteine geben dem Körper die Energie, die er für alle wichtigen Funktionen benötigt, etwa das Atmen, die Temperaturregulation, die Verdauung und die Zellreparatur. Jeder der drei Makronährstoffe wird in unterschiedlichen Mengen täglich gebraucht.

KOHLENHYDRATE – BRENNSTOFF FÜR DEN KÖRPER

Kohlenhydrate sind Zucker, Stärke und Ballaststoffe, die in Obst, Getreide, Gemüse und Milchprodukten enthalten sind. Obwohl sie in Diäten oft verteufelt werden, sind Kohlenhydrate – eine der grundlegenden Lebensmittelgruppen – Bestandteil einer gesunden Ernährung. Sie werden Kohlenhydrate genannt, weil sie auf chemischer Ebene Kohlenstoff, Wasserstoff und Sauerstoff enthalten. Der Makronährstoff liefert den Brennstoff für das zentrale Nervensystem und Energie für die Muskulatur. Außerdem verhindern Kohlenhydrate, dass Protein als Energiequelle genutzt wird, und ermöglichen den Fettstoffwechsel. Die DGE empfiehlt Erwachsenen einen Kohlenhydratanteil von mindestens 50 Prozent. Ein Gramm Kohlenhydrate liefert etwa vier Kalorien.

Einfache und komplexe Kohlenhydrate

Kohlenhydrate werden abhängig von ihrer chemischen Struktur in einfache und komplexe Kohlenhydrate eingeteilt. Erstere werden schneller und leichter verdaut und in den Blutstrom aufgenommen als Letztere.

Einfache Kohlenhydrate enthalten nur einen oder zwei Zucker. Einfachzucker wie Fruktose (in Obst) und Galaktose (als Teil der Laktose in Milchprodukten) werden Monosaccharide genannt. Kohlenhydrate mit zwei Zuckern wie Saccharose (Haushaltszucker), Laktose (in Milchprodukten) und Maltose (in Bier und einigen Gemüsesorten) sind Disaccharide. Komplexe Kohlenhydrate (Polysaccharide) bestehen aus drei oder mehr Zuckern. Sie

Einfach-zucker	Zweifach-zucker	Komplexe Zucker
Glukose (Traubenzucker)	Glu + Fru = Saccharose (Haushaltszucker)	Stärkehaltige Gemüse, Getreide, Hülsenfrüchte
Fruktose (Fruchtzucker)	Gal + Glu = Laktose (Milchzucker)	
Galaktose (Schleimzucker)		

werden oft als stärkehaltige Lebensmittel bezeichnet. Dazu zählen z. B. Hülsenfrüchte, Kartoffeln, Mais und Getreide. Zwar kann die Energie aus einfachen Kohlenhydraten schneller genutzt werden, komplexe Kohlenhydrate liefern jedoch länger Energie.

Ballaststoffe – ebenfalls Kohlenhydrate

Ballaststoffe sind unverdauliche Pflanzenfasern und ernährungsphysiologisch betrachtet ebenfalls Kohlenhydrate. **Sie kommen in verschiedenen Formen und Mengen nur in pflanzlichen Lebensmitteln vor.** Im Gegensatz zu Zucker und Stärke werden Ballaststoffe nicht im Dünndarm gespalten und aufgenommen. Stattdessen gelangen sie relativ unversehrt in den Dickdarm, wo manche von ihnen von den dort ansässigen Darmbakterien verarbeitet werden. Ballaststoffe fördern die Verdauung und verringern das Risiko für ernährungsmitbedingte Krankheiten wie Herz-Kreislauf-Erkrankungen und Diabetes Typ 2. Mehr dazu findest du im Unterkapitel »Plant-based für den Darm« (siehe S. 67ff.). Die empfohlene tägliche Menge von 30 Gramm Ballaststoffen erreichst du ganz einfach durch eine vollwertige, pflanzenbasierte Lebensmittelauswahl.

Vielleicht bist du schon einmal auf den Begriff »Präbiotika« gestoßen. Diese besonderen Ballaststoffe dienen als Nahrung für Probiotika, die lebenden Mikroorganismen als Teil des Mikrobioms im Darm, einschließlich Bakterien und Hefen. Präbiotika und Probiotika unterstützen die Darmgesundheit, indem sie das Wachstum oder die Aktivität bestimmter nützlicher Darmbakterien fördern und gleichzeitig unerwünschte Bakterien wie Clostridien und Enterobakterien reduzieren.

Gute und schlechte Kohlenhydrate

Im Körper zerfallen Kohlenhydrate ganz allgemein in kleinere Einheiten, die vom Dünndarm aufgenommen und in den Blutkreislauf transportiert werden. Von dort gelangen sie zur Leber, wo sie in Glukose umgewandelt und als Energie für zahlreiche Körperfunktionen und körperliche Aktivitäten genutzt werden. Wird Glukose nicht sofort als Energie benötigt, kann der Körper sie in der Leber und Muskulatur in Form von Glykogen speichern. Sobald die Glykogenspeicher voll sind, werden die Kohlenhydrate als Fett eingelagert.

Kohlenhydrate sind vor allem in Gemüse, Obst, Getreide und Hülsenfrüchten zu finden, leider aber auch in verarbeiteten Lebensmitteln wie Kuchen, Gummibärchen oder Softdrinks. Daher wird oft zwischen »guten« und »schlechten« Kohlenhydraten unterschieden. **Schlechte Kohlenhydrate sind nicht sehr nährstoffdicht und gelten grob gesagt »nur« als Energielieferant.** Die folgende kleine Checkliste kann dir helfen, zwischen den beiden zu unterscheiden.

Gute Kohlenhydrate	Schlechte Kohlenhydrate
Ballaststoffreich: Gemüse, Obst, Vollkorngetreide, Hülsenfrüchte	Ballaststoffarm: Weißmehl oder Nahrungsmittel ohne Ballaststoffgerüst, »freie Zucker« (z. B. Maissirup, weißer Zucker, Honig, Fruchtsäfte)
Nährstoffreich: ganzer Apfel (mit Schale); Eisen, Vitamin B1, Vitamin K in Vollkorngetreide	Wenig Nährstoffe: Apfelsaft; wenig Eisen, Vitamin B1, Vitamin K in Weißmehl
Arm an oder frei von Transfetten: ganze Kartoffel	Enthalten durch Verarbeitung gesättigte Fettsäuren und Transfette: Pommes frites, Chips

Glykämischer Index vs. glykämische Last

Glukose aus raffinierten Kohlenhydraten (Maissirup, weißer Reis) wird schneller in den Blutkreislauf aufgenommen als Glukose aus unverarbeiteten Kohlenhydraten (Hülsenfrüchte, Vollkornbrot). Der glykämische Index (GI) ist ein Maß dafür, wie schnell ein kohlenhydratreiches Lebensmittel den Blutzuckerspiegel nach dem Verzehr ansteigen lässt. Je höher der GI, desto schneller die Auswirkung.

Die glykämische Last (GL) ist eine etwas andere Maßeinheit. Sie berücksichtigt sowohl den GI als auch die Kohlenhydratmenge des Lebensmittels. So haben Nudeln einen niedrigeren GI als Wassermelone, aber dafür mehr Kohlenhydrate und eine höhere GL. Wenn du also ähnliche Mengen von beiden verzehrst, haben demnach die Nudeln die größere Auswirkung auf deinen Blutzuckerspiegel.

Das bedeutet allerdings nicht, dass du keine Nudeln mehr essen sollst. Vielmehr kommt es auf drei Dinge an:

- Auf die Menge ⇨ Quantität
- Auf den Verarbeitungsgrad (Auszugs- oder Vollkornmehl) ⇨ Qualität
- Auf die Kombination mit anderen Lebensmitteln ⇨ »gesunder Teller«

Gegen Vollkornpasta mit Grünkern-Bolognese ist nichts einzuwenden. Mehr zur Einschätzung von Kohlenhydraten und zur Umsetzung in Mahlzeiten findest du im Unterkapitel »Der gesunde Teller« (siehe S. 121ff.).

FETTE – UNERLÄSSLICH FÜR EINEN GESUNDEN ORGANISMUS

Fett und dessen Fettsäuren dienen ebenfalls als Energiequelle und unterstützen die Aufnahme der fettlöslichen Vitamine A, D, E und K. Fett liefert neun Kilokalorien pro Gramm, also mehr als das Zweifache der spezifischen Kalorienmenge von Kohlenhydraten und Proteinen mit jeweils nur vier Kilokalorien pro Gramm. Wir sollten ein Drittel der Gesamtenergie aus Fett beziehen, wobei weniger Fett als Kohlenhydrate oder Protein gegessen werden kann, um diesen Anteil zu erreichen. Lebensmittel bestehen aus einer Kombination von gesättigten und ungesättigten Fettsäuren. **In unserer Ernährung sollten wir besonders ungesättigte Fette bevorzugen.**

Fette versorgen den Körper mit essenziellen, ungesättigten Omega-3- und Omega-6-Fettsäuren, den Alpha-Linolen- und Linolsäuren. Sie werden als essenziell bezeichnet, weil der Körper sie nicht selbst herstellen kann, aber dennoch z. B. für die Entwicklung des Gehirns sowie die Kontrolle von Entzündungen und die Blutgerinnung braucht.

Das Problem ist, dass Fette heute oft verteufelt werden, was vermutlich daran liegt, dass immer mehr Menschen zu hohe Cholesterinwerte haben. Dabei spielen vor allem das »schlechte« Cholesterin, das Low-Density-Lipoprotein (LDL), sowie die Triglyceride (freies Fett im Blut) eine wichtige Rolle. Das LDL kann sich in den Arterienwänden ablagern, wodurch diese hart und

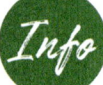

CHOLESTERIN – DER FEIND IN MEINEM EI?

Fette inklusive Cholesterin sind wichtig für Zellen und Hormone. Cholesterin ist nur in tierischen Lebensmitteln vorhanden, es lässt allerdings nicht unbedingt den Cholesterinspiegel im Blut ansteigen und erhöht somit auch nicht zwangsläufig das Risiko für Herz-Kreislauf-Erkrankungen. Vielmehr ist in dieser Hinsicht die Kombination aus Transfetten und freien Zuckern problematisch. Natürlich solltest du nicht Unmengen an tierischen Produkten zu dir nehmen, aber du musst sie auch nicht komplett eliminieren. Das Frühstücksei hat keinen Einfluss auf den Cholesterinwert, wie aktuelle Studien zeigen.

Fettart	Beispielquellen	Gesundheitliche Wirkungen und Zufuhrempfehlung
Gesättigte Fette →Fest bei Raumtemperatur	– Rotes Fleisch – Milchprodukte (z. B. Käse) – Kokos-, Palmöl	– Erhöhtes Risiko für Herzerkrankungen – Weniger als 10 % der Gesamtkalorien – Erhöht LDL – Erhöht Gesamtcholesterin
Transfette →Semi-fest/fest bei Raumtemperatur	– Entsteht vor allem durch ein industrielles Verfahren, bei dem dem Pflanzenöl Wasserstoff hinzugefügt wird, wodurch das Öl bei Raumtemperatur fest wird – Popcorn – Frittierte Lebensmittel – Croissants	– Erhöht Risiko für Herzerkrankungen – Weniger als 1 % der Gesamtkalorien – Erhöht LDL, verringert HDL – Erhöht Risiko für Herzinfarkt und Diabetes
Einfach ungesättigte Fette →Flüssig bei Raumtemperatur	– Olivenöl – Erdnüsse – Avocados	– Moderate Aufnahme reduziert Risiko für Herzerkrankungen – Verringert LDL, erhöht HDL
Mehrfach ungesättigte Fette →Flüssig bei Raumtemperatur	– Omega 3 (Alpha-Linolensäure ALA, EPA, DHA): Lachs, Thunfisch, Leinsamen, Walnüsse, Rapsöl – Omega 6 (Linolsäure): Nüsse, Sonnenblumenöl, Maisöl	– Moderate Aufnahme reduziert Risiko für Herzerkrankungen – Omega-6-zu-Omega-3-Verhältnis maximal 5:1

eng werden. Das High-Density-Lipoprotein (HDL) hingegen wird als das »gute« Cholesterin (Merksatz: Hab-dich-lieb) bezeichnet, da es überschüssiges Cholesterin aufnimmt und zur Leber zurück transportiert. Gesunde Fette sind sehr wichtig für den Körper. Mehr zur Frage: »Macht Fett fett?« findest du im Kapitel »Die häufigsten Ernährungsmythen« (siehe S. 208ff.).

Omega-3- und Omega-6-Fettsäuren

Diese beiden Fettsäuren sind mehrfach ungesättigt und essenziell, der Körper kann sie, wie bereits erwähnt, also nicht selbst herstellen. Deshalb müssen sie über die Nahrung aufgenommen werden. Es wird ein Verhältnis von 5:1 (Omega 6 zu Omega 3) empfohlen, um die gesundheitlichen Vorteile von Docosahexaensäure (DHA) und Eicosapentaensäure (EPA) nutzen zu können. Dazu zählen die Unterstützung einer normalen Herzfunktion, der Sehkraft und der Gehirnfunktion sowie die Aufrechterhaltung eines normalen Blutdrucks und Triglyceridspiegels. Die Realität sieht jedoch ganz anders aus: Unsere durchschnittliche Ernährung weist ein Verhältnis von etwa 15:1 auf, bei jungen Menschen unter 25 Jahren sogar bis zu 25:1.

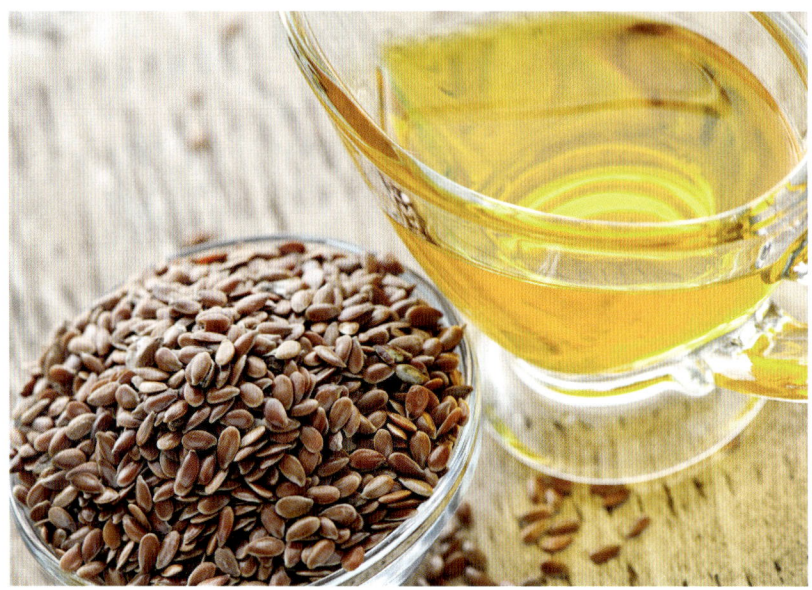

Die wertvollen Omega-3-Fettsäuren findest du sowohl in pflanzlichen als auch tierischen Lebensmitteln. Pflanzen liefern jedoch lediglich die Alpha-Linolensäure (ALA). Das Problem ist, dass der Körper für die gesundheitlichen Effekte EPA und DHA braucht. Diese sind aber ausschließlich in marinen Quellen wie Fischen und Algen enthalten. ALA kann grundsätzlich auch in diese Formen umgewandelt werden, doch nur zu einem geringen Prozentsatz, weshalb man rund 80 Milliliter Leinöl täglich verzehren müsste, um dieselben Wirkungen zu erzielen. Daher ist es empfehlenswert, auf ein mit DHA und EPA angereichertes Öl, Algenöl oder Supplemente zurückzugreifen. Omega 3 ist in der pflanzenbasierten Ernährung ein kritischer Nährstoff. **Trotzdem solltest du pflanzliche Omega-3-Quellen wie Leinsamen, Leinöl, Rapsöl und Walnüsse sowie Chia- und Hanfsamen in deinen täglichen Speiseplan einbauen. Denn diese Lebensmittel haben ein ideales Omega-6-zu-Omega-3-Verhältnis.**

PROTEINE – BAUSUBSTANZ DES KÖRPERS

Proteine bestehen aus mehreren Bausteinen, den Aminosäuren, die unser Körper für das Wachstum und die Erhaltung der Zellen und des Gewebes benötigt. Der Proteinbedarf ändert sich im Laufe des Lebens. Die DGE empfiehlt für Erwachsene 0,8 Gramm Protein pro Kilogramm Körpergewicht. Für ältere Menschen wird eine Zufuhr von 1,0 bis 1,2 Gramm Protein pro Kilogramm Körpergewicht empfohlen. Mehr dazu im Unterkapitel »Der gesunde Teller« (siehe S. 121ff.).

Aminosäuren – unzählige Kombinationsmöglichkeiten
Proteine bestehen aus vielen verschiedenen Aminosäuren, die miteinander verbunden sind. Es gibt 21 dieser Aminosäurenbausteine, die üblicherweise

Essenzielle Aminosäuren	Nicht-essenzielle Aminosäuren
Histidin	Alanin
Isoleucin	Arginin*
Leucin	Asparaginsäure
Lysin	Aspartat
Methionin	Cystein*
Phenylalanin	Glutamin*
Threonin	Glycin*
Tryptophan	Prolin*
Valin	Serin
	Selenocystein
	Taurin*
	Tyrosin*

* Hierbei handelt es sich um die sogenannten bedingt-essenziellen Aminosäuren, Aminosäuren, die nur für bestimmte Gruppen (z. B. Säuglinge, Ältere, Schwangere) essenziell sind.

in Pflanzen und anderen Lebewesen vorkommen. Ein Protein besteht aus 300 oder mehr Aminosäuren, ihre spezifische Anzahl und Reihenfolge ist bei jedem Protein einzigartig. Ähnlich wie beim Alphabet können die Aminosäure-»Buchstaben« auf Millionen verschiedene Arten angeordnet werden, um »Wörter« und eine ganze Protein-»Sprache« zu bilden. Je nach Anzahl und Reihenfolge der Aminosäuren faltet sich das resultierende Protein in eine bestimmte Form. Diese Form ist sehr wichtig, da sie die Funktion des Proteins bestimmt, z. B. ob es die Muskelkontraktion unterstützt oder als Verdauungsenzym fungiert.

Die Aminosäuren werden in neun essenzielle und zwölf nicht-essenzielle unterteilt. Essenzielle Aminosäuren können nicht vom Körper hergestellt und müssen über die Nahrung aufgenommen werden. Wie du die Aminosäuren in Lebensmitteln am besten kombinierst, erfährst du später noch.

Proteine und ihre Funktionen

Proteine bilden die strukturellen Komponenten unserer Zellen und Gewebe sowie viele Enzyme, Hormone und die aktiven Proteine, die von Immunzellen ausgeschieden werden. Diese Körperproteine werden während unseres gesamten Lebens ständig repariert und ersetzt. Dieser Prozess (Proteinsynthese) erfordert eine kontinuierliche Zufuhr von Aminosäuren. Da Protein für das Zell- und Gewebewachstum unentbehrlich ist, ist eine ausreichende

Eiweißzufuhr in Zeiten schnellen Wachstums oder erhöhten Bedarfs besonders wichtig, beispielsweise in der Kindheit und Jugend sowie in der Schwangerschaft und Stillzeit. Die Proteine unterstützen die folgenden Körperfunktionen:

- Chemische Reaktionen als Verdauungsenzyme
- Immunfunktion als Antikörper
- Muskelkontraktion und -bewegung
- Stützen des Körpers
- Koordination von Körperfunktionen als Hormone
- Transport essenzieller Moleküle im Körper

Allerdings kann unser Körper Proteine nicht so gut speichern wie Fette und Kohlenhydrate. Deshalb müssen wir sie in unsere tägliche Ernährung integrieren.

Tierisches und pflanzliches Eiweiß

Die Qualität eines Proteins kann auf viele Arten definiert werden. Alle Definitionen beziehen sich auf die Verteilung und den Anteil der enthaltenen essenziellen und nicht-essenziellen Aminosäuren. Allgemein sind Proteine aus tierischen Quellen von höherer Qualität, da sie im Vergleich zu pflanzlichen Proteinen höhere Anteile an essenziellen Aminosäuren aufweisen.

Es ist jedoch ein weitverbreiteter Irrglaube, dass Proteine auf pflanzlicher Basis bestimmte essenzielle Aminosäuren überhaupt nicht enthalten. Tatsächlich neigen sie aber dazu, eine begrenzte Menge bestimmter essenzieller Aminosäuren zu besitzen – die limitierenden Aminosäuren. Das bedeutet: Wenn nur wenige pflanzliche Lebensmittel als einzige Proteinquelle verzehrt werden, ist es unwahrscheinlich, dass sie genügend essenzielle Aminosäuren liefern, um den täglichen Eiweißbedarf zu decken. Die sogenannten kompletten Proteine enthalten alle essenziellen Aminosäuren in ausreichender Menge, während die nicht-kompletten Proteine die essenziellen Aminosäuren nur in geringer Menge enthalten.

Tipp

LEBENSMITTELKOMBINATIONEN MIT IDEALER AMINOSÄUREZUSAMMENSETZUNG

- Vollkornreis mit Bohnen (Bunte Reispfanne, S. 149)
- Kartoffeln mit Bohnen (Mediterraner Kartoffelauflauf, S. 156)
- Haferflocken mit Nüssen/Samen (Wärmender Porridge, Cremige Haferflocken, S. 174 f.)
- Vollkornbrot mit Bohnencreme (Brotzeit mit gegrilltem Gemüse, S. 203)
- Vollkornpasta mit Linsen oder Bohnen (Veggie-Bolognese, S. 166)

Biologische Wertigkeit tierischer und pflanzlicher Lebensmittel	
Proteinquelle	Biologische Wertigkeit
Molkenprotein	104
Vollei (Referenzwert)	100
Sojabohnen (Tofu, Tempeh, Edamame)	96
Buchweizen	90
Kuhmilch	88
Quinoa	83
Reis	83
Kartoffeln	76
Bohnen	72
Mais	72
Hafer	60
Linsen	60

In der pflanzenbasierten Ernährung ist es deshalb umso wichtiger, den Proteinbedarf nicht nur über eine Quelle zu decken, sondern die Lebensmittelvielfalt zu nutzen. Ideal ist eine Kombination aus verschiedenen Lebensmitteln, z. B. aus Reis (geringer Lysingehalt, aber hoher Methioningehalt) und Bohnen (geringer Methioningehalt, aber hoher Lysingehalt), die zusammen komplementäre Aminosäuren liefern.

Biologische Wertigkeit und Verdaulichkeit

Tierische und pflanzliche Proteine unterscheiden sich auch in ihrer biologischen Wertigkeit und Verdaulichkeit. Die biologische Wertigkeit beschreibt, wie effizient der Körper Proteine aus Lebensmitteln in körpereigene Proteine umsetzen kann. Je höher die Wertigkeit (1–100), desto ähnlicher sind Nahrungs- und Körperprotein in ihrer Aminosäurenzusammensetzung und desto geringer ist der Aufwand für den Körper, dieses umzuwandeln. Bei der Bestimmung des Protein Digestibility Corrected Amino Acid Score (PDCAAS) wird zudem der Verdauungsprozess berücksichtigt, da dort ein Teil des aufgenommenen Proteins nicht verarbeitet werden kann.

MIKRONÄHRSTOFFE – BUNT = GESUND

Wir brauchen Vitamine und Mineralstoffe, auch Mikronährstoffe genannt, in deutlich kleineren Mengen als Makronährstoffe, doch sind auch sie essenziell für alle Körperfunktionen. Durch die geringere benötigte Menge werden Mikronährstoffe in ihrer Rolle aber leider häufig unterschätzt. Dabei kann ein Mikronährstoffmangel gesundheitliche Folgen wie Anämie (Eisen), Rachitis oder Osteoporose (Vitamin D und Kalzium) haben.

Du kannst fast alle Vitamine und Mineralstoffe von Pflanzen bekommen. Pflanzliche Lebensmittel gibt es in vielen Farben, und diese hängen mit den darin enthaltenen Nährstoffen zusammen (siehe Tabelle S. 43). So deutet Orange auf einen hohen Vitamin-A-Gehalt hin, Violett auf Antioxidantien und Grün auf Vitamin K sowie Eisen. Rotes Gemüse enthält viel Vitamin C. Eine farbenfrohe Ernährung sorgt für eine ausgewogene Nährstoffzufuhr.

Referenzwerte, empfohlene Zufuhr, Schätzwert und Richtwert

Die Referenzwerte geben an, wie viel wir von den einzelnen Nährstoffen benötigen. Die DGE veröffentlicht diese auch für Vitamine und Mineralstoffe. Je nach wissenschaftlicher Datenlage und physiologischer Rolle wird dabei in empfohlene Zufuhr, Schätzwert und Richtwert eingeteilt.

Mit empfohlener Zufuhr ist die tägliche Nährstoffzufuhr gemeint, von der angenommen wird, dass sie den Bedarf von 50 Prozent einer definierten

---

Aus der Praxis

MUSS ICH NAHRUNGSERGÄNZUNGSMITTEL EINNEHMEN, WENN ICH MICH VORWIEGEND PFLANZLICH ERNÄHRE?

Wir sind über die Nahrung gut mit Mikronährstoffen versorgt, und die meisten Supplemente sind überflüssig oder zu hoch dosiert. Sie werden direkt durch die Nieren wieder mit dem Urin ausgeschieden. Vorsicht ist bei bestimmten Diäten geboten. Da jede Lebensmittelgruppe ganz eigene Inhaltsstoffe liefert, kann der Verzicht auf sie (ob rein pflanzliche, getreidefreie oder gemüsearme Ernährung) langfristig einen Mangel hervorrufen. Die überwiegend pflanzliche Ernährung versorgt deinen Körper mit allen Nährstoffen.

Das einzige regulär empfohlene Supplement bei rein pflanzlicher Ernährung ist Vitamin B12. Interessanterweise zeigen die wenigsten Veganer einen niedrigen B12-Spiegel, da sie sich dessen durchaus bewusst sind. DHA- und EPA-Fettsäuren können ebenfalls problematisch sein. Zusätzliches Vitamin D solltest du in den Wintermonaten von Oktober bis März einnehmen, ob rein pflanzlich oder nicht. Ein Mangel ist eher eine Frage des Lebensstils als allein ernährungsbedingt. Neben den typischen Vitamin-D-Quellen (fettiger Fisch) benötigen wir Sonnenlicht für eine adäquate Versorgung – im Winter, wenn wir uns noch mehr in unseren vier Wänden aufhalten, mangelt es daran.

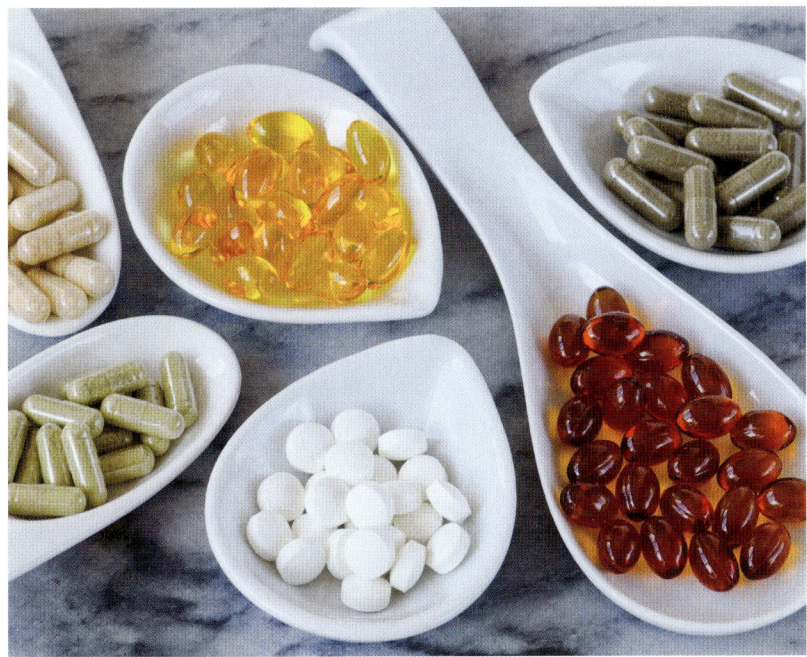

Bevölkerungsgruppe deckt zuzüglich eines Sicherheitszuschlags von 20 bis 30 Prozent. Voraussetzung für eine Empfehlung ist, dass der durchschnittliche Bedarf des Menschen an diesem Nährstoff aus experimentellen Untersuchungen bekannt ist.

Schätzwerte liegen dann vor, wenn der menschliche Bedarf nicht exakt bestimmt werden kann oder keine Angaben zum durchschnittlichen Bedarf, sondern nur zur gesundheitlich unbedenklichen Zufuhr vorliegen. Sie basieren auf einer beobachteten oder experimentell ermittelten Nährstoffzufuhr einer definierten Bevölkerungsgruppe.

Richtwerte gelten für Nährstoffe, die für den Körper nicht lebenswichtig sind oder deren Bedarf in Abhängigkeit vieler Einflüsse (z. B. Lebensstil, Beruf) sehr stark variiert. Energie, Wasser, Ballaststoffe und Fluorid haben beispielsweise eine Begrenzung nach unten, Fett, Cholesterin und Alkohol hingegen nach oben.

Vitamine – unentbehrlich für den Stoffwechsel

Unser Körper kann nicht alle Mikronährstoffe, die er benötigt, selbst herstellen. Die meisten Menschen, die sich gesund und ausgewogen ernähren, können diese Nährstoffe allerdings ausreichend über die Nahrung aufnehmen. Es gibt zwei Hauptformen von Vitaminen: wasserlösliche Vitamine und fettlösliche Vitamine.

Wasserlösliche Vitamine

Sie gehen leicht durch Körperflüssigkeiten (und beim Kochen) verloren und müssen täglich ersetzt werden. Dazu zählen alle B-Vitamine und Vitamin C.

SONDERFALL VITAMIN B12

Vitamin B12 ist der einzige Mikronährstoff, den der Körper nicht über pflanzliche Lebensmittel aufnehmen kann. Aus diesem Grund solltest du deinen Vitamin-B12-Spiegel kontrollieren lassen und bei Bedarf ein entsprechendes Nahrungsergänzungsmittel einnehmen.

- **B-VITAMINE** spielen eine wichtige Rolle für das Nervensystem und helfen dem Körper, Energie aus der Nahrung zu gewinnen. Folat (Vitamin B9) hilft zudem bei der Entwicklung von Gehirn und Rückenmark bei Ungeborenen.
- **VITAMIN C** ist wichtig für das Immunsystem, es sorgt für eine gesunde Haut sowie gesunde Blutgefäße und Knorpel und ist an der Produktion von Kollagen beteiligt, das die Elastizität und Festigkeit der Haut bewahrt.

Fettlösliche Vitamine
Sie neigen dazu, sich im Körper anzusammeln, sodass sie nicht täglich mit der Nahrung aufgenommen werden müssen. Zu den fettlöslichen Vitaminen zählen die Vitamine A, D, E und K.

- **VITAMIN A UND E** sind starke Antioxidantien, die die Zellen vor freien Radikalen und Alterung schützen. Vitamin A trägt zur Zellerneuerung und -reparatur bei. Vitamin E reduziert die Auswirkungen der Hautalterung und das Hautkrebsrisiko. Retinol, die aktive Form von Vitamin A, kommt nur in tierischen Lebensmitteln vor; Beta-Carotin, auch Provitamin A genannt, ist in Pflanzen enthalten und wird vom Körper in Vitamin A umgewandelt.
- **VITAMIN D** nimmt eine Sonderstellung ein, da es ein Prohormon ist, das wir durch ausreichende Sonneneinstrahlung selbst produzieren können. In Deutschland ist diese allerdings zwischen Oktober und März nicht immer gegeben, weshalb du im Winter auf ein Vitamin-D-Supplement zurückgreifen solltest, um einem Mangel vorzubeugen. Das Prohormon ist essenziell für unser Immunsystem und kann gemeinsam mit Kalzium Osteoporose vorbeugen.
- **VITAMIN K** ist wichtig für die Wundheilung, die Blutgerinnung und die Knochengesundheit.

Mineralstoffe – anorganisch und lebenswichtig
Im Gegensatz zu Vitaminen, die organische Verbindungen sind (von Pflanzen oder Tieren hergestellt), sind Mineralstoffe anorganische chemische Elemente, die aus dem Boden, Gestein oder Wasser stammen. Sie werden von den Pflanzen aus der Umwelt aufgenommen. **Einige Mineralstoffe, darunter Kalzium, Chlorid, Magnesium, Phosphor, Kalium und Natrium, benötigen wir in größeren Mengen, andere, darunter Jod, Eisen, Selen und Zink, nur in Spuren.**

- **EISEN** verbessert die Immun- und Gehirnfunktion. Mehr als 30 Prozent der Weltbevölkerung leiden an einem starken Eisenmangel. Dieser beeinträchtigt z. B. die Fähigkeit des Blutes, Sauerstoff zu transportieren.

Vitamin	Bedarf	Quellen
Vitamin A	Frauen: 0,8 mg/Tag Männer: 1,0 mg/Tag	Retinol: tierische Lebensmittel wie Eier, Fleisch, Milchprodukte Beta-Carotin: pflanzliche Lebensmittel wie Honigmelone, Süßkartoffeln, Kürbis, Karotten, Spinat
Vitamin B1 (Thiamin)	Frauen: 1,0 mg/Tag Männer: 1,1–1,3 mg/Tag	Vollkorn, Müsli, Nudeln, Reis, Hülsenfrüchte (grüne Erbsen, Sojabohnen), Kartoffeln, Samen, Nüsse
Vitamin B2 (Riboflavin)	Frauen: 1,0–1,1 mg/Tag Männer: 1,3–1,4 mg/Tag	Champignons, Spinat, Joghurt, Vollmilch, Hühnerei, Käse
Vitamin B3 (Niacin)	Frauen: 11–13 mg/Tag Männer: 14–16 mg/Tag	Erdnüsse, Champignons, Thunfisch, Getreide
Vitamin B5 (Pantothensäure)	Frauen und Männer: 6 mg/Tag	Erdnüsse, Sojabohnen, Naturreis, Wassermelone, Brokkoli, Hühnerei, Bierhefe
Vitamin B6 (Pyridoxin)	Frauen: 1,4 mg/Tag Männer: 1,6 mg/Tag	Kartoffeln, Bananen, Linsen, Forelle, Spinat, Bierhefe
Vitamin B12 (Cobalamin)	Frauen und Männer: 4 µg/Tag	Kalbsleber, Lachs, Rindfleisch, Hühnerei, Emmentaler Käse, Vollmilch
Biotin	Frauen und Männer: 40 µg/Tag	Sojabohnen, Bierhefe, Haferflocken, Champignons, Hühnerei, Avocados
Folat	Frauen und Männer: 300 µg/Tag	Weizenkeime, rote Bohnen, Spinat, Brokkoli, Hühnerei
Vitamin C*	Frauen: 95 mg/Tag Männer: 110 mg/Tag	Acerolakirschen, Papaya, Brokkoli, Zitrusfrüchte, Paprika, grünes Blattgemüse, Rosenkohl, Cantaloupe-Melone, Blumenkohl, Beerenfrüchte, Tomaten, Süßkartoffeln
Vitamin D	Frauen und Männer: 20 µg/Tag bzw. 800 Internationale Einheiten (I. E.)/Tag	Lebensmittel wie Lachs, Hühnerei und Kalbsleber oder angereicherte Pflanzendrinks sind keine verlässliche und ausreichende Quelle. In den Monaten Oktober bis März sollte Vitamin D als Nahrungsergänzungsmittel eingenommen werden.
Vitamin E*	Frauen: 11–12 mg/Tag Männer: 12–15 mg/Tag	Sonnenblumenkerne, Mandeln, Weizenkeime, Süßkartoffeln, Lachs, Avocados, grünes Blattgemüse, Erdnüsse, rote Paprika, Spinat (gekocht), Mangold
Vitamin K	Frauen: 60–65 µg/Tag Männer: 70–80 µg/Tag	Fermentierte Lebensmittel wie Sauerkraut, Spinat, Brokkoli, Grünkohl, Karotten

Empfohlen // Geschätzt. *Diese Vitamine sind auch wichtige Antioxidantien (siehe S. 41).

- **JOD** ist wichtig für eine normale Schilddrüsenfunktion und die Produktion von Schilddrüsenhormonen, die an vielen Prozessen im Körper beteiligt sind, etwa an Wachstum, Gehirnentwicklung und Knochenerhalt. Schilddrüsenhormone regulieren auch den Stoffwechsel.
- **KALIUM** ist wichtig für die Kontrolle des Blutdrucks, den Flüssigkeitshaushalt sowie die Muskel- und Nervenfunktion.
- **KALZIUM** ist ein entscheidender Bestandteil von Knochen und Zähnen und ein Schlüsselfaktor für Nervensystem, Muskeln und Herz.
- **MAGNESIUM** beeinflusst über 600 zelluläre Prozesse, etwa Energieproduktion, Funktion des Nervensystems und Muskelkontraktion.
- **MANGAN** hilft bei der Herstellung und Aktivierung einiger Enzyme im Körper, die chemische Reaktionen wie das Aufspalten von Nahrung ermöglichen.
- **PHOSPHOR** hilft bei Knochenaufbau und Energiegewinnung.
- **SELEN** unterstützt die korrekte Funktion des Immunsystems, beugt Zell- und Gewebeschäden vor und fördert die Gesundheit des Fortpflanzungssystems sowie der Schilddrüse.
- **ZINK** unterstützt das Immunsystem, die Hormonproduktion und die Fruchtbarkeit. Es kann zur Verringerung von Hautentzündungen und zur Unterstützung der Wundheilung beitragen und schützt vor Sonnen-UV-Schäden.

Mineralstoff	Bedarf	Quellen
Kalzium	Frauen und Männer: 1000 mg/Tag	Hartkäse, Sojabohnen und Tofu, Grünkohl, Naturjoghurt, Fenchel, Brokkoli, kalziumreiche Mineralwässer, Milch
Kalium	Frauen und Männer: 4000 mg/Tag	Weiße Bohnen, Linsen, Bananen, Spinat, Roggenvollkorn, Kartoffeln
Magnesium	Frauen: 300–310 mg/Tag Männer: 350–400 mg/Tag	Gerste, Reis, Weizenkleie, Sonnenblumenkerne, Nüsse, magnesiumreiche Mineralwässer, Bananen
Natrium	Frauen und Männer: 1500 mg/Tag	Käse, Mineralwasser
Eisen	Frauen: 10–15 mg/Tag Männer: 10 mg/Tag	Hirse, Sojabohnen, Linsen, weiße Bohnen, Haferflocken, Vollkornreis, getrocknete Feigen und Aprikosen, Schweineleber
Jod	Frauen und Männer: 180–200 µg/Tag	Jodiertes Speisesalz, Krustentiere, Fisch, Meeresalgen (Jodgehalt schwankt stark)
Mangan	Frauen und Männer: 2–5 mg/Tag	Haferflocken, Weizenkeime, Weizenvollkorn, Haselnüsse, weiße Bohnen
Selen*	Frauen: 60 µg/Tag Männer: 70 µg/Tag	Paranüsse, Sojabohnen, Hering, Fisch allgemein, Rindfleisch, Naturreis, Gerste
Zink*	Frauen: 7–10 mg/Tag Männer: 11–16 mg/Tag	Linsen, weiße Bohnen, Mais, Haferflocken, Weizenvollkorn, Austern, Rindfleisch, Garnelen, Sesamsamen, Kürbiskerne, Kichererbsen, Cashewkerne

*Diese Mineralstoffe sind auch wichtige Antioxidantien (siehe S. 41).

Tipp

EISEN- UND KALZIUMAUFNAHME

Pflanzliche Lebensmittel enthalten einerseits Liganden, die die Eisenaufnahme erleichtern, andererseits aber auch Phosphate, Polyphenole und Phytate, die mit Eisen schwer lösliche Verbindungen eingehen und dadurch schlechter aufgenommen werden können. Die Eisenaufnahme kann durch Reduktionsmittel wie Ascorbinsäure (Vitamin C) oder fermentierte Produkte (Miso, Tempeh, Kimchi) verbessert werden.

Allein durch zwei Scheiben (50–60 g) Hartkäse kann mehr als die Hälfte des täglichen Kalziumbedarfs von 1000 Milligramm gedeckt werden. Dennoch ist es wichtig, sich nicht nur auf eine Kalziumquelle zu verlassen.

Antioxidantien – effektive Radikalfänger

Der Körper ist ständigen äußerlichen und innerlichen Einflüssen ausgesetzt, so auch den freien Radikalen. In sehr hohen Mengen sind diese in der Lage, Zellen und genetisches Material zu schädigen. Der Körper erzeugt freie Radikale als unvermeidbare Nebenprodukte bei der Umwandlung von Nahrung in Energie. Sie bilden sich auch nach sportlicher Betätigung oder durch den Kontakt mit Zigarettenrauch, Luftverschmutzung und Sonnenlicht. Mehr dazu erfährst du in dem Unterkapitel »Plant-based für das Immunsystem« (siehe S. 56ff.).

Das Gute ist: Wir sind freien Radikalen nicht hilflos ausgeliefert. Denn der Körper stellt viele Moleküle her, die sie eliminieren können. Auch aus der Nahrung gibt es Verbündete, die sogenannten Antioxidantien. Es gibt Tausende verschiedene Substanzen, die antioxidativ wirken können: **Die bekanntesten sind Vitamin C, Vitamin E, Beta-Carotin und andere verwandte Carotinoide sowie Selen, Zink und Mangan. Hinzu kommen Glutathion, Coenzym Q10, Flavonoide, Polyphenole, Phytoöstrogene und viele mehr.** Carotinoide (Beta-Carotin, Lycopin) finden sich vor allem in Aprikosen, Spargel, Brokkoli, Karotten, Paprika, Kohl, Mangos, Orangen, Spinat, Süßkartoffeln, Kürbis und Cantaloupe-Melone. Flavonoide lassen sich in Quercetin (Äpfel, Rotwein, Zwiebeln), Katechine (Tee, Kakao, Beerenfrüchte), Resveratrol (Rot- und Weißwein, Trauben, Erdnüsse, Beerenfrüchte) und Anthocyane (Blaubeeren, Erdbeeren) aufteilen.

Sekundäre Pflanzenstoffe – die pflanzlichen Alleskönner

Während Antioxidantien insbesondere vor freien Radikalen schützen, haben sekundäre Pflanzenstoffe, auch Phytonährstoffe oder Phytochemikalien genannt, viele weitere Funktionen. Einige, wie die Polyphenole, haben auch antioxidative Eigenschaften und können die verstärkte Produktion körpereigener Antioxidantien oder antioxidativer Systeme aktivieren.

	Antioxidantien	Sekundäre Pflanzenstoffe
Definition	Chemische Verbindungen, die die Oxidation verhindern können	Chemische Verbindungen, die natürlich in Pflanzen vorkommen
Funktion	Helfen, Zellschäden durch freie Radikale zu verhindern, werden aber auch in Kosmetika als Konservierungsstoffe verwendet	Wirken als Antioxidantien oder Hormone, stimulieren Enzyme, haben eine antibakterielle Wirkung, reduzieren Bioverfügbarkeit von Nährstoffen (z. B. Eisen)
Quellen	Können aus pflanzlichen und tierischen Lebensmitteln gewonnen werden	Sind ausschließlich in Pflanzen enthalten
Beispiele	Selen, Flavonoide, Polyphenole, Vitamin C, Vitamin A, Vitamin E, mehrfach ungesättigte Fettsäuren, Lecithin	Antioxidantien, Isoflavone, Lektine, Lignane, Flavonoide, Terpene, Polyphenole

Sekundäre Pflanzenstoffe kommen in Obst, Gemüse, Vollkornprodukten, Hülsenfrüchten, Kräutern, Gewürzen, Nüssen und Samen vor. Zu ihnen gehören Verbindungen wie Phytosterole, Polyphenole, Phytoöstrogene, Lektine und viele mehr. Die Pflanzen produzieren typischerweise mehrere Phytochemikalien, die als Schutzmechanismus gegen Umweltstressoren wirken. Je mehr Umweltstressoren, desto mehr Phytonährstoffe produziert die Pflanze. Daher kann der Gehalt je nach Wachstumsbedingungen variieren.

Phytonährstoffe sind im Vergleich zu Mikronährstoffen nicht essenziell, dafür aber nicht weniger nützlich. Derzeit werden sie als nicht-nutritiv bezeichnet, d. h., es gibt keine spezifische empfohlene Tagesdosis oder Referenzmenge, die für die Gesundheit als notwendig erachtet wird. Der Verzehr bietet uns jedoch in vielerlei Hinsicht einen zusätzlichen Nutzen für das Immunsystem, indem er uns nicht nur vor Infektionen schützt, sondern auch chronische Krankheiten wie Herz-Kreislauf-Erkrankungen und einige Krebsarten langfristig abwehren kann – nicht zuletzt durch die antioxidativen, entzündungshemmenden und antibakteriellen Eigenschaften.

Gerade deshalb werden Lebensmittel, die reich an sekundären Pflanzenstoffen sind, als Superfood beworben. Es geht aber eben nicht darum, einzelne Superfoods zu verzehren, sondern eine Vielfalt an Pflanzen. Zudem ist es wichtig, das Lebensmittel ganz zu verzehren. Ballaststoffe und sekundäre Pflanzenstoffe kannst du z. B. über einen Apfel nur aufnehmen, wenn du auch die Schale isst. Phytonährstoffe können auch über Getränke wie grünen und schwarzen Tee sowie Kaffee aufgenommen werden. Du kannst viele sekundäre Pflanzenstoffe anhand ihrer Farbe erkennen (siehe rechts).

Vitamin C

Vitamin E

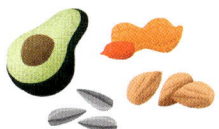

Carotinoide

Selen

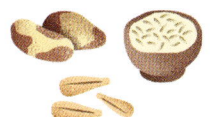

Zink

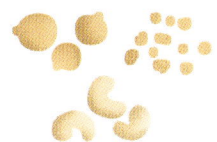

Flavonoide

Farbe	Lebensmittel	Sekundäre Pflanzenstoffe	Vorteile
Rot	Tomaten, Wassermelone	Lycopin	Antioxidativ, schützt vor Prostatakrebs
Orange	Karotten, Kürbis, Süßkartoffeln	Beta-Carotin	Unterstützt Hautgesundheit, Immunsystem und Augen
Gelb/Orange	Orangen, Zitronen, Pfirsiche	Limonoide, Flavonoide	Schützt vor Krebs sowie vor Herz-Kreislauf-Erkrankungen
Grün	Spinat, Kohl, Blattkohl	Chlorophyll, Lutein	Schützt vor Krebs und schützt Augengesundheit
Grün/Weiß	Brokkoli, Rosenkohl, Blumenkohl, Weißkohl	Indole, Isothiocyanate	Sehr starker Schutz vor Krebs
Weiß/Grün	Knoblauch, Zwiebeln, Spargel, Schnittlauch	Allicin, Quercetin	Verringert Cholesterin und Blutdruck, reduziert Risiko für Darmkrebs und Herz-Kreislauf-Erkrankungen
Blau	Blaubeeren, Brombeeren	Anthocyane	Antioxidativ, verbessern Gedächtnis, schützen gegen Krebs
Violett	Dunkle Trauben, Pflaumen	Resveratrol	Verringert Cholesterin, schützt vor Blutgerinnseln
Braun	Vollkorngetreide, Hülsenfrüchte, Nüsse	Ballaststoffe	Zu den Vorteilen von Ballaststoffen siehe S. 14

WAS STECKT DRIN IN UNSERER NAHRUNG?

Zusatzstoffe sind krebserregend, und Lektine in Pflanzen sind gesundheitsschädlich. Diese Aussagen hört man immer wieder. Doch stimmen sie? In diesem Kapitel sehen wir uns an, was Nitrate und Nitrite sind und welchen Einfluss sie auf die Gesundheit haben. Außerdem analysieren wir die häufigsten Zusatzstoffe und finden heraus, ob Anti-Nährstoffe wie Lektine wirklich so schlecht für uns sind. Abschließend werfen wir noch einen Blick darauf, wie wichtig Wasser für unseren Körper ist; du bekommst Tipps, wie du im Alltag ganz einfach mehr trinken kannst.

NITRATE UND NITRITE – AMBIVALENTE VERBINDUNGEN

Lebensmittelproduzenten fügen verarbeiteten Fleischsorten wie Speck, Schinken oder Würstchen häufig Nitrate und Nitrite zu. Diese Verbindungen helfen, das Wachstum schädlicher Bakterien zu verhindern, dem Lebensmittel einen salzigen Geschmack zu verleihen und das Aussehen des Fleischs durch eine rote oder rosa Farbe zu verbessern.

Nitrate (NO_3) und Nitrite (NO_2) kommen im menschlichen Körper sowie in einigen Lebensmitteln wie beispielsweise Gemüse natürlicherweise vor. Erstere sind relativ reaktionsträge: Sie sind stabil, es ist unwahrscheinlich, dass sie sich verändern und Schaden anrichten. Bakterien im Mund oder Enzyme im Körper können sie jedoch in Nitrite umwandeln, die wiederum schädlich sein können. Nitrite können sich entweder zu Stickstoffmonoxid (für den Körper vorteilhaft) oder Nitrosaminen (für den Körper schädlich) umbauen.

Einfluss auf die Gesundheit

Zahlreiche wissenschaftliche Studien haben gezeigt, dass ein hoher Verzehr von verarbeitetem Fleisch das Risiko für Krebserkrankungen des Verdauungstrakts erhöhen kann. Wie bereits erwähnt, kommen Nitrate und Nitrite jedoch auch natürlicherweise in Gemüse vor, was das Risiko für einige Krebsarten und andere Krankheiten wiederum verringern kann. Einer Studie zufolge beziehen wir etwa 80 Prozent der Nitrate, die wir aufnehmen, über den Verzehr von Gemüse.

Auch der Körper produziert Nitrate und sondert sie im Speichel ab. Sie können nützlich sein, da sie im Verdauungstrakt als antimikrobielle Substanzen zu wirken scheinen und helfen, Bakterien wie beispielsweise Salmonellen abzutöten und sich in das wichtige Signalmolekül Stickstoffmonoxid (NO) umzuwandeln.

Auch in Wasser kommen Nitrate natürlich vor. In einigen Gebieten kann die Verwendung von Düngemitteln zu hohen Nitratwerten führen, die für Kinder schädlich sein können. Aus diesem Grund regulieren die Gesundheitsbehörden den Nitratgehalt im Trinkwasser.

Blutdruck und Herzgesundheit

Unter bestimmten Umständen verliert Nitrit ein Sauerstoffatom. Dann verwandelt es sich in Stickstoffmonoxid (NO). Dieses hat verschiedene Funktionen im Körper. In hohen Mengen kann es giftig sein, es kann aber auch zum Schutz des Körpers beitragen. Als Signalmolekül wandert es durch die Arterienwände und sagt den Muskelzellen um die Arterien herum, dass sie sich entspannen sollen. Wenn sich diese Zellen entspannen, weiten sich die Blutgefäße und der Blutdruck sinkt.

Nitroglycerin ist ein Medikament, das Nitrate enthält. Es wird von Ärzten zur Behandlung von Herzinsuffizienz und anderen Erkrankungen eingesetzt. Es kann Angina pectoris, eine Art von Brustschmerz, der auftritt, wenn der Herzmuskel aufgrund eines niedrigen Blutflusses nicht genügend Sauerstoff erhält, verhindern oder rückgängig machen.

Die Risiken von Nitraten und Nitriten

Nitrate und Nitrite sind lebenswichtige Verbindungen, die jedoch gefährlich werden können, wenn sie Nitrosamine bilden, z. B. durch große Hitze beim Kochen oder Braten. Es gibt verschiedene Arten von Nitrosaminen, darunter im Tabakrauch; viele können das Krebsrisiko erhöhen.

Speck, Würstchen und verarbeitetes Fleisch können einen hohen Gehalt an Nitraten und Nitriten enthalten. Durch den hohen Proteingehalt dieser Lebensmittel entstehen in Kombination mit großer Hitze die perfekten Bedingungen für die Bildung von Nitrosaminen. **Beim Kochen von Gemüse ist die Wahrscheinlichkeit, dass Nitrosamine entstehen, geringer.** Gemüse wird nur selten bei sehr großer Hitze zubereitet und enthält im Durchschnitt keine großen Proteinmengen.

ZUSATZSTOFFE – DIE »LEBENSMITTEL-AUFHÜBSCHER«

Wenn du auf die Zutatenliste abgepackter Produkte siehst, ist die Wahrscheinlichkeit groß, dass dort auch ein Lebensmittelzusatzstoff aufgelistet ist. Denn diese werden genutzt, um Geschmack, Aussehen oder Beschaffenheit des Produkts zu verbessern und die Haltbarkeit zu verlängern. Neben den künstlich erzeugten gibt es auch natürliche Zusatzstoffe, darunter beispielsweise die Verdickungsmittel Guarkern- oder Johannisbrotkernmehl. Im Vergleich zu Aspartam oder Glutamat sind sie tatsächlich natürlicher. **Auch wenn Lebensmittelzusatzstoffe in der Regel nicht gesundheitsschädlich sind, ist eine ausgewogene Ernährung mit ganzen Lebensmitteln immer zu bevorzugen.**

Mononatriumglutamat für den Geschmack

Mononatriumglutamat (MNG) wird verwendet, um den Geschmack vieler verarbeiteter Lebensmittel zu steigern. Manche Menschen können empfindlich auf MNG reagieren (z. B. mit Kopfschmerzen, Verdauungsproblemen und Schwindel), für die meisten Menschen ist es in geringen Mengen jedoch sicher. Es ist sehr wahrscheinlich, dass dieser Zusatzstoff wenig bis gar keine Auswirkungen auf die Hirngesundheit hat, da er die Blut-Hirn-Schranke nicht überwinden kann.

Farbstoffe – Allergieauslöser?

Künstliche Lebensmittelfarben werden verwendet, um das Aussehen von Süßigkeiten bis hin zu Gewürzen aufzuhellen oder zu verbessern. Bestimmte Lebensmittelfarbstoffe wie Blau 1, Rot 40, Gelb 5 und Gelb 6 wurden bei einigen Menschen mit allergischen Reaktionen in Verbindung gebracht. Auch die Förderung von Hyperaktivität bei Kindern und Schilddrüsentumoren sowie andere krebserregende Wirkungen werden diskutiert. Weitere Forschungen sind erforderlich, um die Sicherheit und die möglichen gesundheitlichen Auswirkungen von künstlichen Lebensmittelfarbstoffen für den Menschen zu bewerten.

Verdickungsmittel Guarkernmehl

Guarkernmehl ist ein langkettiges Kohlenhydrat, das zum Verdicken und Binden von Lebensmitteln verwendet wird. Es wird mit einer besseren Verdauung, niedrigeren Blutzucker- und Cholesterinwerten sowie einem erhöhten Sättigungsgefühl in Verbindung gebracht. Aufgrund der Quellfähigkeit kann es bei empfindlichen Menschen in hohen Mengen leichte Symptome wie Blähungen, Völlegefühl oder Krämpfe verursachen.

High-fructose corn syrup

Maissirup mit hohem Fruktosegehalt ist ein aus Mais hergestellter Süßstoff in Limonaden, Säften, Süßigkeiten, Müslis und Snacks. Er ist reich an dem Einfachzucker Fruktose und wird mit mehreren gesundheitlichen Problemen wie z. B. Übergewicht und Diabetes in Verbindung gebracht. Diskutiert wird, inwiefern der Sirup, besonders die darin enthaltene Fruktose, Entzündungen in den Zellen auslösen kann. Zudem liefert Maissirup leere Kalorien ohne die Vitamine und Mineralstoffe, die der Körper benötigt.

Künstliche Süßstoffe

Künstliche Süßstoffe wie Aspartam, Sucralose, Saccharin und Acesulfam-K werden in vielen Diätlebensmitteln und -getränken verwendet, um die Süße zu erhöhen und gleichzeitig den Kaloriengehalt zu reduzieren. Besonders Aspartam steht in der Kritik, weil es bei empfindlichen Menschen Kopfschmerzen verursachen kann. Dennoch werden künstliche Süßstoffe in Maßen allgemein als sicher angesehen.

Rotalgenextrakt Carrageen

Carrageen wird aus rotem Seetang gewonnen und dient als Verdickungsmittel, Emulgator und Konservierungsmittel in vielen Lebensmitteln wie beispielsweise Pflanzendrinks, körnigem Frischkäse, Eiscreme, Kaffeeweißer und milchfreien Produkten wie veganem Käse. Carrageen soll negative Effekte auf die Darmgesundheit haben, insbesondere bei Menschen mit Colitis ulcerosa. Allerdings ist die aktuelle Forschung noch sehr begrenzt, und es sind weitere Untersuchungen nötig, um zu verstehen, wie es sich auf den Menschen auswirkt.

Xanthan – natürlich vorkommendes Polysaccharid

Xanthan wird zum Verdicken und Stabilisieren vieler Lebensmittel (Salatdressings, Suppen, Sirup, Saucen) verwendet sowie manchen glutenfreien Produkten zur Verbesserung der Textur beigegeben. Xanthangummi wird mit verschiedenen gesundheitlichen Vorteilen wie niedrigeren Blutzuckerwerten, einem geringeren Cholesterinspiegel und einem schnelleren Sättigungsgefühl in Verbindung gebracht. Eine zu hohe Menge kann jedoch zu Verdauungsproblemen wie vermehrtem Stuhlgang, Blähungen und Durchfall führen. Für die meisten Menschen ist Xanthan im Allgemeinen aber sicher und gut verträglich.

Künstliche Aromen

Künstliche Aromen sind Chemikalien, die den Geschmack bestimmter Lebensmittel imitieren. Eindeutige Forschungsergebnisse zu negativen Auswirkungen konnten bisher nur in Tierstudien gewonnen werden. Zudem waren die verwendeten Mengen deutlich höher, als sie in zugelassenen Lebensmitteln enthalten sind.

Geschmacksverstärker Hefeextrakt

Hefeextrakt, auch autolysierter Hefeextrakt oder hydrolisierter Hefeextrakt genannt, wird herzhaften Lebensmitteln wie beispielsweise Käse, Sojasauce und salzigen Snacks zur Geschmacksverstärkung zugesetzt. Hefeextrakt enthält Glutamat, eine natürlich vorkommende Aminosäure, die in vielen Lebensmitteln vorhanden ist. Ähnlich wie bei Mononatriumglutamat kann der Verzehr von Lebensmitteln mit Glutamat bei empfindlichen Menschen zu leichten Symptomen wie Kopfschmerzen und Schwellungen führen. Zudem enthält Hefeextrakt relativ viel Natrium, etwa 400 Milligramm pro Teelöffel. **Es hat sich gezeigt, dass eine Verringerung der Natriumzufuhr den Blutdruck senken kann, besonders bei Menschen, die an hohem Blutdruck leiden.** Die meisten Lebensmittel enthalten jedoch nur eine kleine Menge an zugesetztem Hefeextrakt, sodass das Glutamat und Natrium darin in der Regel unproblematisch sind. Von der amerikanischen Lebens- und Arzneimittelbehörde Food and Drug Administration (FDA) wird Hefeextrakt noch immer als sicher anerkannt (Stand 2017).

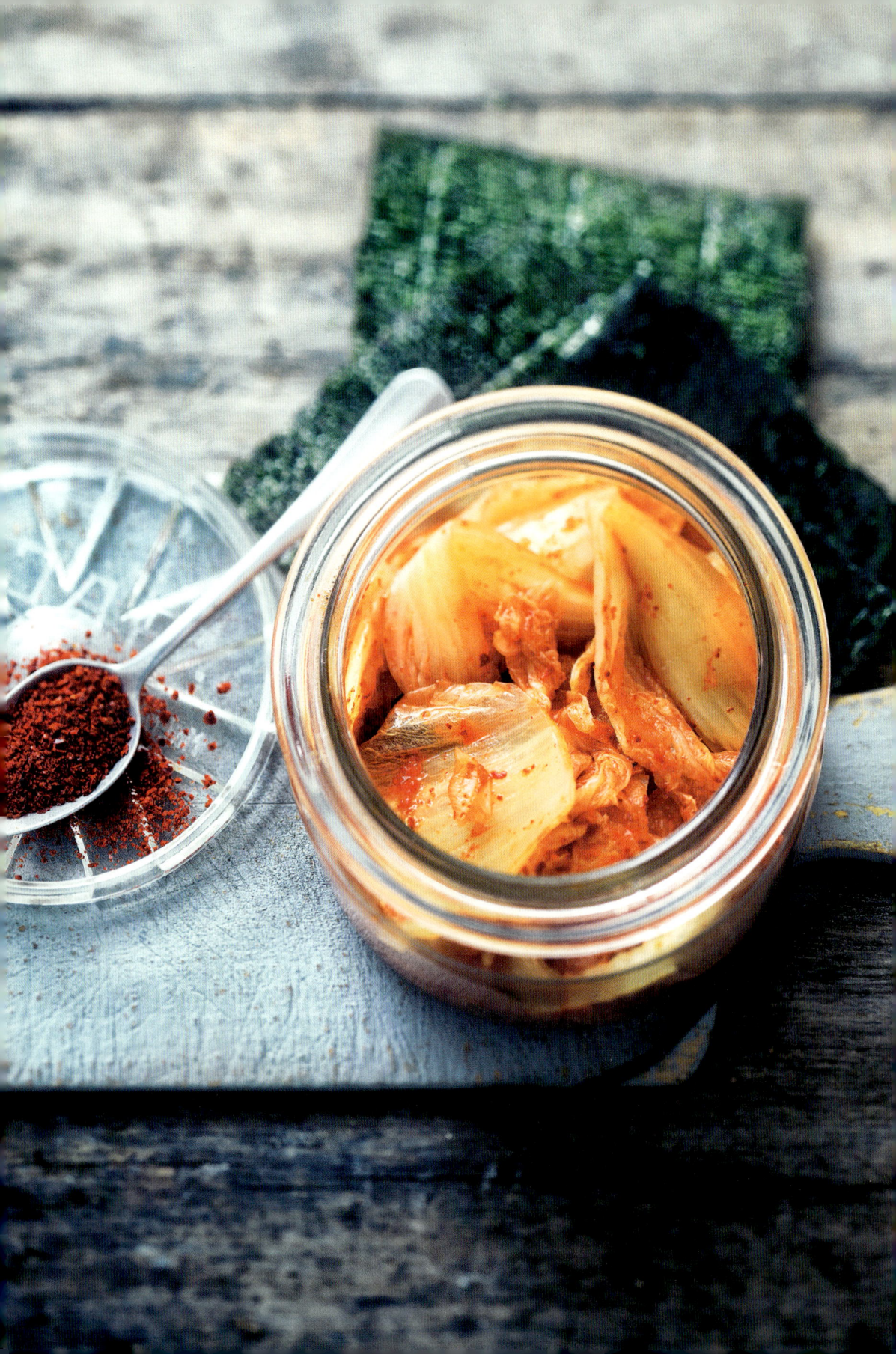

PROBIOTIKA IN FERMENTIERTEN LEBENSMITTELN

Probiotika, die erwünschten lebenden Bakterien, kommen von Natur aus in fermentierten Lebensmitteln vor. Die Fermentation ist eine uralte Methode, die ursprünglich zur Konservierung von Lebensmitteln verwendet wurde. Sie steigert die Verdaulichkeit und Bioverfügbarkeit von Nährstoffen. Fermentation ist ein natürlicher Prozess, der auftritt, wenn die natürlich in der Umgebung des Lebensmittels vorkommenden Mikroorganismen wie Milchsäurebakterien und Hefen beginnen, Kohlenhydrate in der Nahrung zu verdauen. So wird aus Kohl Sauerkraut, und Zucker verwandelt sich in gesundheitsfördernde organische Säuren.

Obwohl Lebensmittel, die versehentlich fermentiert werden, meist als verdorben gelten (z. B. saure Milch), ist die kontrollierte Fermentation in der Lebensmittelproduktion weitverbreitet. Zu den Lebensmitteln, die durch Gärung verarbeitet werden, gehören Joghurt, Käse, Sauerkraut, Kimchi (siehe Bild links), Kefir, Wein, Bier, Kaffee, Kakao und Sojasauce. Ein weiteres Beispiel ist Sauerteigbrot (Rezept siehe S. 53).

Die Forschung zu den gesundheitlichen Auswirkungen ist nicht eindeutig, weist aber darauf hin, dass Probiotika in mehreren Bereichen vorteilhaft sein können. Sie fördern die Darmgesundheit bei Reizdarm oder als Supplement bei Antibiotikaeinnahme und scheinen eine Rolle bei Depressionen zu spielen.

ANTI-NÄHRSTOFFE – DIE GEGENSPIELER

Anti-Nährstoffe werden in erster Linie mit Komponenten oder Stoffen natürlicher oder synthetischer Herkunft in Verbindung gebracht, die die Aufnahme anderer Nährstoffe beeinträchtigen sowie deren Verdauung und Verwertung verringern. Da sie auf natürliche Weise von Pflanzen produziert werden, wird eine pflanzenbasierte Ernährung oft mit einer hohen Aufnahme assoziiert.

Auch wenn unübliche Mengen davon kurzfristig Übelkeit, Blähungen, Kopfschmerzen, Hautausschläge oder Nährstoffmängel verursachen können, können sie in geringer Menge positive gesundheitliche Wirkungen haben – so können Saponine z. B. cholesterinsenkend und entzündungshemmend wirken. Bei einer ausgewogenen Ernährung gelangen in der Regel nicht zu viele Anti-Nährstoffe in den Körper. Wichtig dafür ist auch die Zubereitung (siehe S. 51).

Pflanzliche Anti-Nährstoffe

Die häufigsten Anti-Nährstoffe in pflanzlichen Lebensmitteln sind Lektine, Oxalate, Phytate, Saponine, Tannine und Glucosinolate.

- **LEKTINE** in Hülsenfrüchten (Bohnen, Erdnüssen, Sojabohnen, Linsen) und Vollkorn können die Aufnahme von Kalzium, Eisen, Phosphor und Zink beeinträchtigen.
- **OXALATE** in grünem Blattgemüse und Tee können Kalzium binden und so dessen Aufnahme behindern.
- **PHYTATE** in Vollkorn, Samen, Hülsenfrüchten und manchen Nüssen können die Absorption – also die Aufnahme – von Eisen, Zink, Magnesium und Kalzium reduzieren.
- **SAPONINE** in Hülsenfrüchten und Vollkorn können die normale Nährstoffaufnahme beeinträchtigen.
- **TANNINE** in Tee, Kaffee und Hülsenfrüchten können die Eisenaufnahme herabsetzen.
- **GLUCOSINOLATE** in Kreuzblütlern (Brokkoli, Rosenkohl, Kohl) können die Aufnahme von Jod behindern, was die Schilddrüsenfunktion beeinträchtigen und eine Schilddrüsenvergrößerung verursachen kann, besonders bei Menschen mit Jodmangel oder Schilddrüsenunterfunktion.

Lektine und Autoimmunerkrankungen

Immer wieder hört man, dass Lektine Autoimmunerkrankungen verursachen oder verschlechtern können. Da Lektinproteine über lange Zeiträume an Zellen binden, können sie möglicherweise eine Autoimmunreaktion auslösen, und es wird vermutet, dass sie bei Entzündungen wie rheumatoider Arthritis und Typ-1-Diabetes eine Rolle spielen.

Die Menge der mit der Nahrung aufgenommenen aktiven Lektine und ihre langfristigen Auswirkungen auf die Gesundheit sind jedoch beim Menschen nur sehr begrenzt erforscht. Anti-Nährstoffe, einschließlich der Lektine, werden am häufigsten in der Ernährung von Entwicklungsländern untersucht, in denen Unterernährung weitverbreitet oder die Lebensmittelvielfalt sehr begrenzt ist und Vollkornprodukte sowie Hülsenfrüchte wichtige Grundnahrungsmittel sind. Deren Konsum hat allerdings mehr gesundheitliche Vorteile, als dass sich Lektine negativ auswirken könnten. Die richtige Zubereitung spielt eine wichtige Rolle bei der Reduktion von Anti-Nährstoffen (siehe S. 51).

Anti-Nährstoffe und Nährstoffaufnahme

Anti-Nährstoffe können, wie bereits erwähnt, die Aufnahme anderer Nährstoffe beeinträchtigen. Das passiert vor allem dann, wenn sie gleichzeitig gegessen oder getrunken werden. Um das zu vermeiden, könntest du deinen Grüntee oder Kaffee z. B. zwischen den Mahlzeiten statt zu ihnen trinken. Darauf sollten besonders Menschen achten, die ein erhöhtes Risiko für Nährstoffmängel aufgrund von Erkrankungen (z. B. Osteoporose bei Kalziummangel oder Anämie bei Eisenmangel) aufweisen.

Es ist nicht klar, wie hoch der Nährstoffverlust durch Anti-Nährstoffe ist. Außerdem variieren die Effekte von Person zu Person, abhängig vom Stoffwechsel und der Zubereitungsart. Das Gute: Anti-Nährstoffe können durch bestimmte Methoden reduziert oder eliminiert werden.

Anti-Nährstoffe reduzieren

Es gibt mehrere Möglichkeiten, die Menge an Anti-Nährstoffen zu reduzieren oder diese ganz zu eliminieren. Dazu zählen beispielsweise Einweichen, Keimen, Kochen und Fermentieren.

Einweichen

Da die meisten Anti-Nährstoffe wasserlöslich sind, lösen sie sich beim Einweichen in Wasser aus der Schale. Wichtig ist, dass du das Einweichwasser nicht weiterverwendest und die Hülsenfrüchte vor dem Kochen nochmals mit frischem Wasser abspülst.

Keimen

Dieser Prozess erhöht die Verfügbarkeit von Nährstoffen in Samen, Körnern und Hülsenfrüchten. Die Keimung dauert einige Tage und kann durch einfache Schritte eingeleitet werden (siehe S. 53). Während des Keimens finden im Inneren des Samens Veränderungen statt, die zum Abbau von Anti-Nährstoffen führen.

Kochen

Hohe Hitze, insbesondere beim Kochen, kann Anti-Nährstoffe abbauen. Allerdings bilden Phytate eine Ausnahme, da sie hitzebeständig sind und beim Kochen nicht so leicht zerstört werden. Daher kann eine Kombination aus unterschiedlichen Verfahren hilfreich sein, z. B. durch vorheriges Einweichen von Getreide und Hülsenfrüchten.

Fermentieren

Auch durch Fermentation können Anti-Nährstoffe abgebaut werden. Ein Beispiel dafür ist Sauerteigbrot (siehe S. 53).

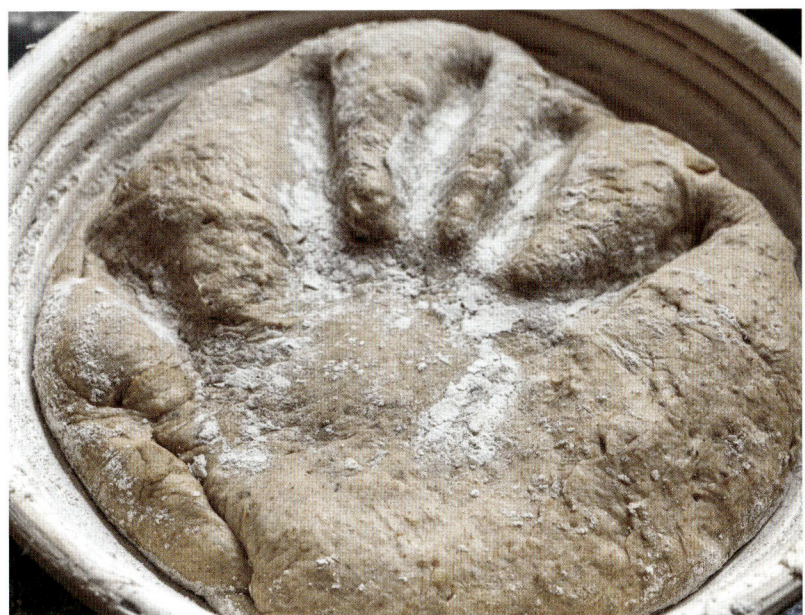

AUCH WASSER IST EIN LEBENSMITTEL

Der Wasserhaushalt ist ein extrem wichtiger Teil der Ernährung. Wasser ist essenziell für alle Prozesse im Körper. Tatsächlich können wir ohne Essen länger überleben als ohne Wasser. Wasser ermöglicht es dem Herz-Kreislauf-System, lebenswichtigen Sauerstoff und Nährstoffe zu den Zellen zu transportieren. Unsere Nieren brauchen Wasser, um Abfallprodukte herauszufiltern. Es hilft, die Körpertemperatur über den Schweiß herunterzuregulieren, und ist unentbehrlich für eine gut funktionierende Verdauung. Das Gehirn besteht sogar zu 75 Prozent aus Wasser, weshalb auch hier eine ausreichende Flüssigkeitszufuhr entscheidend ist – für unsere Konzentration, unsere Produktivität und unsere Stimmung.

SO BEKOMMST DU AUSREICHEND WASSER

- Zu jedem Essen ein Glas Wasser trinken
- Vor, während und nach jeder Sporteinheit ein Glas Wasser trinken
- Eine große Karaffe oder Flasche mit Wasser füllen, um die Menge im Blick zu behalten
- Immer ein Glas mit Wasser befüllen, wenn es leer ist (man greift eher zu einem vollen Glas)
- Das Wasser verfeinern, wenn es dir zu langweilig wird, z. B. mit Gurke, Zitrone, Limette, Minze, Beeren, Apfel …
- Wasserreiche Lebensmittel essen

Trinken, trinken, trinken!

Der Körper verbraucht jeden Tag eine Menge Wasser, du musst also genug trinken, um diesen Verlust auszugleichen. Verschiedentlich wird empfohlen, mindestens 1,5 Liter Flüssigkeit pro Tag aufzunehmen – dazu kommt noch das Wasser aus Lebensmitteln. Hier bist du mit einer pflanzenbasierten Ernährung gut aufgestellt, denn zahlreiche pflanzliche Lebensmittel wie z. B. Gurken enthalten ausgesprochen viel Wasser.

Vollwertige pflanzliche Lebensmittel weisen im Durchschnitt einen guten Ballaststoffanteil auf. Damit diese Ballaststoffe im Darm aufquellen und ihre Arbeit verrichten können, benötigen sie Flüssigkeit. **Eine zu geringe Wasserzufuhr, aber hohe Ballaststoffaufnahme kann auch ein Grund für Verstopfungen sein.** Daher ist es wichtig, ausreichend Flüssigkeit in Form von Wasser und ungesüßtem Tee aufzunehmen. Insgesamt sollten Frauen inklusive Flüssigkeit aus der Nahrung 2,7 Liter und Männer 3,7 Liter Flüssigkeit täglich zu sich nehmen. Der Wasserbedarf ist aber natürlich von weiteren Faktoren abhängig, z. B. von Alter, Wetter, Sportpensum und Lebensumständen (Schwangerschaft, Stillzeit).

SAMEN KEIMEN LASSEN UND SAUERTEIG SELBST ZUBEREITEN

Samen kann man ganz einfach selbst keimen lassen:
1. Samen spülen, um alle Ablagerungen, Schmutz und Erde zu entfernen.
2. Samen für zwei bis zwölf Stunden in kaltem Wasser einweichen.
3. Anschließend gründlich mit frischem Wasser abspülen.
4. Wasser so gut es geht abgießen und Samen in ein Keimgefäß legen, dabei direkte Sonneneinstrahlung vermeiden.

Spülen und Abtropfen sollte alle acht bis zwölf Stunden wiederholt werden. Nach 5 bis 10 Tagen kann man die Keime an der Oberfläche sehen, der komplette Keimprozess kann 2 bis 3 Wochen dauern. Gekeimte Samen eignen sich gut als Topping im Salat oder für Bowls.

Und auch Sauerteig lässt sich ganz einfach selbst zubereiten:
Die idealen Temperaturen dafür liegen zwischen 30 und 35 °C. Durch das Versäuern des Teigs bilden sich Gase, die ausreichen, um das Brot aufgehen zu lassen; so brauchst du keine Hefe. Die Herstellung dauert fünf Tage:

TAG 1: 100 Gramm Mehl mit 110 Milliliter lauwarmem Wasser in einer sehr großen Schüssel (der Teig geht stark auf!) mischen und abgedeckt an einen warmen Ort stellen; nach 12 Stunden den Teig kurz umrühren und wieder 12 Stunden ruhen lassen.

TAG 2: 50 Gramm Mehl und 60 Milliliter lauwarmes Wasser dazugeben und umrühren; abgedeckt an dem warmen Ort 24 Stunden ruhen lassen.

TAG 3: 100 Gramm Mehl und 110 Milliliter lauwarmes Wasser dazugeben, umrühren und wieder abgedeckt an dem warmen Ort 12 Stunden gehen lassen. Danach kräftig rühren und wieder 12 Stunden ruhen lassen.

TAG 4: 100 Gramm Mehl und 110 Milliliter lauwarmes Wasser hinzufügen und umrühren; abgedeckt weiterhin an dem warmen Ort 24 Stunden ruhen lassen.

TAG 5: Der Teig kann als Brot gebacken werden. Dafür den Teig rund/oval formen und auf einem mit Backpapier ausgelegten Backblech bei 180 bis 220 °C Ober-/Unterhitze für 60 bis 75 Minuten backen. Am besten stellst du auf den Backofenboden eine feuerfeste Schale, die du zu zwei Dritteln mit Wasser befüllst.

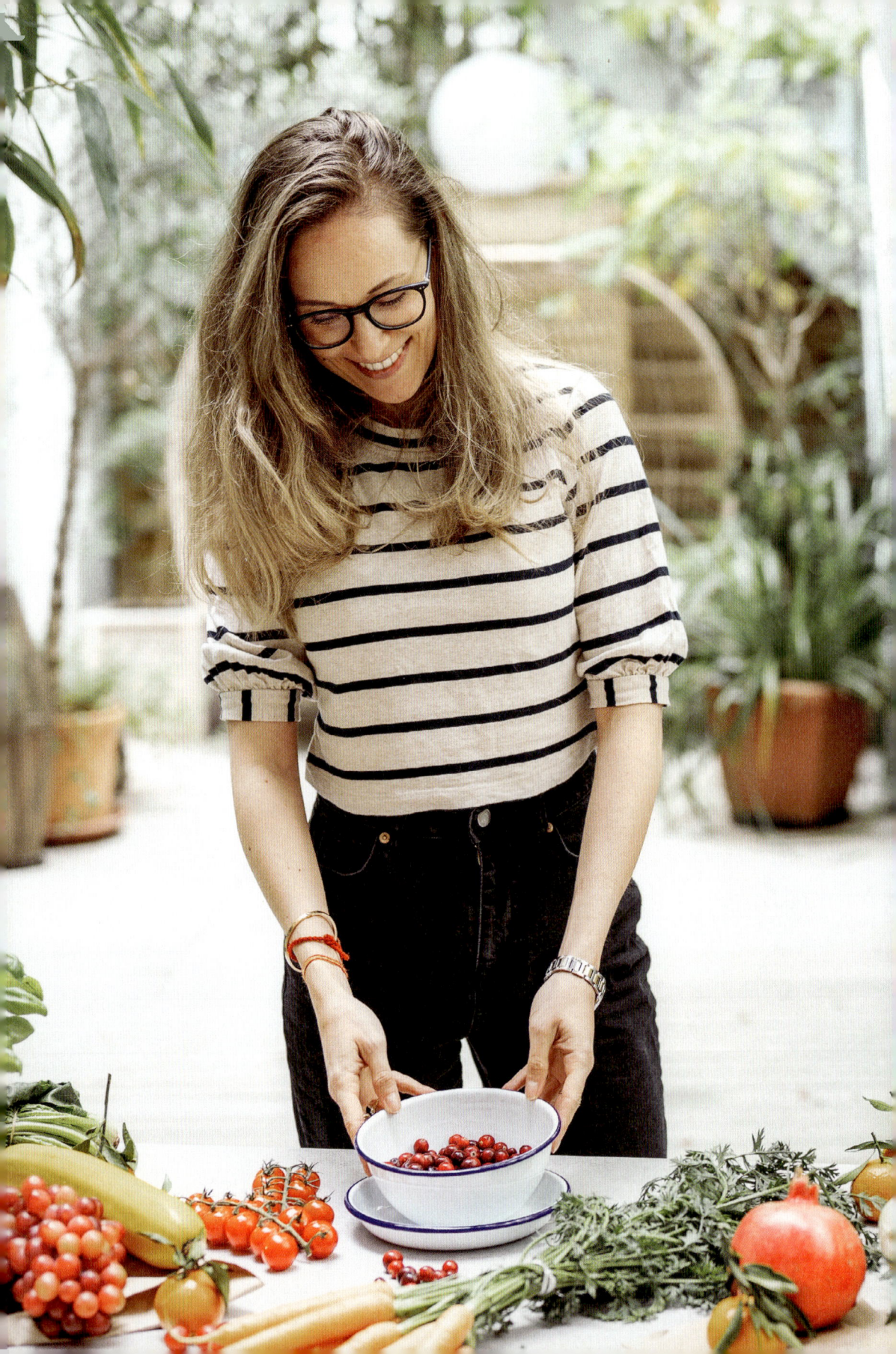

TEIL 2

PLANT.
BASED.
Gesund.

PLANT-BASED
FÜR DAS IMMUNSYSTEM

Vielleicht hast du dieses Kapitel in der Hoffnung aufgeschlagen, darin eine Liste mit Nährstoffen und Nahrungsergänzungsmitteln zu finden, die das Immunsystem stärken. So einfach ist das aber leider nicht. Wir wollen das Immunsystem im Grunde nur in seiner normalen Funktion unterstützen, nicht noch weiter ankurbeln. Denn schließlich kommt es bei Autoimmunerkrankungen ja zu einer Überreaktion des Immunsystems. Ein funktionierendes Immunsystem ist immens wichtig, keine Frage. Es kann uns vor schädlichen Organismen, Krebs und anderen Erkrankungen schützen. Und bei der Unterstützung des Immunsystems spielt die Ernährung eine tragende Rolle. Ist deine Ernährung einseitig und besteht sie aus vielen verarbeiteten Lebensmitteln oder fettreichen tierischen Produkten, kann das zu Entzündungen führen.

ENTZÜNDUNGEN – REAKTION DES KÖRPERS AUF POTENZIELL SCHÄDLICHES

Entzündungen sind komplexe Prozesse, an denen zahlreiche Stoffe beteiligt sind. Sie sollen den Körper schützen, Infektionen bekämpfen, toxische Substanzen entfernen oder Wunden heilen. Zu den Anzeichen einer akuten Entzündung gehören Rötungen, Schwellungen, ein Hitzegefühl, Schmerzen oder körperliche Einschränkungen. Und auch wenn diese Symptome für uns unangenehm sind, so sind sie doch grundlegend wichtig für unsere Gesundheit.

Geschehnisse im Körper

Stell dir unser Immunsystem als Armee vor und die Entzündung als ihre Waffe. Die Armee besteht aus weißen Blutkörperchen, Antikörpern, Histaminen, Proteinen und Zytokinen (die sowohl entzündungsfördernd als auch -hemmend sein können). Diese Stoffe sind im ganzen Körper verteilt. Sobald Letzterer eine Gefahr bemerkt, setzt sich die Armee in Bewegung.

Die weißen Blutkörperchen sind in der Regel als Erste vor Ort und attackieren auf unterschiedliche Weise: Einige greifen Keime oder geschädigte Zellen direkt an, andere produzieren Antikörper und wieder andere schütten Zytokine aus, die den Entzündungsprozess ankurbeln. Sobald die Bedrohung beseitigt ist und keine Gefahr mehr besteht, verlässt die Armee das

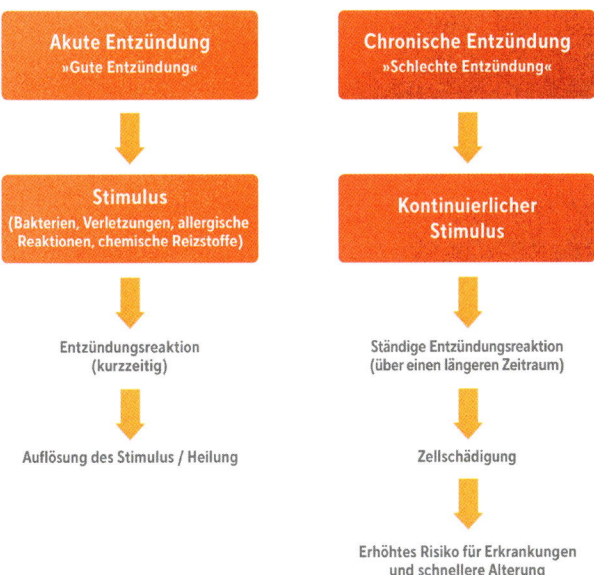

Gebiet und stellt das Gleichgewicht wieder her. Bei diesem Prozess handelt es sich um eine akute Inflammation – sie hilft dem Körper, schnell zu reagieren und größere Schäden abzuwenden.

Chronische Entzündungen

Wenn der Körper kein Gleichgewicht mehr herstellen kann und die Entzündungen anhalten, liegt eine chronische Inflammation vor: Sie kann die DNA schädigen, die Entstehung von Plaques in Arterien begünstigen, die Hirnfunktion einschränken und zu Erkrankungen wie Alzheimer, Adipositas oder Typ-2-Diabetes führen. **Bei der Prävention oder Reduktion chronischer Entzündungen haben Lebensstil und Ernährung oberste Priorität.**

Entzündungsparameter C-reaktives Protein und Interleukin-6

Das C-reaktive Protein (CRP) ist ein Entzündungsparameter und Bestandteil des Immunsystems. Ein erhöhter Wert kann auf akute Infektionen (z. B. eine Lungenentzündung) oder nicht infektiöse Entzündungen (z. B. Autoimmunerkrankungen) hinweisen. Wie beim Interleukin-6 (IL-6) gelten auch beim CRP erhöhte Werte als Risikoindikator für Arteriosklerose, Insulinresistenz und das metabolische Syndrom. Auch Adipositas kann das CRP erhöhen, weil es aufgrund des vermehrten viszeralen Fettgewebes (Fett um die Organe) mit einer systemischen Entzündungsreaktion einhergeht.

Auswirkungen chronischer Entzündungen auf den Körper

Entzündungen wirken sich im Körper auf unterschiedliche Weise auf bestimmte Organe und Systeme aus:

- **HAUT:** Entstehung von entzündlichen Hauterkrankungen wie Psoriasis (Schuppenflechte), Akne und Neurodermitis

- **SCHILDDRÜSE:** Entzündung durch Hashimoto-Thyreoiditis führt zur verminderten Produktion von Schilddrüsenhormonen
- **DARM:** Chronische Entzündungen der Darmschleimhäute können zur Entstehung von chronisch-entzündlichen Darmerkrankungen wie Colitis ulcerosa und Morbus Crohn beitragen
- **FORTPFLANZUNGSAPPARAT:** Das Risiko für Unfruchtbarkeit bei Frauen und Männern sowie für PCOS (Polycystisches Ovarialsyndrom) und Endometriose steigt bei chronischen Entzündungen

So entstehen chronische Entzündungen

Mit chronischen Entzündungen reagiert das Immunsystem auf fortdauernde, nicht eliminierte Gefahren, die den Heilungsprozess behindern. Es gibt viele Auslöser, die das Immunsystem stressen und chronische Inflammationen auslösen können:

- **ERNÄHRUNG:** Verarbeitete Lebensmittel, Transfette, gesättigte Fettsäuren, Arachidonsäure (hauptsächlich in tierischen Lebensmitteln) und ein hoher Zuckerkonsum begünstigen chronische Entzündungen.
- **BLUTZUCKERPROBLEME UND INSULINRESISTENZ:** Diabetiker mit großen Zuckermengen im Blut haben ein höheres Risiko für Infektionen und Entzündungen, insbesondere bei starken Blutzuckerschwankungen. Insulin steuert dagegen und hat einen anti-entzündlichen Effekt. Zu viel Insulin, also eine Hyperinsulinämie, kann aber auch zu chronischen Entzündungen führen – durch geschädigte Adipozyten (Fettzellen) und einen direkten Einfluss auf die Immunzellen.
- **STRESS:** Durch chronischen Stress werden vermehrt entzündungsfördernde Zytokine ausgeschüttet.
- **INFEKTIONEN UND TOXINE:** Bei Krankheitserregern oder Schadstoffen schützt sich unser Immunsystem durch Entzündungsreaktionen.
- **DARMERKRANKUNGEN:** Morbus Crohn und Colitis ulcerosa verursachen Entzündungen in verschiedenen Darmabschnitten.
- **LEBENSSTILFAKTOREN:** Rauchen, exzessiver Alkoholkonsum und Bewegungsmangel begünstigen chronische Entzündungen ebenfalls.

Die Rolle der Ernährung

Die Ernährung kann das Immunsystem entweder positiv unterstützen oder Entzündungsprozesse auslösen. Zu den Auslösern zählen vor allem:

1. RAFFINIERTER ZUCKER: Eine übermäßige Kohlenhydratzufuhr und ein stark schwankender Blutzuckerspiegel sind mit oxidativem Stress und Entzündungen verbunden. Ein hoher Blutzuckerspiegel setzt schädliche Moleküle frei, die zur Bildung von AGEs (»Harmful Advanced Glycation End Products«) führen; diese wiederum können die Funktionsweise des Immunsystems beeinträchtigen.

2. GESÄTTIGTE FETTE UND RAFFINIERTE ÖLE: Gesättigte Fette in rotem Fleisch, Vollmilch(produkten), Käse und Kokosöl können die Immunzellen »kurzschließen«, indem sie als Warnsignale wirken und oxidativen

Stress sowie Entzündungen auslösen oder fördern. Bei Pflanzenölen sollte daher besser auf Raps-, Oliven- oder Leinöl zurückgegriffen werden.

3. SÜSSUNGSMITTEL: Manche Studien deuten darauf hin, dass künstliche Süßungsmittel wie Aspartam oder Saccharin die Darmflora negativ beeinflussen und zu Übergewicht führen können, was wiederum Entzündungen verursachen kann.

Info

DER DARM UND CHRONISCHE ENTZÜNDUNGEN

Wie wir später (siehe S. 67ff.) noch sehen werden, spielt der Darm eine wichtige Rolle bei der Regulation chronischer Entzündungsprozesse. Durch eine gestörte Darmbarriere können ungewollte Substanzen über die Darmschleimhaut ins Körperinnere eintreten und sich so am Entzündungsprozess beteiligen. Ein ausgewogenes Mikrobiom ist ein maßgeblicher Faktor dafür, die Darmbarrierenfunktion optimal zu unterstützen.

AUTOIMMUNERKRANKUNGEN – WENN SICH DER KÖRPER SELBST BEKÄMPFT

Eine Autoimmunerkrankung ist ein Zustand, bei dem das Immunsystem fälschlicherweise den Körper angreift, weil es nicht zwischen fremden und körpereigenen Zellen unterscheiden kann. Deshalb hält das Immunsystem einen Teil des Körpers, z. B. Gelenke oder Haut, für fremd und setzt Antikörper frei, die gesunde Zellen attackieren.

Die sechs häufigsten Autoimmunerkrankungen sind Typ-1-Diabetes, rheumatoide Arthritis, multiple Sklerose, chronisch-entzündliche Darmerkrankungen (CED), Zöliakie sowie Hashimoto-Thyreoiditis. Da es bei den Erkrankungen zu Entzündungsprozessen im Körper kommt, ist eine medikamentöse Behandlung oft unumgänglich. Autoimmunerkrankungen verlaufen chronisch, sie treten oft in Schüben auf und sind nicht heilbar. **Dennoch können wir unseren Körper mit der Ernährung unterstützen und so die Symptome lindern.**

Typ-1-Diabetes

Die Bauchspeicheldrüse produziert das Hormon Insulin, das zur Regulierung des Blutzuckerspiegels beiträgt. Bei Diabetes Typ 1 greift das Immunsystem die insulinproduzierenden Zellen in der Bauchspeicheldrüse an und zerstört sie. Der hohe Blutzuckerspiegel kann Schäden an Blutgefäßen sowie Organen (Herz, Nieren, Augen, Nerven) verursachen. Die Betroffenen sind auf Insulin angewiesen und müssen ihren Blutzuckerspiegel engmaschig kontrollieren. Durch das Zählen von Kohlenhydraten (z. B. in Broteinheiten) müssen sie nicht gänzlich darauf verzichten, sondern lediglich auf Art und Menge achten.

Rheumatoide Arthritis

Bei der rheumatoiden Arthritis greift das Immunsystem die Gelenke an und verursacht darin Rötungen, Schmerzen und Steifheit. Eine anti-entzündliche Ernährung kann die Symptome lindern. Besonders das Weglassen oder eine starke Reduktion von Fleisch, zuckerreichen Produkten sowie gesättigten Fetten und Ölen (Sonnenblumenöl, Margarine, Sojaöl, Distelöl) scheint einen großen positiven Effekt auf Entzündungen und die daraus resultierenden Schmerzen zu haben. Vitamin D, Omega-3-Fettsäuren und ein gesundes Mikrobiom wirken sich ebenfalls positiv aus.

Multiple Sklerose

Die multiple Sklerose (MS) schädigt die Myelinscheiden, also die Schutzhülle, die die Nervenzellen im zentralen Nervensystem umgibt. Die Schädigung verlangsamt die Geschwindigkeit der Signalübertragung zwischen Gehirn und Rückenmark zum und vom Rest des Körpers. Symptome sind Taubheitsgefühle, Schwäche, Gleichgewichtsstörungen und Schwierigkeiten beim Gehen. Ein Vitamin-D-Mangel kann die Symptome der MS verschlechtern, wohingegen ein ausgeglichener Vitamin-D-Spiegel präventiv, besonders für vorbelastete Menschen, sein kann.

Chronisch-entzündliche Darmerkrankungen

Dazu zählen Morbus Crohn (MC) und Colitis ulcerosa (CU). MC kann jeden Teil des Verdauungstrakts betreffen, vom Mund bis zum Anus, die CU hingegen betrifft nur die Schleimhaut des Dickdarms und des Rektums. Aufgrund von Entzündungen im Darm und einer chirurgischen Entfernung von Teilen des Darms kann es zu einem Vitamin-B12-Mangel kommen. Außerdem sind Betroffene anfälliger für eine Eisenmangelanämie und Zinkmangel. Ob Omega-3-Fettsäuren vor Schüben schützen können oder diese abschwächen, ist nicht ausreichend geklärt. Was aber auf jeden Fall feststeht: **Omega-3-Fettsäuren wirken anti-entzündlich und helfen bei entzündlichen Erkrankungen.**

Zöliakie

Menschen mit Zöliakie müssen vollständig auf Gluten verzichten, da sonst das Immunsystem den Dünndarm angreift und Entzündungen verursacht. Selbst ein paar Krümel Weizenbrot können eine starke Immunreaktion auslösen. Glutenfreie Alternativen sind Quinoa, Amarant, Hirse, Buchweizen, Reis, Kartoffeln und Hülsenfrüchte. Wer Gluten verträgt, muss es nicht aus seiner Ernährung streichen.

Hashimoto-Thyreoiditis

Bei der Hashimoto-Thyreoiditis verlangsamt sich die Schilddrüsenhormonproduktion bis hin zu einem Mangel. Zu den Symptomen gehören Gewichtszunahme, Kälteempfindlichkeit, Müdigkeit, Haarausfall und eine

ANTI-ENTZÜNDLICHE ERNÄHRUNG – 10 GRUNDSÄTZE

Eine anti-entzündliche Ernährung beruht in erster Linie auf einer pflanzen-basierten Ernährung. Sie ist keine spezielle Diätform, sondern folgt den allgemeinen Empfehlungen für eine gesunde, ausgewogene Lebensmittelauswahl. Somit ist sie auch für jeden geeignet – zur Prävention von Entzündungen oder zur Bekämpfung bereits bestehender. Aufgrund der positiven Wirkungen auf die Gesundheit wird sie oft bei Autoimmunerkrankungen empfohlen, damit der Körper die bestehenden Entzündungen im Körper abschwächen kann. Die anti-entzündliche Ernährung unterscheidet sich nicht sehr stark von der pflanzen-basierten Ernährung. Frisches Obst und Gemüse, gesunde Fette sowie hochwertige Kohlenhydrate stehen bei beiden im Mittelpunkt. Hier sind allerdings besonders die anti-entzündlich wirkenden Lebensmittel sowie die positiven Effekte bei Autoimmunerkrankungen wichtig.

1. AUSBALANCIERTER BLUTZUCKERSPIEGEL: Dafür brauchst du ausreichend Proteine, gesunde Fette, Ballaststoffe und qualitativ hochwertige Kohlenhydrate aus Vollkornreis, Quinoa, Buchweizen, Hafer, Linsen, Bohnen und Süßkartoffeln.

2. VIELFALT AN FRISCHEM OBST UND GEMÜSE: Mindestens drei Portionen frisches Gemüse und eine bis zwei Portionen Obst täglich sind ideal.

3. REICHLICH GESUNDE FETTE: Sie bekommst du aus Avocados, Oliven, Nüssen, Samen und kaltgepressten Ölen wie Oliven- und Leinöl.

4. ENTZÜNDUNGSHEMMENDE LEBENSMITTEL: Knoblauch, Ingwer, Kurkuma, Nüsse, Samen, Pflanzenöle, Kreuzblütler, Tomaten und Beeren sollten so oft wie möglich verzehrt werden.

5. AUSREICHENDE WASSERZUFUHR: Mindestens 1,5 Liter Wasser täglich sollten es schon sein.

6. PROBIOTISCHE LEBENSMITTEL: Sie unterstützen die gesunden Bakterien im Darm. Zu den Probiotika gehören z. B. fermentierte Lebensmittel.

7. PRÄBIOTISCHE LEBENSMITTEL: Sie enthalten reichlich Ballaststoffe, die die Darmgesundheit unterstützen.

8. VERZICHT AUF (STARK) VERARBEITETE PRODUKTE: Hierzu zählen vor allem Wurstwaren und Lebensmittel, die reich an gesättigten Fetten sind.

9. AUSSCHLUSS VON UNVERTRÄGLICHKEITEN: Diese können auch zu Entzündungen führen.

10. WENIGER ENTZÜNDUNGSFÖRDERNDE LEBENSMITTEL: Zu diesen zählen raffinierte Kohlenhydrate, verarbeitetes Fleisch, verarbeitete Snacks, Transfette, Alkohol und Lebensmittel, die sehr reich an Omega-6-Fettsäuren sind.

Angemerkt sei, dass nicht der einmalige Verzehr stark verarbeiteter Lebensmittel Entzündungen im Körper auslöst. Es geht vielmehr darum, sie als Ausnahme zu sehen und nicht regelmäßig Chips, Kekse & Co. zu essen.

Schwellung der Schilddrüse (Kropf). Menschen mit Hashimoto haben eine höhere Wahrscheinlichkeit, auch eine Zöliakie und Laktoseintoleranz zu entwickeln. Daher können sich die Symptome durch Weglassen von Gluten und Milchprodukten verbessern.

PFLANZENBASIERTE ERNÄHRUNG FÜR EIN GESUNDES IMMUNSYSTEM

Eine pflanzenbasierte Ernährung kann das Risiko für Übergewicht, das metabolische Syndrom und Herz-Kreislauf-Erkrankungen verringern, Entzündungsmarker (CRP, Fibrinogen, IL-6) senken und die Darmbakterien positiv beeinflussen. Eine ballaststoffreiche Ernährung fördert zudem die Produktion kurzkettiger Fettsäuren, einschließlich Acetat, Propionat und Butyrat. Das sind Endprodukte der bakteriellen Fermentation im Darm, die lokal und systemisch wirken und die Immunreaktion modulieren. Zudem erhalten sie die Gesundheit des Darmepithels, verbessern dessen Immunabwehrfunktion und reduzieren die Produktion von Entzündungsproteinen durch Immunzellen. Eine pflanzenbasierte Ernährung kann außerdem oxidativen Stress und Zellschäden verringern sowie die Blutzucker- und Insulinempfindlichkeit verbessern. **Durch die Lebensmittelauswahl ist sie sehr wichtig für die Entzündungshemmung und ein gesundes Immunsystem.**

Plant-based bei Autoimmunerkrankungen

Bei manchen Autoimmunerkrankungen wie der Zöliakie muss auf bestimmte Lebensmittelgruppen oder -inhaltsstoffe verzichtet werden. Da Getreide ein wichtiger Bestandteil der pflanzenbasierten Ernährung ist, müssen gute Alternativen gewählt werden, um den Nährstoffbedarf zu decken. Grundsätzlich gilt aber, dass eine pflanzenbasierte Ernährung durch den positiven Einfluss auf Entzündungen sowohl zur Unterstützung eines gesunden Immunsystems als auch bei Autoimmunerkrankungen geeignet ist. Dass Lektine oder Nachtschattengewächse Autoimmunerkrankungen auslösen oder negativ beeinflussen können, ist nicht ausreichend belegt. Die meisten Studien wurden entweder an Tieren oder im Reagenzglas durchgeführt, und zwar mit sehr hohen Konzentrationen. Humanstudien gibt es nur sehr wenige, und diese haben viele Limitationen, z. B. einen kleinen Stichprobenumfang, unüblich hohe Mengen oder eine geringe sonstige Lebensmittelauswahl. Die Forschenden sind sich einig, dass die Vorteile von Getreide und Hülsenfrüchten überwiegen.

Wichtige Nährstoffe

Im Unterkapitel »Makro- und Mikronährstoffe – das braucht der Körper« (siehe S. 27ff.) hast du bereits alle Nährstoffe kennengelernt. Die folgenden haben einen besonderen Einfluss auf unser Immunsystem.

Selen

Selen ist an der Immunantwort beteiligt, weshalb eine ausreichende Zufuhr über die Nahrung einen starken Einfluss darauf hat, wie gut wir mit Infektionen umgehen können. Eine hohe Dosierung als Nahrungsergänzungsmittel ohne bestehenden Mangel scheint jedoch unkontrollierte Entzündungsprozesse im Körper zu fördern.

Vitamin A
Vitamin A trägt zur Regulierung des Immunsystems bei und schützt vor Infektionen, indem es die Haut und das Gewebe in Mund, Magen, Darm und Atmungssystem gesund hält.

Vitamin D
Hier wird ein Mangel mit erhöhten Entzündungswerten assoziiert.

Omega-3-Fettsäuren
Die wichtigen entzündungshemmenden Eigenschaften der Omega-3-Fettsäuren gehen besonders auf die hormonähnlichen Substanzen DHA und EPA zurück. Sie können bei Patienten mit rheumatoider Arthritis die Beschwerden lindern und die Blutgefäße weiten und so das Thromboserisiko reduzieren sowie die Blutfettwerte senken.

Vitamin C
Vitamin C kann dazu beitragen, die Zellen vor Schäden durch freie Radikale zu schützen und den Glutathionspiegel zu erhöhen.

B-Vitamine
B-Vitamine sind wichtig für viele verschiedene Funktionen im Körper, einschließlich der Energieproduktion und der Aufrechterhaltung der Gesundheit des Nervensystems. Ein Vitamin-B6-Mangel ist mit einem Anstieg der Entzündungsmarker assoziiert, während ein Mangel an Vitamin B12 mit erhöhten Homocysteinwerten zusammenhängt, die das Risiko für Herz-Kreislauf-Erkrankungen steigern.

Magnesium
Magnesium wird für mehr als 300 chemische Reaktionen im Körper gebraucht und ist essenziell für Muskulatur, Nervenfunktion, Blutdruckregulation, Energieproduktion, ausgeglichene Blutzuckerwerte und die Verringerung von Entzündungen.

Zink
Zink ist an der Entwicklung und Reifung von Immunzellen wie den T- und B-Zellen beteiligt und wirkt entzündungshemmend. Es schützt außerdem vor oxidativem Stress, indem es freie Radikale bekämpft.

Nahrungsergänzungsmittel – ein Muss?
»Vitamin C steigert die Aktivität der Immunzellen«, »Olivenöl stärkt das Immunsystem«, »Lutein ist ein natürlicher Radikalfänger zur Unterstützung von Zellschutz und Immunsystem« – diese Gesundheitsaussagen, sogenannte Health Claims, sind rechtlich zulässig. Enthält ein Nahrungsergänzungsmittel z. B. Vitamin C, darf es mit der Aussage deklariert werden. Natürlich

suggeriert das, dass man genau dieses Präparat braucht, um ein gut funktionierendes Immunsystem zu haben. Aber stimmt das?

Nahrungsergänzungsmittel sind da, um die Ernährung mit Nährstoffen zu ergänzen, die wir nicht natürlich aufnehmen können. Außerdem sind die meisten Präparate hochdosiert, was bei wasserlöslichen Vitaminen nicht zwingend nötig ist, da das Zuviel über den Urin ausgeschieden wird. Zudem wurden Vitamin-C-Supplemente als wirkungslos bei Erkältungen enttarnt.

Anders sieht es beispielsweise bei kritischen Nährstoffen wie Zink und Vitamin D aus. So wurde bei Zink gezeigt, dass es die Länge und Schwere einer Erkältung bei Gesunden reduzieren kann, wenn es innerhalb von 24 Stunden nach Einsetzen der Symptome eingenommen wird. Dennoch konnte keine abschließende Empfehlung zur Dosis gegeben werden.

Wenn schon Nahrungsergänzungsmittel, dann sollte darauf geachtet werden, dass es hochwertige, auf den individuellen Bedarf abgestimmte Produkte sind. Denn viel hilft nicht immer viel.

Lebensmittel für ein gut funktionierendes Immunsystem

Du kannst dein Immunsystem mithilfe der Ernährung sehr gut in seiner normalen Funktion unterstützen. Auch wenn alle ganzen, frischen Lebensmittel gut für deinen Körper sind, zeigen bestimmte Nahrungsmittel doch besonderes Potenzial.

Kurkuma

Kurkuma (siehe Bild rechts) weist durch den Inhaltsstoff **Curcumin** ein entzündungshemmendes Potenzial auf, indem es Signalmoleküle wie NF-Kb und Interleukin 8 (IL-8) ausschüttet. Zudem kann es helfen, oxidativen Stress im Körper zu bekämpfen und die kognitive Leistungsfähigkeit zu unterstützen. Ideal ist die frische Wurzel, aber auch das Pulver enthält das gesunde Curcumin.

Ingwer

Frischer Ingwer enthält mehr als 100 bioaktive Stoffe, wobei besonders das **Gingerol** zu nennen ist, das Entzündungsprozesse reduzieren kann. Die Wurzel beinhaltet viele Antioxidantien und kann auch die körpereigenen Antioxidantien wie Glutathion und Superoxiddismutase unterstützen.

Grüner Tee

Grüner Tee ist reich an Flavonoiden und enthält das starke Antioxidans **Epigallocatechingallat** sowie die Aminosäure **L-Theanin**, die die Produktion keimbekämpfender Verbindungen in den Immunzellen unterstützt. Grüner Tee sollte stets mit nur 80 °C heißem Wasser aufgegossen werden, denn so bleiben die sekundären Pflanzenstoffe in ihm erhalten.

Olivenöl

Nicht raffiniertes, sondern natives Olivenöl kann das Risiko für Herzkrank-

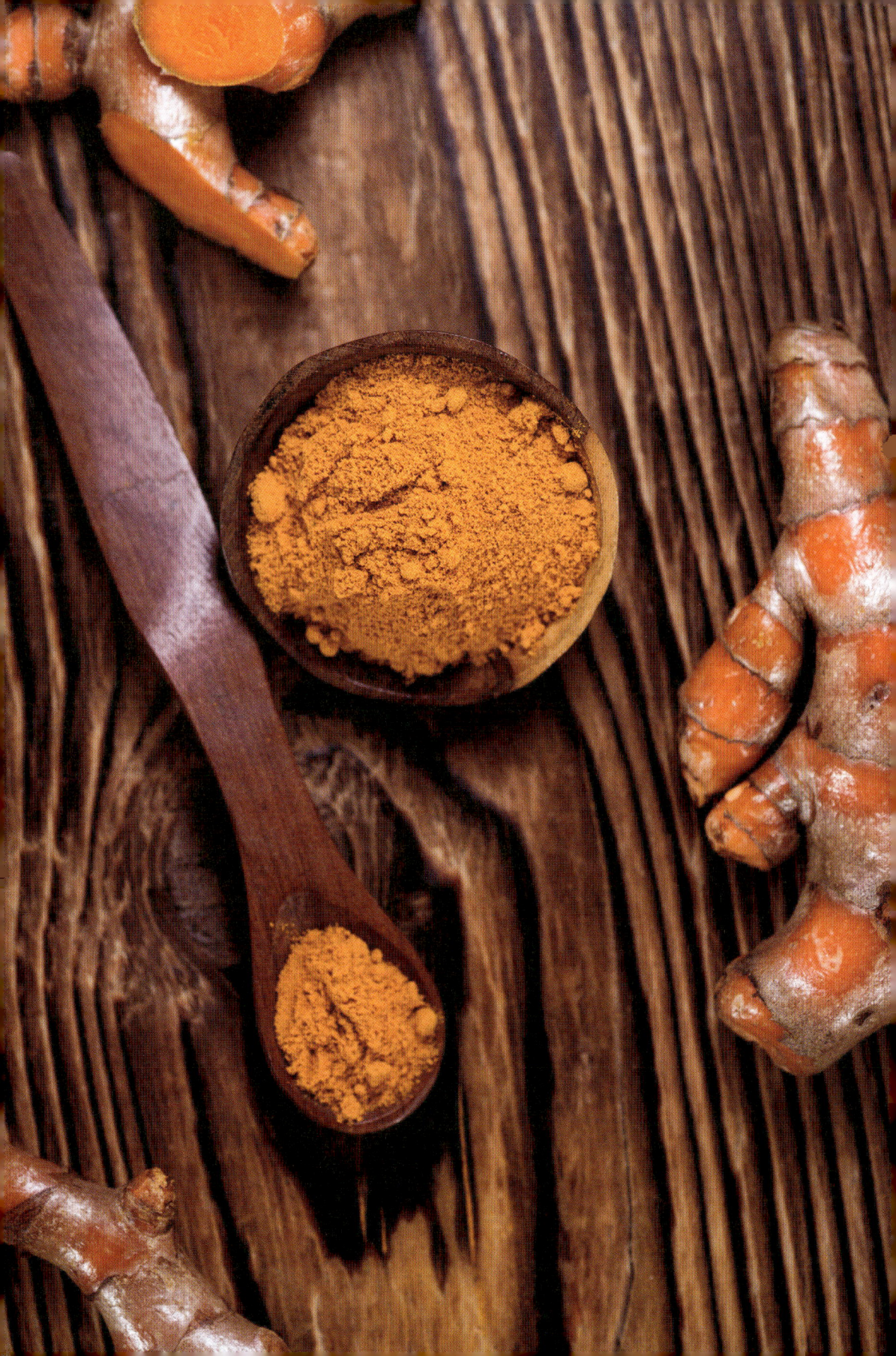

heiten oder Hirntumore sowie den CRP-Wert reduzieren. Die Wirkung von **Oleocanthal**, ein Antioxidans in Olivenöl, wurde sogar mit dem entzündungshemmenden Medikament Ibuprofen verglichen. Als Anhaltspunkt gilt: Je bitterer das Öl, desto mehr Antioxidantien sind enthalten.

Kreuzblütler

Rosenkohl, Grünkohl und Blumenkohl sind gute Quellen für Antioxidantien und reich an **Sulforaphan**, ein sekundärer Pflanzenstoff, der Entzündungen hemmen und vor Schäden durch Medikamente, Toxine und Alkohol schützen kann. Zudem enthalten sie Indol-3-Carbinol (I3C) und dessen Metaboliten Diindolylmethan (DIM), die vor östrogenabhängigen Krebserkrankungen wie Brustkrebs, Gebärmutterhalskrebs und Darmkrebs schützen können.

Knoblauch und Zwiebeln

Die immunstärkenden Eigenschaften von frischem Knoblauch und frischen Zwiebeln gehen auf die geruchsintensiven Schwefelverbindungen **Allicin** und **Quercetin** zurück, die anti-entzündlich und antibakteriell in unserem Körper wirken.

Beerenfrüchte

Beeren enthalten **Anthocyane**, die dazu beitragen können, mehr natürliche Killerzellen zu produzieren. Auch Übergewichtige konnten durch den Konsum von Erdbeeren bestimmte Entzündungsmarker verbessern, die mit Herz-Kreislauf-Erkrankungen in Verbindung stehen.

Dunkle Trauben

Dunkle Trauben sind die beste Quelle für **Resveratrol**. Bei Menschen mit bestehenden Herz-Kreislauf-Erkrankungen können sie entzündliche Genmarker senken und den Adiponektinspiegel ansteigen lassen. Niedrige Werte des Hormons Adiponektin werden mit Gewichtszunahme und erhöhtem Krebsrisiko in Verbindung gebracht.

Tomaten

Tomaten sind reich an Vitamin C, Kalium und **Lycopin**. Tomatensaft konnte in einer Studie die Entzündungsmarker von übergewichtigen Frauen signifikant verringern. Lycopin wird optimal aufgenommen, wenn die Tomaten gekocht wurden; außerdem ist die Kombination mit Öl hilfreich.

Dunkle Schokolade/Kakao

Bei Kakao sind die **Flavanole** verantwortlich für die entzündungshemmende Wirkung. Sie helfen, die gesunde Funktion der Endothelzellen aufrechtzuerhalten. Diese bilden die innerste Zellschicht der Blutgefäße und haben Einfluss auf Infektionen und Entzündungen. Wichtig ist, dass die Schokolade mindestens 70 Prozent Kakaoanteil hat – je größer der Kakaoanteil, desto größer die Vorteile.

PLANT-BASED
FÜR DEN DARM

Die Wissenschaft findet ständig mehr darüber heraus, wie wichtig die Darmgesundheit für unser Wohlbefinden ist. Grund genug, sich Gedanken über einen gesunden Darm zu machen. Tatsächlich spielt er im Körper eine Schlüsselrolle: Er bildet sowohl eine Schnittstelle als auch eine natürliche Barriere zwischen unserem Organismus und von außen zugeführter Nahrung. Ist diese Barriere nicht intakt, steigt das Risiko für zahlreiche chronische Krankheiten. Ein gesundes Mikrobiom trägt maßgeblich dazu bei, dass die Barrierefunktion der Darmschleimhaut funktioniert. Das Schöne ist: Darmgesundheit liegt in unserer Hand – allein durch die Ernährung!

KLEINES WUNDER DARMMIKROBIOM

Der Darm kann weit mehr als nur Nährstoffe aufnehmen. Er reguliert zahlreiche Körperfunktionen sowie das Immunsystem und hat sogar Einfluss auf die Psyche. 70 Prozent unserer Immunzellen befinden sich im Darm.

Der Dünndarm nimmt die Nährstoffe aus der Nahrung auf und leitet die Restbestandteile an den Dickdarm weiter. Er beherbergt einen Großteil des Mikrobioms (Ganzheit der Mikroorganismen in unserem Verdauungstrakt), das unseren Stoffwechsel von Vitaminen, Hormonen, kurzkettigen Fettsäuren und Botenstoffen ermöglicht.

Weiterhin schützt das Mikrobiom den Darm davor, dass sich unerwünschte Keime ansiedeln und vermehren. **Ein ausgeglichenes Mikrobiom ist über den Verdauungstrakt hinaus wichtig für die Gesundheit des ganzen Körpers.** Unsere Ernährungs- und Lebensweise hat großen Einfluss auf die Zusammensetzung des Mikrobioms. Stress, Bewegungsmangel und eine unausgewogene Ernährung stören das Gleichgewicht, doch nur ein ausbalanciertes Mikrobiom kann die Körperfunktionen optimal unterstützen. Es stärkt die Darmbarriere, kontrolliert den Blutzucker und reguliert den Appetit.

Die Darmgesundheit steht und fällt mit dem Mikrobiom, auch Darmflora genannt. Es umfasst rund 1014 Mikroorganismen, inklusive Bakterien, Viren und Pilzen. Sie befinden sich überwiegend in den tieferen Darmabschnitten – dem Dickdarm.

Das Mikrobiom trägt durch eine Reihe von Aufgaben zu unserer ganzheitlichen Gesundheit bei. Die Effekte sind weit über den Verdauungstrakt hinaus relevant. Darmbakterien

- optimieren die Verdauung von Nährstoffen wie Vitaminen und
- produzieren kurzkettige Fettsäuren (Short Chain Fatty Acids = SCFA). Diese dienen der Darmschleimhaut als Hauptenergiequelle, zudem unterstützen sie die Funktion der Darmbarriere.

Um diese Aufgaben ausführen zu können, benötigt das Mikrobiom Substrate – »Futter für die Darmbakterien«. Dabei handelt es sich hauptsächlich um Nahrungsbestandteile, die den Dünndarm unverdaut passieren, also beispielsweise Ballaststoffe. Die Mikrobiom-Mikroben fermentieren diese Substrate und bilden infolge ihrer metabolischen Aktivität Gase.

Info

KURZKETTIGE FETTSÄUREN

Diese Fettsäuren, zu denen Acetat, Propionat und Butyrat gehören, entstehen, wenn die Darmbakterien Ballaststoffe aus der Nahrung verarbeiten. Sie haben mehrere nützliche Eigenschaften:

- Sie machen den Darm saurer, wodurch Krankheitserreger abgewehrt werden und das Wachstum unerwünschter Bakterien reduziert wird.
- Sie halten die guten und die entzündungserregenden Bakterien in Balance.
- Sie unterstützen die Funktionsfähigkeit der Darmbarriere: Das Eindringen von Keimen sowie ein Leaky Gut (durchlässige Darmschleimhaut) werden verhindert.
- Sie helfen dem Immunsystem und bei der Blutzuckerregulation.

Ausgewogenes Darmmikrobiom = gesunder Mensch

Ein gesundes Mikrobiom ist der Hauptbestandteil eines gesunden Darms. Und die Grundlage dafür ist die Balance zwischen »guten« (z. B. Laktobazillen, Bifidobakterien) und »schlechten« Bakterien (z. B. Fäulnisbakterien). Gute Bakterien konkurrieren um den endlichen Platz und halten das Wachstum schlechter Bakterien in Schach. Ein Problem entsteht dann, wenn die unerwünschten Mikroben überhandnehmen.

Die Diversität, die Vielfalt, des Mikrobioms ist ein guter Indikator für einen gesunden Darm, denn es gibt nicht das eine gesunde Mikrobiom. Je vielfältiger die guten Bakterien unseres Mikrobioms sind, desto besser sind wir gegen Krankheiten gewappnet und desto besser steht es um unsere allgemeine Gesundheit.

Die Art, wie wir leben, unser Lebensstil, spielt hierfür eine größere Rolle als unsere genetische Prädisposition: Eine ausgewogene Ernährung ist eine der effektivsten Formen, das Mikrobiom zu diversifizieren und in seiner Funktionsfähigkeit zu stärken.

Ungleichgewicht des Mikrobioms = Dysbiose

Ganz im Gegensatz dazu kann eine geringe mikrobielle Vielfalt zu einem mikrobiellen Ungleichgewicht führen, auch Dysbiose genannt. Eine Dysbiose lässt sich im Zusammenhang mit zahlreichen Krankheiten beobachten: Chronisch erkrankte Menschen weisen oft eine geringe Vielfalt an Darmbakterien auf, bei Menschen mit Übergewicht oder Diabetes zeigt die Darmflora häufig ein Übermaß an unerwünschten Bakterien. Auch bei Menschen mit chronischer Verstopfung finden sich weniger der guten Bakterien im Mikrobiom.

Mikrobiomtransplantation – neuer Therapieansatz

Patienten mit einem geschwächten Immunsystem und Patienten, die sich lange im Krankenhaus aufhalten müssen, infizieren sich leicht mit dem »Krankenhauskeim« *Clostridium difficile*. In der Regel wird dies mit Antibiotika behandelt, die das Mikrobiom zusätzlich schädigen. In jüngerer Zeit haben Mediziner eine Clostridium-Infektion mit der Transplantation von Mikrobiota eines gesunden Menschen erfolgreich therapiert.

In einem anderen Kontext konnte das Mikrobiomtransplantat eines schlanken Menschen bei einem Empfänger mit metabolischem Syndrom eine Insulinresistenz verbessern. Noch lange sind dies keine Routineverfahren. Sie geben aber vielversprechende Hinweise auf zukünftige Behandlungsansätze bei einer Reihe von Krankheiten.

Die Ernährung beeinflusst das Mikrobiom

In welchem Maße Ernährungsgewohnheiten das Mikrobiom beeinflussen, verstehen wir immer besser. Dabei stehen besonders Fragen der Beschaffenheit und Vielfalt des Mikrobioms im Vordergrund. Schon jetzt können wir sagen: Unsere Ernährung entscheidet maßgeblich über die Zusammensetzung des Mikrobioms. **Veränderte Ernährungsgewohnheiten können sich schon nach wenigen Tagen im Mikrobiom zeigen, sowohl positiv als auch negativ. Es liegt also in deiner Hand – vielmehr auf deinem Teller!**

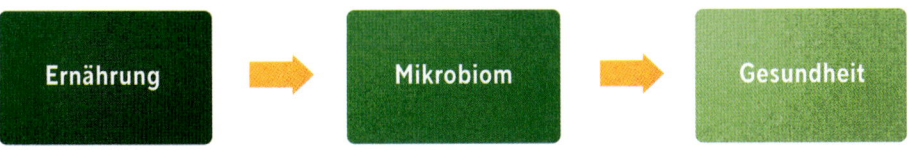

Bei Untersuchungen, was Einfluss auf das Darmmikrobiom hat, betrachtet man meist einzelne Nahrungskomponenten wie einfache Kohlenhydrate oder gesättigte Fette. Aber wir essen ja keine isolierten Nährstoffe, sondern Lebensmittel. **Betrachtet man, welche Nährstoffe schützende Eigenschaften aufweisen, kristallisiert sich am ehesten eine pflanzenbasierte, möglichst naturbelassene Ernährungsform als optimal heraus.** Leider ist das so ziemlich das Gegenteil der Ernährungsweise in Industrieländern. Die einzelnen Komponenten der pflanzenbasierten Ernährung werden wir im folgenden Kapitel erarbeiten (siehe S. 121ff.).

Mikrobiomtests und Lebensmittelunverträglichkeiten

Lang anhaltende Darmbeschwerden haben einen hohen Leidensdruck zur Folge. Die Ursachen können vielfältig sein und sind oft auf Lebensmittelunverträglichkeiten zurückzuführen. Leider sind die derzeit verfügbaren Diagnosetests noch unausgereift und die Ergebnisse nicht aussagekräftig. Im schlimmsten Fall führen falsch positive Ergebnisse bei den Betroffenen zu einem eingeschränkten Essverhalten mit Nährstoffdefiziten und Essstörungen.

Ausnahmen sind der Laktose- und (mit einigen Einschränkungen) der Fruktose-Atemtest. Leider ist die Grundlagenforschung noch nicht an dem Punkt, aus Blut- oder Stuhlproben sinnvolle Diagnosen und Therapien ableiten zu können. In meiner Praxis als Ernährungsmedizinerin sehe ich, Marie, regelmäßig, dass aus solchen Tests abgeleitete Empfehlungen trotz großer Einschränkungen für die Betroffenen keine Verbesserung bringen.

Um Unverträglichkeiten herauszufinden, gibt es nur eine Lösung: eine etwas aufwendigere systematische Analyse der Ernährungsgewohnheiten. Darauf folgt das gezielte Ausschließen von Lebensmitteln unter Anleitung einer ausgebildeten Person.

DIE DARMBARRIERE

Obwohl die Darmschleimhaut unsere in Verdauung befindliche Nahrung vom Körperinneren getrennt hält, ist sie keineswegs eine undurchdringliche Barriere. Sie dient vielmehr als Passage für Flüssigkeit und alle Nährstoffe, die ins Körperinnere eintreten dürfen. Krankheitserreger und Toxine wehrt sie hingegen ab. Solch gegensätzliche Aufgaben kann sie durch den anatomisch komplexen und hochfunktionalen Aufbau der Darmbarriere übernehmen. Diese Funktion nennt man intestinale Permeabilität.

Aufbau der Darmbarriere

- **ZELLEN DER DARMSCHLEIMHAUT:** Das Darmepithel bildet die Zellwand zwischen Darminhalt und Blutstrom. Seine Zellen sind durch besondere Proteine wie die »Tight Junctions« verbunden. Sie lassen ausgewählte Substanzen wie Nährstoffe durchwandern.
- **DARMSCHLEIMHAUT:** Sie liegt als schützende Schicht auf den Epithelzellen des Darms.

• **MIKROBIOM:** Es besiedelt die Darmbarriere und fördert als gesunde Darmflora deren Funktion. Ein gestörtes Darmmikrobiom erhöht die Durchlässigkeit der Darmbarriere für schädliche Stoffe.

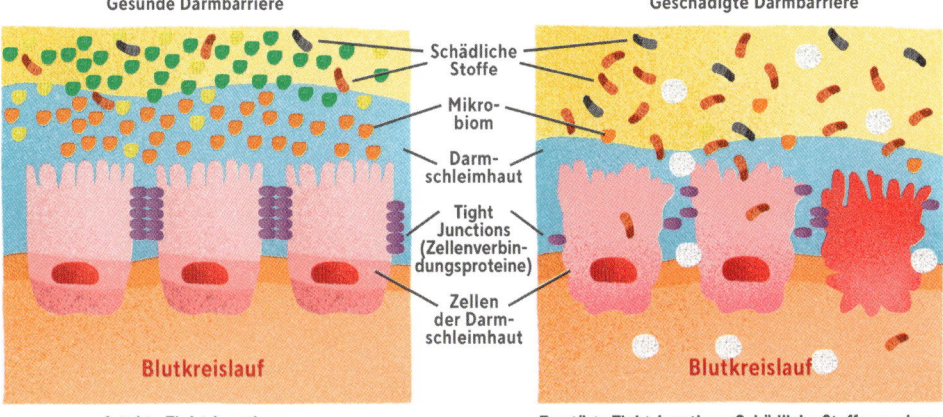

Eine intakte Darmbarriere schützt vor dem Eindringen unerwünschter Stoffe in den Blutkreislauf. Wegen dieser wichtigen Aufgabe besteht die Darmbarriere aus mehreren Schichten.

Das kann der Darmbarriere schaden

Auch wenn wir in den letzten Jahren viel über die Bedeutung der Darmbarriere für Gesundheit und Krankheit verstanden haben, sind die Mechanismen noch nicht vollständig erklärt. Eine übermäßig durchlässige Darmbarriere steht in Zusammenhang mit vielen Krankheiten, etwa mit chronisch-entzündlichen Darmerkrankungen, Zöliakie, Lebensmittelallergien, Übergewicht und metabolischen Krankheiten wie Diabetes und Darmkrebs. In der Medizin wird vermutet, dass die Darmbarriere passierende unerwünschte Substanzen eine niedriggradige Entzündung auslösen. Diese kann mit der Entstehung zahlreicher chronischer Krankheiten einhergehen. Wie genau diese Vorgänge zusammenhängen, ist noch Gegenstand der Forschung.

Selbst bei gesunden Menschen ist die Darmschleimhaut bisweilen kurzzeitig durchlässiger als sonst, ohne langfristige negative Auswirkungen auf die Gesundheit. Gründe dafür können zu viel Alkohol am Vorabend, Stress oder eine Infektion sein. Die gesunde Darmflora sorgt rasch wieder für den Normalzustand. **Wenn der Körper allerdings langfristig einem Zustand ausgesetzt ist, der die Darmbarriere stört, kann es schrittweise zu einer chronischen stillen Entzündung kommen.** Es gibt eine Reihe von Stressoren, etwa ein erhöhter Alkoholkonsum, chronischer Stress, eine unausgewogene Ernährung mit vielen zugesetzten Emulgatoren und Zusatzstoffen sowie Umweltgifte und Medikamente. Ist der Körper dem langfristig ausgesetzt, bleibt die Darmbarriere manchmal dauerhaft zu durchlässig.

Einfluss der Ernährung auf die Darmbarriere

Ernährungsfaktoren beeinflussen die Funktion der Darmbarriere, z. B. ganz direkt die Tight Junctions zwischen den Epithelzellen. Indirekt fördert eine ausgewogene Ernährung die schützende Mikrobiomschicht. Negativ wirken sich der übermäßige Verzehr von Zucker und Fett sowie dauerhaft zu viele Kalorien aus. Auch zu viel Fruktose ist schädlich. Schützend wirken hingegen Ballaststoffe und Präbiotika: Das Mikrobiom fermentiert unverdaute Nahrungsbestandteile wie Ballaststoffe und Präbiotika zu kurzkettigen Fettsäuren, insbesondere zu Butyrat.

ERNÄHRUNG UND DARMGESUNDHEIT GEHÖREN ZUSAMMEN

Wie bereits erwähnt, beeinflusst die Ernährung unser Mikrobiom und damit unsere Gesundheit. Wenn man statt tierischer überwiegend pflanzliche Proteinquellen zu sich nimmt, zeigen sich die Veränderungen schon nach nur einer Woche. Das gilt ebenfalls für Ballaststoffe: Mehr davon wirken sich positiv, weniger negativ aus. Wir empfehlen jedoch keine befristete Darmkur, nach der du in alte Ernährungsgewohnheiten zurückfällst. Wir wollen Impulse für kleine, nachhaltige Veränderungen setzen, die in deinen Ernährungsgewohnheiten Platz finden.

Die Wissenschaft ist sich einig: **Wer mehr pflanzliche Lebensmittel zu sich nimmt, am besten unverarbeitet und ohne unnötige Zusätze, fördert die Zusammensetzung des Mikrobioms.** Eine vielfältige Auswahl ist wichtig, denn alle Lebensmittelgruppen enthalten für sie typische Mikro- und Makronährstoffe sowie Ballaststoffe, die ein vielfältiges Mikrobiom begünstigen.

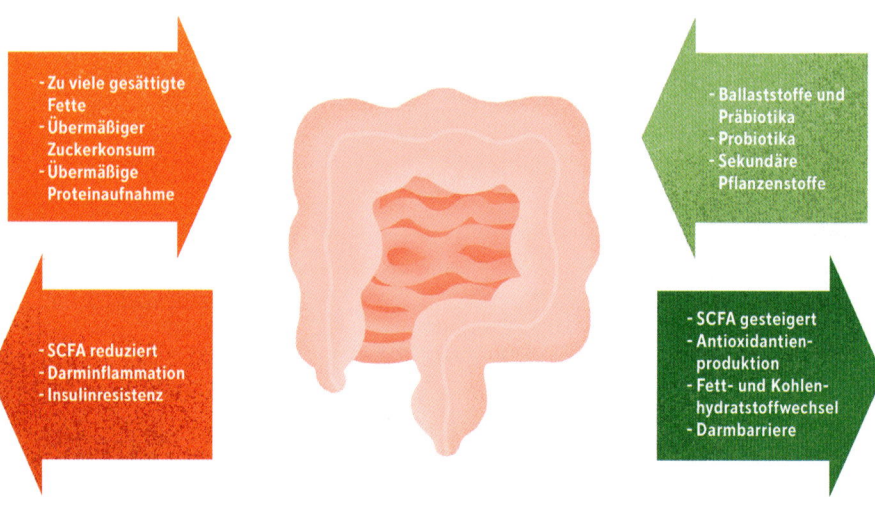

- Zu viele gesättigte Fette
- Übermäßiger Zuckerkonsum
- Übermäßige Proteinaufnahme

- Ballaststoffe und Präbiotika
- Probiotika
- Sekundäre Pflanzenstoffe

- SCFA reduziert
- Darminflammation
- Insulinresistenz

- SCFA gesteigert
- Antioxidantienproduktion
- Fett- und Kohlenhydratstoffwechsel
- Darmbarriere

Was wir dem Darm zuführen – gute oder schlechte Nahrung –, wirkt sich direkt und indirekt auf die Gesundheit unseres gesamten Körpers aus.

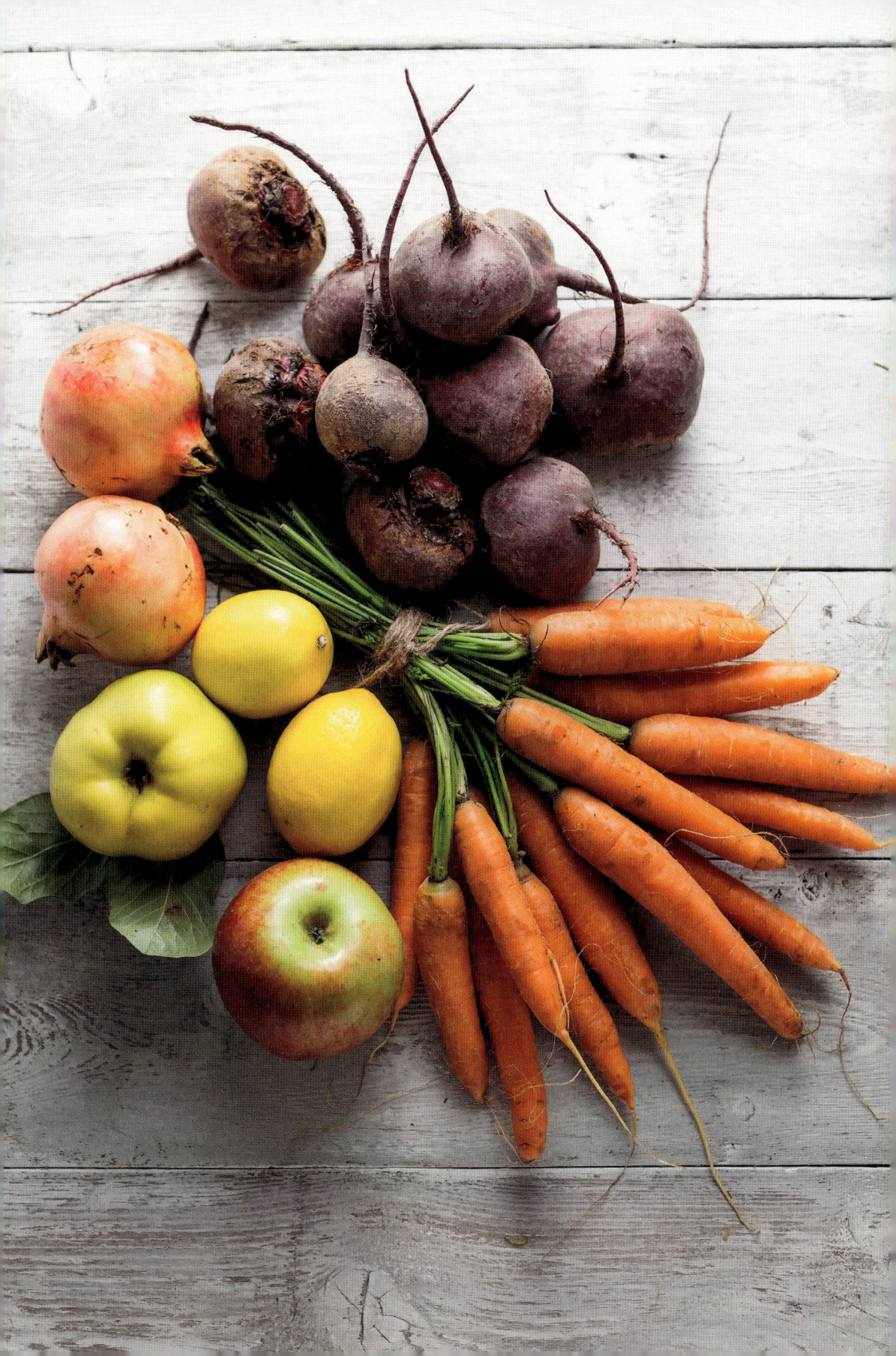

Leider setzen wir die Darmflora durch unsere Ernährung vielen ungünstigen Einflüssen aus: zu viel Zucker und Süßungsmittel, zu viele tierische Produkte mit überwiegend gesättigten Fettsäuren.

Im Folgenden werden wir die Stellschrauben genauer betrachten, die auf der Basis wissenschaftlicher Erkenntnisse zur Darmgesundheit beitragen:

- Ballaststoffe und Präbiotika
- Probiotika in fermentierten Lebensmitteln
- Vielfältige pflanzliche Lebensmittel und sekundäre Pflanzenstoffe
- Sorgfältig ausgewählte Protein- und Fettquellen

EINFACHER EINSTIEG IN EINE VOLLWERTIGE, PFLANZENBASIERTE ERNÄHRUNG

Nutze die folgenden Fragen als Einstieg in eine vollwertige, pflanzenbasierte Ernährung zur Förderung deiner Gesundheit und der deines Darms:

- Integrierst du alle pflanzlichen Lebensmittelgruppen in deine Ernährung (Obst, Gemüse, Getreide, Hülsenfrüchte, Nüsse)?
- Bestehen mindestens drei Viertel deiner Mahlzeiten aus pflanzlichen Lebensmitteln?
- Wählst du vorwiegend ganze und unverarbeitete pflanzliche Lebensmittel?
- Vermeidest du Fertigprodukte mit Zusätzen wie beispielsweise Geschmacksverstärkern?
- Greifst du immer zu den gleichen Lebensmitteln? Probiere jede Woche neue pflanzliche Zutaten (Gemüse) aus!

Stellschraube Nr. 1: Ballaststoffe und Präbiotika

Auf der Liste der Lebensmittel, die die Darmgesundheit fördern, stehen die ballaststoffhaltigen ganz oben, denn sie sind das »Hauptfutter« für unsere Darmbakterien.

In den tieferen Darmabschnitten werden Ballaststoffe durch die dort ansässigen Mikroben verstoffwechselt. Das fördert das Wachstum dieser Mikroben und verändert die Zusammensetzung des Mikrobioms. Andere Ballaststoffe sind bekannt dafür, dass sie die Verdauung und Darmbewegung unterstützen, da sie die Nahrungspassage beschleunigen. Eine ausreichende Ballaststoffaufnahme reguliert die Stuhlfrequenz auf natürliche Weise. Nimmt man zu wenige Ballaststoffe zu sich, kommt es je nach Veranlagung und Lebensstil zu Verstopfung. Darüber hinaus sind Ballaststoffe für die Gesundheit unseres ganzen Körpers wichtig: Sie verzögern die Aufnahme von Nährstoffen aus dem Darm in den Blutstrom und unterstützen so die

Regulation des Blutzuckerstoffwechsels. Außerdem binden sie Stoffe im Darm, etwa Cholesterin oder überschüssige Hormone, und eskortieren diese aus dem Körper. Wer sich überwiegend ballaststoffarm ernährt, lässt seine guten Bakterien buchstäblich verhungern. Weniger Bakterien im Darm bedeuten auch einen Mangel an nützlichen Stoffen wie kurzkettigen Fettsäuren, die die Bakterien aus Präbiotika gewinnen.

Eine pflanzenbasierte Ernährung aus unverarbeiteten Lebensmitteln ist der Schlüssel zu einer ausreichenden und abwechslungsreichen Ballaststoffaufnahme. Die empfohlene Menge liegt bei mindestens 30 Gramm pro Tag, die meisten Menschen in Deutschland nehmen jedoch wesentlich weniger zu sich. Doch es greift zu kurz, allein auf die Menge zu schauen. Pflanzliche Lebensmittel enthalten verschiedene Arten von Ballaststoffen, und diese haben verschiedene Vorteile.

Ballaststoffe im Alltag

Jede pflanzliche Lebensmittelgruppe enthält die für sie typischen Ballaststoffe, und zwar verschiedene Arten von ihnen. Neben der Menge der täglichen Ballaststoffaufnahme ist die Vielfalt an Ballaststoffquellen sehr wichtig, da jede von ihnen spezifische Darmbakterien benötigt, um umgesetzt zu werden. Einfach ausgedrückt: Die Ballaststoffvielfalt in der Nahrung fördert die Diversität des Mikrobioms, und eine höhere Diversität des Mikrobioms steht in Verbindung mit einer besseren Gesundheit!

Wissenschaftlich ist empfohlen, pro Woche mindestens 30 verschiedene pflanzliche Lebensmittel zu verzehren. Doch wie kannst du diesen Rat im Alltag umsetzen? Zu den Ballaststoffquellen zählen Früchte, Gemüse, Vollkorn, Hülsenfrüchte, Nüsse, Samen und Gewürze. Allein der tägliche Verzehr aus allen diesen Gruppen versorgt dich mit einer Vielzahl verschiedener Ballaststoffarten, ohne dass du dir groß Gedanken über ihre Beschaffenheit und Menge machen musst.

Steigere die Ballaststoffmenge behutsam und lass deinem Verdauungstrakt genügend Zeit, sich an die Veränderung zu gewöhnen. So verhinderst du übermäßige Blähungen, wenn du neue Lebensmittelgruppen wie Hülsenfrüchte hinzufügst. Die Darmwinde zeigen an, dass deine Bakterien fleißig die Fasern fermentieren. Um die Umstellung zu erleichtern, eignen sich leicht verdauliche Ballaststoffe besonders gut. Dazu zählen Hirse, Haferflocken, Quinoa und Leinsamen. Und denke unbedingt auch an genügend Flüssigkeit!

Vollkorngetreide – eine der besten Ballaststoffquellen

Getreide steht in dem Ruf, dick zu machen und Entzündungsprozesse im Körper auszulösen. Viele Menschen schließen Getreideprodukte aus ihrer Ernährung deswegen aus. Dabei gilt das zwar für raffiniertes Getreide, nicht aber für Vollkorngetreide, das eine wunderbare Ballaststoffquelle darstellt. Und gerade diese besonderen Ballaststoffe verleihen dem Vollkorngetreide seine unglaublich wichtige Aufgabe bei der Förderung des Mikrobioms.

BALLASTSTOFFE

Schon kleine Veränderungen in der Lebensmittelauswahl können die Menge und Vielfalt an Ballaststoffen in der täglichen Ernährung erhöhen:

- Vollkornvarianten von Getreide bevorzugen
- Nüsse und Kerne als Topping für Joghurt, Müsli, Porridge, Smoothie und Gemüse verwenden – zur Erinnerung am besten in einem Behälter auf den Tisch stellen
- Ein Fünftel des Mehls durch Haferflocken oder eine andere Mehlsorte ersetzen:
  - 50 Gramm Mandelmehl ersetzen 100 Gramm Weizenmehl
  - Haferflocken sind 1:1 ersetzbar
  - Kokosflocken und Weizenmehl sind 1:3 ersetzbar
  - 75 Gramm Vollkornmehl ersetzen 100 Gramm Weißmehl; pro 100 Gramm 1 Teelöffel Extraflüssigkeit dazugeben
  - 75 Gramm Kichererbsenmehl ersetzen 100 Gramm Weißmehl
- Gegrilltes Gemüse vom Abendessen am nächsten Tag mit aufs Brot legen
- Einen Nachmittagssnack aus (Trocken-)Früchten und Nüssen verzehren
- Linsen und Bohnen sind der einfachste und obendrein noch ein supereffektiver Ballaststoffboost
- Hülsenfrüchte unter die Suppe mixen, zur Gemüsepfanne Bohnen hinzufügen – auch das erhöht die Ballaststoffmenge

Darüber hinaus hat Vollkorngetreide zahlreiche andere gesundheitsfördernde Eigenschaften im Gepäck, beispielsweise in Bezug auf Herz-Kreislauf-Krankheiten und Diabetes Typ 2. Auch im Zusammenhang mit Stoffwechselprozessen ist Vollkorngetreide verarbeiteten Getreideprodukten überlegen, denn raffiniertes Getreide verliert im Verarbeitungsprozess viele seiner guten Eigenschaften.

Hülsenfrüchte – die wahren Superfoods
Die unterschätzten Lebensmittel sind nicht nur fürs Portemonnaie, sondern auch ernährungsphysiologisch mehr als günstig. Vollgestopft mit Ballaststoffen, Proteinen und sekundären Pflanzenstoffen liefert eine Tasse Erbsen acht Gramm Ballaststoffe, eine Tasse ungekochte Linsen liefert sogar 20 Gramm. Auch sie erhöhen die Zahl der SCFA-produzierenden Bakterien. In Studien zeigen ihre Ballaststoffe mit Abstand die höchste Risikoreduktion für Darmkrebs.

Präbiotika für einen gesunden Darm
Die gesundheitlichen Vorteile von Präbiotika haben wir bereits vorgestellt. Zu dieser Gruppe gehören Lebensmittel mit Galakto-Oligosacchariden, Frukto-Oligosacchariden und Inulin. Es besteht erwiesenermaßen ein Zu-

sammenhang zwischen einer präbiotikaarmen Ernährungsweise und einer verminderten Mikrobiomvielfalt. Übrigens kannst du dir das Geld für teure Präbiotikasupplemente sparen – investiere das Geld lieber in eine vielfältige Gemüseauswahl! Setze die folgenden Lebensmittel am besten schon heute auf deine nächste Einkaufsliste:

- Topinambur
- Artischocke
- Chicorée
- Leinsamen
- Grüne Bananen
- Bohnen
- Erbsen
- Knoblauch
- Lauch
- Zwiebeln
- Resistente Stärke in kalten Kartoffeln und Getreide

Eine Anmerkung zu resistenter Stärke

Resistente Stärke entsteht, wenn gekochte Kartoffeln oder gekochtes Getreide erkalten. Ein Anteil ihrer Kohlenhydrate bildet dann besonders feste Verbindungen, die von den Verdauungsenzymen nicht aufgespalten werden können. Diese resistente Stärke bleibt auch bei erneutem Erhitzen erhalten. Sie fördert bestimmte günstige Bakterien des Mikrobioms, gleichzeitig reduziert die Umwandlung in Ballaststoffe den Energiegehalt. Also das nächste Mal Getreide für mehrere Tage kochen und eine Extraportion resistente Stärke zu dir nehmen!

Leicht verträgliche Präbiotika zum Einstieg

Jede Pflanze hat ihre eigene typische Zusammensetzung an förderlichen Ballaststoffen. Einige Präbiotika können anfangs, wenn du größere Mengen zu dir nimmst, für eine erhöhte Gasproduktion sorgen. Die folgenden Präbiotika eignen sich hervorragend zum allmählichen Steigern, weil sie von den meisten Menschen gut vertragen werden:

- Gerstengraupen: enthalten viel Beta-Glukan, fördern das Wachstum guter Darmbakterien und unterstützen den Cholesterinstoffwechsel sowie den Blutzuckerstoffwechsel
- Vollkornhaferflocken
- Leinsamen, geschrotet gekauft oder selbst geschrotet: eignen sich sehr gut bei träger Verdauung, da sie hauptsächlich aus löslichen Ballaststoffen bestehen; am besten vorher einweichen
- Weizen- und Haferkleie
- Chiasamen
- Äpfel: enthaltene Pektinfasern fördern gesunde Darmbakterien
- Beeren wie Erdbeeren, Blaubeeren, Brombeeren, Himbeeren, am besten natürlich saisonal und regional eingekauft

Stellschraube Nr. 2: Probiotika in fermentierten Lebensmitteln

Neben Nahrungsbestandteilen wie Ballaststoffen, Proteinen und bestimmten Fettsäuren beeinflusst auch die Aufnahme lebender Mikroorganismen, sogenannter Probiotika, das Mikrobiom, **und die probiotischen Darmbakterien werden wiederum entscheidend von den Präbiotika beeinflusst.**

Enthalten sind Probiotika, meist Bakterien und Hefen, in fermentierten Lebensmitteln. Ihre bekanntesten Vertreter sind Laktobakterien (Milchsäurebakterien) und Bifidobakterien. Sie werden nur als Probiotika bezeichnet, wenn die Mikroben lebend im Darm ankommen. Dazu müssen sie der Magensäure bei der Passage durch den Magen standhalten. Außerdem müssen große Mengen von ihnen im Darm landen. Dann unterstützen sie das Wachstum der guten Bakterien und hemmen unerwünschte Keime. Weiterhin leisten sie einen positiven Beitrag zum Stoffwechsel von Cholesterin und Blutzucker.

Fermentierte Lebensmittel im Alltag

Wie viele Probiotika Produkte wie Joghurt enthalten, hängt maßgeblich von der Fermentationszeit ab. Achte beim Kauf auf eine möglichst hohe Qualität. Bei Discounterware sind die Reifezeiten eher knapp kalkuliert, um attraktive Preise anbieten zu können. Dasselbe gilt für Sauerkraut, das roh – also nicht pasteurisiert – sein sollte. Neben lebenden Bakterien enthalten fermentierte Lebensmittel Vitamine, organische Säuren und sekundäre Pflanzenstoffe. So werden aus fermentierten Lebensmitteln wahre Powerpakete.

Selbst fermentieren macht nicht nur Spaß, sondern gibt dir auch die Möglichkeit, Zutaten und Reifezeit selbst zu bestimmen! Joghurt, Kimchi und Sauerkraut gelingen mit ein bisschen Übung leicht.

Auch wenn die Wissenschaft noch keine eindeutigen Beweise dafür vorlegen und Empfehlungen geben kann: Die lebenden Bakterien wirken sich positiv auf die (Darm-)Gesundheit aus, indem sie Nahrungsbestandteile in organische Säuren umwandeln und sekundäre Pflanzenstoffe besser für den Körper verfügbar machen. Studien deuten auf vielversprechende gesundheitliche Vorteile hin, beispielsweise im Einsatz bei Reizdarm.

Probiotische Lebensmittel für die nächste Einkaufsliste

• Sauerkraut: Produkte mit lebenden Kulturen (wichtig!) kaufen. Nur schonend erwärmen, nicht kochen, da sonst die probiotischen Kulturen zerstört werden. Es schmeckt aber auch gut als kalte Beilage.
• Saure Milchprodukte: Joghurt, Kefir, Buttermilch
• Kimchi: asiatisch fermentiertes Gemüse wie Kohl, Rettich und Karotten (erhältlich im Bioladen oder selbst zubereitet, siehe Kasten rechts)

Sind Probiotika-Supplemente sinnvoll?

Die präventive Einnahme von Probiotika in Form von Kapseln wird immer beliebter, eindeutig empfohlen ist das jedoch (noch) nicht. Denn noch ist nicht klar, ob Supplemente besser sind als natürliche Probiotika in Lebens-

KIMCHI SELBST ZUBEREITEN

Kimchi, der würzige, fermentierte Kohl aus Korea, gelingt auch Anfängern. Als Beilage ist er der Hit, besonders auf Avocadobrot! Wichtig ist es, hygienisch zu arbeiten, d. h. vor Gebrauch alles gründlich zu reinigen. Zum Aufbewahren brauchst du ein Einmachgefäß mit 1 Liter Fassungsvermögen und Gummiring zum Verschließen.

ZUTATEN FÜR DIE PASTE

2 cm Ingwer
3 Knoblauchzehen
½ Birne
2 EL Sojasauce
½–1 TL Chilipulver (optional)

AUSSERDEM

1 Chinakohl, 700–900 g
5 EL Salz
1 Karotte
5 cm weißer Rettich
2 Frühlingszwiebeln

1. Ein großes Einweckglas mit kochendem Wasser sterilisieren.

2. Für die Paste Ingwer schälen, Knoblauch abziehen. Birne waschen und grob klein schneiden. Ingwer, Knoblauch und Birne mit Sojasauce und Chilipulver im Standmixer oder mit dem Mörser zu einer Paste verarbeiten.

3. Äußere Blätter sowie Strunk des Chinakohls entfernen, den Rest in 2 bis 3 Zentimeter große Stücke schneiden. In eine große Schüssel geben und mit dem Salz bestreuen; nach und nach wird dieses dem Kohl einen Großteil seines Wassers entziehen. Durch Kneten und Wenden das Salz in 5 bis 10 Minuten gründlich einarbeiten. Steht der Kohl in seiner eigenen Flüssigkeit, mindestens 30 Minuten ruhen lassen, bis er weich ist.

4. In der Zwischenzeit Karotte und Rettich waschen und klein raspeln. Frühlingszwiebeln waschen und in feine Ringe schneiden.

5. Das salzige Wasser abgießen und den Kohl gründlich unter kaltem Wasser spülen, bis er nicht mehr stark salzig schmeckt.

6. Kohl, restliches Gemüse und Paste vermengen und in das Einweckglas füllen. Dabei Schicht für Schicht mit der Faust nach unten drücken; die obere Schicht sollte von etwas Flüssigkeit bedeckt sein.

7. Den Kohl 10 bis 14 Tage bei Zimmertemperatur fermentieren lassen. Schon nach wenigen Tagen riecht und schmeckt er sauer. Das Kimchi hält sich im Kühlschrank bis zu 2 Monate.

mitteln – oder überhaupt sinnvoll. In kontrollierten Studien zeigte ein sehr gezielter Einsatz von speziellen Probiotikastämmen Erfolg. Auch bei Durchfall nach Antibiotika-Einnahme oder zur Verbesserung von Stoffwechselparametern wie Insulinresistenz bei Diabetikern wirkte sich die Einnahme positiv aus. Gut möglich, dass die Forschung weitere Einsatzgebiete entdeckt und dann Empfehlungen gibt.

Stellschraube Nr. 3: Vielfältige pflanzliche Lebensmittel und sekundäre Pflanzenstoffe

Pflanzliche Lebensmittel sind mehr als nur Energielieferanten. Sie versorgen uns außer mit Makronährstoffen (Kohlenhydrate, Fette und Proteine) auch mit Ballaststoffen, Vitaminen, Mineralstoffen und sekundären Pflanzenstoffen.

Wie wichtig die Ballaststoffvielfalt ist, haben wir bereits betrachtet. Darüber hinaus tragen sekundäre Pflanzenstoffe in bedeutendem Maße zu zahlreichen Abläufen in unserem Körper bei. Sekundäre Pflanzenstoffe umfassen mehrere Tausend verschiedene Substanzen, die ausschließlich in Pflanzen vorkommen. **Sekundäre Pflanzenstoffe, auch Phytochemikalien genannt, sind in Pflanzen enthaltene Nährstoffe.** Sie machen Farbe, Geschmack und Geruch aus. Wie wichtig sie für die Gesundheit sind, wurde bereits beschrieben. Aber auch in der Interaktion mit dem Mikrobiom spielen sie eine Rolle: Gute Bakterien helfen bei der Aufnahme sekundärer Pflanzenstoffe. Im Gegenzug fördern diese das Wachstum der günstigen Darmbakterien und reduzieren unerwünschte Mikroben. Vom Darm gelangen sie in den Blutstrom und erfüllen so ihre schützenden Aufgaben.

Aus der Praxis

#EATTHERAINBOW

Die Menge an sekundären Pflanzenstoffen in deiner Ernährung kannst du durch einfache Gewohnheiten erhöhen:

- Iss die Schale mit (wenn möglich) – sekundäre Pflanzenstoffe sind hier sehr konzentriert vorhanden.
- Wähle lokale Superfoods wie Brokkoli, Beeren und Radieschen.
- Grüner und schwarzer Tee sind hervorragende Lieferanten sekundärer Pflanzenstoffe. Durch den Fermentationsprozess ist die Verfügbarkeit von Vitaminen und sekundären Pflanzenstoffen für den Körper um ein Vielfaches erhöht.
- Nicht nur strahlendes Rot, Gelb oder Grün weist auf einen hohen Gehalt an sekundären Pflanzenstoffen im Produkt hin, auch andere intensive Töne wie das Schwarz in Oliven oder das Braun in Nüssen, Kakao, Datteln und Leinsamen verweisen darauf.
- Scharf und bitter: Knoblauch und Zwiebeln, Ingwer, Chicorée und Kräuter – darin steckt ebenfalls eine Menge sekundärer Pflanzenstoffe!

Stellschraube Nr. 4: Sorgfältig ausgewählte Protein- und Fettquellen

In der westlichen Ernährungsweise beziehen wir unser Protein primär aus Fleisch und Milchprodukten. Daher befürchten viele, mit Proteinen unterversorgt zu sein, wenn sie tierische Produkte reduzieren oder ganz darauf verzichten. Dabei gibt es genügend pflanzliche Proteinquellen, und mit ein bisschen Wissen über Nährstoffe kannst du deine Ernährung problemlos pflanzenbasiert gestalten. Zudem ist es sehr empfehlenswert, tierische durch pflanzliche Proteine zu ersetzen. Studien zeigen einen Zusammenhang zwischen der typisch westlichen Ernährung mit viel tierischem Protein und wenigen Ballaststoffen und einem ungesünderen Darmmikrobiom. Wenn Darmbakterien zu viel tierisches Protein umsetzen, hat dies einen negativen Einfluss auf die Zusammensetzung des Mikrobioms. **Daraus lässt sich für alle Ernährungstypen die Empfehlung ableiten, sich an pflanzlichen Proteinquellen zu orientieren. Linsen, Kichererbsen, Nüsse und Vollkorngetreide sind wunderbare Proteinquellen, die auch noch eine gute Portion Ballaststoffe mitbringen – eine echte Win-win-Situation!** Protein aus verarbeitetem Fleisch sollte (wenn überhaupt) nur gelegentlich auf den Teller kommen.

Wer viele tierische Produkte zu sich nimmt, isst neben Protein viele (gesättigte) Fette. Doch auch bei Fetten gilt: Es kommt darauf an, was du isst – und wie viel davon. Fette beeinflussen die Zusammensetzung des Mikrobioms auf vielfältige Weise. Ein Übermaß tierischer Komponenten (insbesondere rotes Fleisch) wirkt sich ungünstig auf das Darmmikrobiom und die systemische Gesundheit aus. Eine Ausnahme bilden Protein und Fette aus Fisch. Die typisch westliche Ernährung, reich an gesättigten tierischen Fetten, erhöht das Risiko für Herz-Kreislauf-Erkrankungen und Entzündungsreaktionen im Körper. Zugleich führt der Mangel an einfach und mehrfach ungesättigten Fetten in der Nahrung zu einem erhöhten Risiko für etliche chronische Krankheiten. **Übrigens spielt die Auswahl der Fette eine größere Rolle als die Menge.** Wenig, aber gutes Olivenöl oder eine Handvoll Nüsse am Tag statt fettiger Wurstwaren: Damit tust du viel für deine Gesundheit.

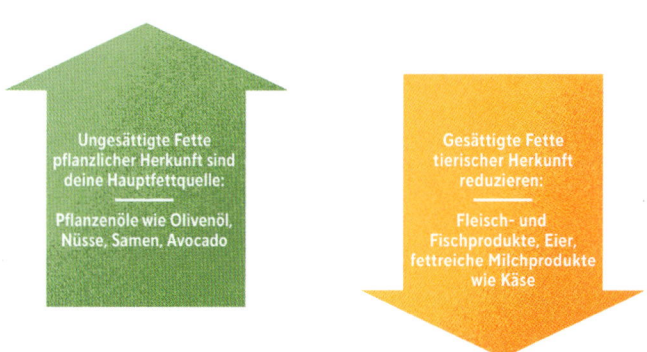

Auf die Auswahl kommt es an: Fette aus pflanzlichen Quellen statt aus tierischen sollten in der Ernährung unbedingt überwiegen.

Und Zucker?

Zucker ist nicht gleich Zucker – das haben wir schon beschrieben. Wenn wir von übermäßigem Zuckerkonsum und Zuckerersatzstoffen sprechen, geht es primär um zugesetzte Zucker, die aus einem Lebensmittel extrahiert wurden. Bei der Zubereitung von Speisen dienen sie als konzentrierte Süßmacher. Herkömmlicher Zucker stammt bei uns meist aus Zuckerrüben. Außerdem gibt es Sirup und Zuckeraustauschstoffe (z. B. Sorbitol). Isst du zu viel davon, hat das negative Auswirkungen auf den Stoffwechsel, etwa deinen Blutzucker – und auf das Mikrobiom.

Auf ganzes Obst solltest du natürlich nicht verzichten! Sein Fruchtzuckeranteil ist gering, gleichzeitig liefert es eine Portion Ballaststoffe und Polyphenole. Achte vielmehr darauf, möglichst wenig zugesetzten Zucker zu dir zu nehmen, wie er häufig in Fertigprodukten vorkommt. Leider sind selbst als gesund angepriesene Aufstriche und Kindermüslis aus dem Bioregal vollgepackt mit zugesetzten Zuckern. Weiterhin beeinflussen die verarbeiteten Lebensmitteln zugesetzten Emulgatoren und Stabilisatoren das Mikrobiom negativ.

Ein Wort zu restriktiven Diäten

Neben der Auswahl von Fetten oder Ballaststoffen wirken sich auch Ernährungsweisen wie Qualität und Menge auf das Mikrobiom aus. Das fragile Ökosystem kann sich außerdem bei Diäten oder durch Ernährungstrends verändern. Vermeintliche Unverträglichkeiten zählen zu den häufigsten Gründen für eine restriktive Ernährungsweise. Dann schließt man ganze Lebensmittelgruppen aus oder reduziert ihre Menge und Vielfalt. Im Rahmen von Low-Carb-Diäten oder glutenfreier Ernährung verzichtet man gänzlich auf Getreide. Studien zeigen aber, dass eine glutenfreie Ernährung die Population gesunder Bakterien reduziert und die ungesunder Bakterien erhöht. Wenn du also keine gesicherte Diagnose wie Zöliakie hast, solltest du versuchen, alle Lebensmittelgruppen in deiner Ernährung unterzubringen.

Die bei Reizdarm oft angewendete Low-FODMAP-Ernährung (Fermentable Oligosaccharides, Disaccharides, Monosaccharides and Polyols) schließt die meisten Getreidesorten und damit ihre das Mikrobiom fördernden Komponenten wie Ballaststoffe, Präbiotika und sekundäre Pflanzenstoffe aus. Sie sollte deshalb zeitlich begrenzt und so gezielt wie möglich eingesetzt werden, um möglichst schnell eine Balance aus Symptomreduktion und abwechslungsreicher Ernährung herzustellen. In der Stabilisierungsphase werden schrittweise Getreidesorten und ihre tolerierten Mengen ausgetestet. In der Regel können Betroffene für sich einzelne gut vertragene Getreidesorten und -mengen herausfinden.

Checkliste Darmgesundheit

- Deine Darmgesundheit ist sehr bedeutsam für das Wohlbefinden deines gesamten Organismus.
- Durch deine Ernährungsweise kannst du das Mikrobiom und deine Darmgesundheit wirkungsvoll beeinflussen.

- Ein Ungleichgewicht des Mikrobioms wird mit zahlreichen chronischen Krankheiten wie z. B. Diabetes und Adipositas in Verbindung gebracht.
- Die Bakterien des Mikrobioms ernähren sich vorwiegend von Pflanzenfasern. Nimm täglich etwas aus allen Lebensmittelgruppen zu dir: Gemüse, Obst, Getreide, Nüsse, Samen, Hülsenfrüchte.

Aus der Praxis

HILFT EINE VOLLWERTIGE PFLANZLICHE ERNÄHRUNG BEI VERDAUUNGSPROBLEMEN?

In den meisten Fällen ja! Natürlich kann man keine pauschale Antwort geben, aber die Erfahrung zeigt: Eine auf vorwiegend pflanzlichen unverarbeiteten Lebensmitteln basierende Ernährung kann sowohl die Symptome von Verstopfung als auch Blähungen oder ein Reizdarmsyndrom lindern. Kohlenhydrate und Ballaststoffe sind die Hauptbausteine von Pflanzen – und zugleich Hauptverursacher sämtlicher Verdauungsbeschwerden. Wenn du einen Reizdarm, Blähbauch oder eine Verstopfung lindern möchtest, solltest du dir Gedanken über die Eigenschaften von Kohlenhydraten und Ballaststoffen machen: ihre Löslichkeit, Viskosität und Fermentierbarkeit (also ob sie von den Darmbakterien verdaut werden können).

Viele Menschen mit **Verstopfung** fühlen, dass ihnen industriell hergestellte Getreideprodukte nicht gut bekommen. Das liegt daran, dass ein Großteil der Ballaststoffe im Verarbeitungsprozess entfernt und für die Verdauung ungünstige Stoffe hinzugefügt wurden. Sie fördern Völlegefühl und eine langsame Verdauung – und damit Verstopfung. Steigerst du die Ballaststoffmenge und fügst gezielt solche hinzu, die die Darmbewegung ankurbeln, nehmen die Beschwerden oft schon ab.

Bei **Blähbauch** und **Reizdarmsyndrom** besteht oftmals ein Zusammenhang zwischen den Symptomen und bestimmten Kohlenhydraten und Ballaststoffen, wie bei der Fruktose- oder Laktoseunverträglichkeit. Ihren besonderen Kohlenhydraten verdanken Linsen oder Kohlgemüse ihren Ruf, Blähungen auszulösen. Ein Übermaß an Süßungsmitteln in der Ernährung kann ebenfalls Blähungen und Durchfall verursachen. Sie verstecken sich oft unerkannt als Zusatzstoffe in industriell gefertigten Waren. Wie aber findest du die Ursache deiner Beschwerden heraus?

Aufschreiben (was dir nicht bekommen ist) und Ausschließen sind die ersten Schritte. Eine rigorose Ernährungsumstellung sollte immer von einer erfahrenen Person angeleitet werden. Besteht der Verdacht auf eine Lebensmittelunverträglichkeit und willst du bestimmte Nahrungsmittel weglassen, provozierst du womöglich einen Mangel an wichtigen Nährstoffen (und Ballaststoffen). **Der Prozess sollte daher begleitet, zielgerichtet und zeitlich begrenzt sein.**

PLANT-BASED
FÜR HAUT UND HAARE

Eine ungesunde Ernährung kann den Stoffwechsel durcheinanderbringen, zu einer Gewichtszunahme führen und sogar Organe schädigen. Was du isst, wirkt sich auch auf dein größtes Organ aus – die Haut. Vielleicht ist dir schon aufgefallen, dass die Haut durch viele verarbeitete Lebensmittel schlechter wird. Vielleicht hast du auch bisher noch gar keinen Zusammenhang in Erwägung gezogen. Doch der ist möglicherweise größer, als du denkst. Und das gilt nicht nur für die Haut, sondern auch für die Haare.

NEURODERMITIS –
AUCH EINE BELASTUNG FÜR DIE SEELE

Die Neurodermitis ist eine Hauterkrankung und auch bekannt als atopische Dermatitis. Sie kann Hautirritationen, Pusteln und juckende Ausschläge verursachen und langfristig zu lederartigen Hautveränderungen führen. Zudem stellt Neurodermitis meist auch eine seelische Belastung dar.

Die Ursachen der Neurodermitis

Neurodermitis kommt häufig bei Kindern unter zwei Jahren vor, betrifft aber auch ältere Kinder und Erwachsene. Genetik und Umwelt sind typische Auslöser, wobei die Ursachen nicht vollständig verstanden sind. Viele Kinder »wachsen« aus der Erkrankung heraus und haben später nur noch sehr wenige oder gar keine Schübe.

Hinzu kommen oft Nahrungsmittelallergien gegen Kuhmilch, Eier, Sojaprodukte, Gluten, Nüsse, Fisch sowie Meeresfrüchte und Schalentiere. Diese Lebensmittel verursachen die Neurodermitis nicht, sondern lösen bei Menschen, die bereits daran erkrankt sind, eher Schübe aus.

Einfluss der Ernährung

Auch bei Neurodermitis spielt die anti-entzündliche Ernährung, die du bereits im Kapitel über das Immunsystem kennengelernt hast, eine große Rolle. Sie kann dazu beitragen, Entzündungen der Haut und damit einhergehende Symptome der Neurodermitis zu reduzieren. Aber auch Formen wie die dyshidrotische und glutenfreie Ernährung werden immer wieder empfohlen. Doch helfen diese Ernährungsweisen?

Eine anti-entzündliche Ernährung kann helfen, die Symptome der Neurodermitis zu reduzieren. Sie beinhaltet vor allem die folgenden Lebensmittel:

• Fetter Fisch (Lachs, Hering)
• Quercetinreiche Lebensmittel (Äpfel, Kirschen, Brokkoli, Spinat)
• Probiotische Lebensmittel (Sauerteigbrot, Misosuppe, Joghurt, Kefir)

Entzündungsfördernde Lebensmittel können die Symptome wiederum verschlimmern. Dazu gehören Lebensmittel mit einem hohen Anteil an Transfetten und Zucker.

Dyshidrotische Ernährung
Die dyshidrotische Diät ist speziell für Menschen mit dyshidrotischem Ekzem gedacht, das durch winzige Bläschen an Händen und Füßen gekennzeichnet ist. Allergene, einschließlich Nahrungsmittelallergenen, können die Schübe beeinflussen. Nickel und Kobalt können sie ebenfalls verschlimmern, weshalb Lebensmittel wie Vollkornweizen und -roggen, Hafer, Kakao, Backpulver, Sojaprodukte, Trockenfrüchte, Kichererbsen und Konserven gemieden werden, um Schübe zu reduzieren. Lebensmittel mit einem hohen Vitamin-C-Gehalt können die Aufnahme dieser Elemente verringern.

Glutenfreie Ernährung
Bei manchen Menschen scheinen Zöliakie und Ekzeme zusammenzuhängen. Das kann an der genetischen Verbindung liegen, die zwischen den beiden Erkrankungen besteht. Wenn zu den Ekzemen noch eine Zöliakie oder Glutensitivität hinzukommt, können durch den Verzicht auf Gluten gute Ergebnisse erzielt werden.

Zusammenhang mit Milchprodukten
Kuhmilch scheint eine entscheidende Rolle bei Neurodermitis zu spielen. Dies gilt besonders für Kleinkinder, deren Schübe und Symptome sich dadurch verschlechtert haben. Auch scheint eine Milcheiweißallergie bei Kindern mit Neurodermitis häufiger aufzutreten. Durch das Weglassen von Kuhmilch und das Ersetzen durch pflanzliche Alternativen oder Ziegenmilch konnten die Entzündungen reduziert werden.

Neurodermitis und Nahrungsmittelintoleranzen

Es gilt inzwischen als gesichert, dass es einen Zusammenhang zwischen Neurodermitis und Nahrungsmittelunverträglichkeiten gibt. Allerdings muss das Thema differenziert betrachtet werden. Vereinfacht gesagt muss zwischen Allergie und Pseudoallergie unterschieden werden.

Um herauszufinden, welche Lebensmittel nicht vertragen werden, kann ein Arzt verschiedene Tests wie den Pricktest oder Blut- sowie Urinuntersuchungen durchführen. Leider ist aber keiner dieser Tests absolut zuverlässig. Letztlich musst du selbst ausprobieren, was dir guttut und was nicht. Dabei kann dir ein Ernährungstagebuch helfen.

Allergie – Überempfindlichkeit gegenüber eigentlich harmlosen Stoffen
Bei einer Allergie reagiert das körpereigene Abwehrsystem mit dem Anti-körper Immunglobulin E (IgE) auf Nahrungsbestandteile. Die Reaktionen beschränken sich in der Regel auf ein oder zwei Lebensmittel, vor allem Hühnereier, Kuhmilch, Weizen und Soja. Etwa 50 Prozent der Neurodermi-tiker weisen Kreuzreaktionen auf, besonders mit einer Pollenüberempfind-lichkeit. Bei ihnen verschlechtert sich in der jeweiligen Hauptsaison der Zustand der Haut.

Pseudoallergie – ohne allergiespezifische Antikörper
Neben den klassischen Allergien gibt es immer wieder Hinweise darauf, dass auch andere Lebensmittelinhaltsstoffe einen Neurodermitis-Schub auslösen oder verstärken können. Pseudoallergien sind nicht immunologisch vermit-telt; vielmehr kommt es hier zu einer willkürlichen Freisetzung von His-tamin und Entzündungsstoffen. Reagiert wird auf Substanzen natürlicher oder synthetischer Herkunft, z. B.:

- **LEBENSMITTELZUSATZSTOFFE:** Farbstoffe (Tartrazin, Azorubin), Konser-vierungsstoffe (Benzoesäure, Sorbinsäure), Antioxidantien, Geschmacksver-stärker (Glutamat), künstliche Süßstoffe (Aspartam)
- **BIOGENE AMINE:** in Käse, Sauerkraut, Essig, Rotwein, Schokolade, Avoca-dos, Tomaten, Hefeextrakt
- **HISTAMINE:** in geräucherten und lange gereiften Lebensmitteln wie Salami, Hartkäse und bestimmten Fischarten wie Thunfisch und Sardellen, Tomaten
- **SALICYLATE:** in verschiedenen Obst- und Gemüsesorten (Ananas, Weintrau-ben, Orangen, Aprikosen, Oliven, Gurken), Wein, viele Gewürze
- **KONSERVIERUNGSSTOFFE:** vor allem E 211 (Natriumbenzoat)
- **KÄSE- UND JOGHURTERZEUGNISSE** mit lebenden Mikroorganismen

PSORIASIS (SCHUPPENFLECHTE) – EINE AUTOIMMUNREAKTION

Psoriasis (Schuppenflechte) ist eine Autoimmunerkrankung, die mit einer Entzündung der oberen Hautschicht (Epidermis) einhergeht. Normalerwei-se werden Epidermiszellen innerhalb von 27 Tagen abgestoßen und ersetzt. Bei der psoriatischen Haut dauert der Lebenszyklus nur etwa vier Tage.

Die Ursachen der Psoriasis
Die Ursachen sind vielfältig und umfassen genetische Prädispositionen und eine damit verbundene Fehlfunktion der T-Zellen, entzündungsfördernde Zytokine sowie aktivierte Wachstumsfaktoren. Die Schuppenflechte weist Autoimmunmerkmale auf, der Antigenauslöser ist jedoch nicht bekannt.

Schuppenflechte – Symptome
Die Plaque-Psoriasis, auch Psoriasis vulgaris, ist mit 80 Prozent der Fälle die häufigste Form. Sie zeichnet sich durch symmetrisch verteilte, dicke Haut-plaques und silbrige Schuppen aus, die vor allem an Ellbogen und Knien,

an der Kopfhaut, am unteren Rücken und an den intertriginösen Bereichen (gegenüberliegende Hautflächen) auftreten. Die Veränderungen äußern sich in Form von Grübchen, Verformungen, Verdickungen, Ablösung oder Verfärbung der Nägel.

In den meisten Fällen kommt es zu einem schubförmigen Verlauf, der durch bestimmte Medikamente, Traumata, Stress sowie Alkohol- und Tabakkonsum beeinflusst werden kann. In schweren Fällen bedecken die Läsionen mehr als zehn Prozent des Körpers und können bei 10 bis 25 Prozent der Betroffenen zu einer Psoriasis-Arthritis führen sowie manchmal auch zu dauerhaften Gelenkverformungen, wenn sie unbehandelt bleiben.

Risikofaktoren der Psoriasis

Eine Psoriasis kann in jedem Alter auftreten, die meisten Fälle entwickeln sich jedoch vor dem 45. Lebensjahr. Die häufigsten Risikofaktoren sind:

- Genetik
- Medikamente
- Infektionen
- Stress
- Fettleibigkeit
- Klima (Luftfeuchtigkeit, Temperatur)
- Vitamin-D-Mangel
- Alkohol und Tabak

Einfluss der Ernährung

Bei Psoriasis ist es wichtig, Lebensmittel zu meiden, die potenziell Entzündungen auslösen können. Untersuchungen haben gezeigt, dass Nebenprodukte der Arachidonsäure bei der Entstehung von Psoriasis-Läsionen eine Rolle spielen können. Daher solltest du auf folgende Lebensmittel verzichten:

- Rotes Fleisch, besonders Rindfleisch
- Wurst, Speck und andere verarbeitete Fleischsorten
- Eier und Eierspeisen
- Verarbeitete Lebensmittel, die viel Zucker, Salz und Fett enthalten

Der Einfluss von Gluten

Bei Menschen mit Psoriasis wurden erhöhte Marker für eine Glutensensitivität festgestellt. Wenn du Schuppenflechte oder eine Glutensensitivität hast, ist es wichtig, glutenhaltige Lebensmittel zu reduzieren oder ganz vom Speiseplan zu streichen.

Der Einfluss von Alkohol

Autoimmunschübe hängen mit der Gesundheit des Immunsystems zusammen. Es wird vermutet, dass Alkohol Schuppenflechte auslösen kann, da er sich störend auf die verschiedenen Signalwege des Immunsystems auswirkt. Deshalb solltest du auf Alkohol verzichten oder den Konsum von Alkohol zumindest einschränken.

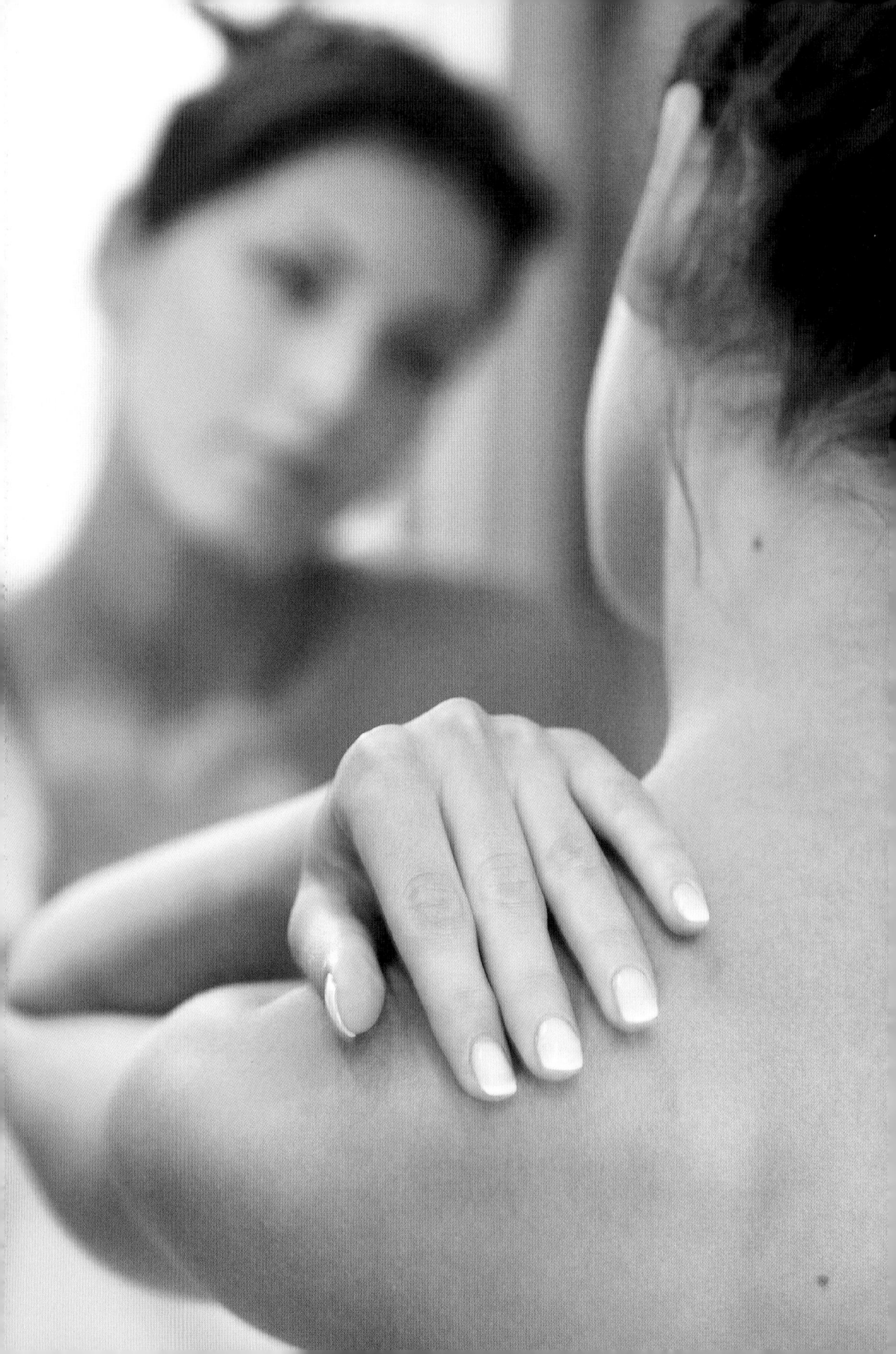

AKNE – NICHT NUR IN DER PUBERTÄT

Akne ist eine Erkrankung der Talgdrüsen der Haut. Je nach Schweregrad macht sich die Acne vulgaris (gewöhnliche Akne) durch eine fettige Haut mit Pickeln, Pusteln und Mitessern bemerkbar. Diese Hautunreinheiten treten überwiegend an Körperstellen auf, die besonders viele Talgdrüsen haben, beispielsweise in Gesicht, Nacken und Dekolleté sowie an Oberarmen und Rücken.

Die Ursachen der Akne

Um zu verstehen, wie Akne entsteht, ist es hilfreich, mehr über die Haut zu erfahren: Die Hautoberfläche ist mit kleinen Löchern versehen, die mit den Talgdrüsen unter der Haut verbunden sind, den Poren. Die Talgdrüsen produzieren eine ölige Flüssigkeit namens Talg, die durch einen dünnen Kanal, den Follikel, an die Hautoberfläche transportiert wird und damit abgestorbene Hautzellen entsorgt. Akne entsteht, wenn die Poren der Haut mit abgestorbenen Hautzellen, überschüssigem Öl und manchmal auch mit Bakterien verstopft sind.

Mehr als 85 Prozent aller Jugendlichen zwischen 13 und 18 kämpfen mit Akne. In der Pubertät kommt es zum Anstieg der Sexualhormone, speziell der Androgene. Die überschüssigen Hormone bewirken unter anderem, dass die Öldrüsen überaktiv werden, sich vergrößern und zu viel Talg produzieren. Dadurch werden Haarfollikel oder Poren mit Hautzellen verstopft und es kommt zu einer Überwucherung von Bakterien namens Cutibacterium acnes. Außerdem produziert der Körper verstärkt das Hormon Insulin-like Growth Factor-1 (IGF-1), das die Produktion von Talg erhöhen und die Aknesymptome verschlimmern kann.

Einfluss der Ernährung

Auch bei Akne hat die Ernährung einen großen Einfluss. Dennoch gibt es derzeit aufgrund nicht ausreichender Evidenz keine spezifischen Ernährungsempfehlungen, da jeder Betroffene unterschiedlich reagiert. Bestimmte Lebensmittel lassen den Blutzuckerspiegel schneller ansteigen als andere. Wenn der Blutzuckerspiegel schnell ansteigt, setzt der Körper Insulin frei. Ein Überschuss an Insulin im Blut kann dazu führen, dass die Öldrüsen mehr Öl produzieren, und somit das Aknerisiko erhöhen. Zu den Lebensmitteln, die den Insulinspiegel stark ansteigen lassen, gehören raffinierte Kohlenhydrate in weißem Reis, Weißbrot und Zucker.

Milchprodukte verschlimmern die Symptome

Milchprodukte stehen ebenfalls in dem Verdacht, Akne zu verschlimmern. Durch die Proteine in der Milch werden IGF-1 und Insulin stimuliert, was letztlich die Entzündungsprozesse fördern kann. Im Vergleich dazu können Omega-3-Fettsäuren den IGF-1-Spiegel verringern und Entzündungen reduzieren. Arachidonsäure, die aus Omega 6 gewonnen wird oder in tierischen Lebensmitteln enthalten ist, scheint sich negativ auf Aknesymptome auszuwirken, besonders durch die Entstehung des proinflammatorischen Leukotrien B4 (LTB4). Die Omega-3-Fettsäure EPA (in fettem Seefisch und Algen) kann jedoch die Umwandlung von Arachidonsäure in LTB4 hemmen und so entzündlichen Prozessen vorbeugen.

Auf die Kohlenhydratauswahl kommt es an
In der Forschung wurden die Zusammenhänge zwischen der westlichen Ernährung und Akne untersucht. Diese Art der Ernährung basiert besonders auf hochglykämischen Kohlenhydraten, Milchprodukten, gesättigten Fettsäuren und Transfetten. Und diese Nahrungsbestandteile scheinen die Produktion von Hormonen anzuregen, die dazu führen können, dass überschüssiges Öl gebildet und von den Öldrüsen abgesondert wird. **Der Verzehr von Lebensmitteln mit niedrigem glykämischem Index und komplexen Kohlenhydraten sowie Lebensmitteln, die reich an Vitamin A, Vitamin E, Zink und Antioxidantien sowie Omega-3-Fettsäuren sind, scheint ebenfalls positive Auswirkungen auf die Haut zu haben.** Dazu gehören z. B. gelbes und orangefarbenes Obst und Gemüse, Blaubeeren, Vollkornbrot, Quinoa und Hülsenfrüchte.

PFLANZENBASIERTE ERNÄHRUNG BEI HAUTERKRANKUNGEN

Die pflanzenbasierte Ernährung setzt auf unverarbeitete Lebensmittel: Statt auf Zucker und Transfette setzt sie also auf Vollkornprodukte, Hülsenfrüchte und viel Gemüse. Die meisten dieser Nahrungsmittel können sich positiv auf das Hautbild auswirken. Denn besonders pflanzliche Nahrung kann aufgrund ihres hohen Gehaltes an Mikronährstoffen, Ballaststoffen und sekundären Pflanzenstoffen anti-entzündliche Effekte haben.

Die folgenden Ernährungsempfehlungen eignen sich zwar besonders bei Neurodermitis, Psoriasis und Akne, gelten aber auch unabhängig von solchen Hauterkrankungen – auch »normale« Haut kann von ihnen profitieren.

- **ZUCKER LIMITIEREN:** Ein Übermaß an Zucker in der Ernährung kann die Entzündung verschlimmern, weshalb die Reduktion oder der Verzicht auf Zuckerzusätze ein wichtiger erster Schritt sein kann.
- **VIEL WASSER TRINKEN:** Wasser versorgt jeden Teil des Körpers mit Feuchtigkeit, auch die Haut. Wenn du den ganzen Tag ausreichend Wasser oder andere ungesüßte Getränke trinkst, können sich die Beschaffenheit, das Aussehen und das Gefühl der Haut verbessern.
- **TRIGGERLEBENSMITTEL MEIDEN:** Identifiziere deine Triggerlebensmittel und meide sie. Das kannst du z. B. über ein Ernährungstagebuch herausfinden.
- **TRANSFETTE ELIMINIEREN:** Hydrierte Öle sind in verpackten und frittierten Lebensmitteln häufig enthalten. Am besten ist es, auf alle Arten von Transfetten zu verzichten, da diese zu Entzündungen führen können.
- **ANTI-ENTZÜNDLICHE LEBENSMITTEL VERZEHREN:** Gemüse, Beeren – egal ob Himbeeren, Erdbeeren, Blaubeeren oder Brombeeren –, Nüsse, Samen

und grüner Tee sind nur eine Auswahl an anti-entzündlichen Lebensmitteln. Ob sie Schuppenflechte verbessern können, ist noch nicht ausreichend erforscht, aber sie können eine hilfreiche Ergänzung für jeden sein, der Entzündungen im Körper verringern möchte.

- **SELBST KOCHEN:** Fertigprodukte enthalten oft Zusatzstoffe sowie Allergieauslöser wie Hühnerei, Kuhmilch, Weizen, Soja, Nüsse und Fisch.

Tipp

ZUCKERREDUKTION IM ALLTAG

1. Sieh dir die Zutatenliste der Lebensmittel, die du kaufst, genau an: Es gibt über 70 Bezeichnungen für Zucker, die mit -ose oder -sirup enden (z. B. Dextrose, Fruktose, Saccharose, Invertzuckersirup).

2. Verzichte auf Fertigprodukte: Selbst vielen Salatdressings oder TK-Gemüse ist Zucker zugesetzt.

3. Meide Softdrinks und Fruchtsäfte: Genieße stattdessen lieber selbst gemachtes Infused Water.

Diese Lebensmittel sind gut für die Haut

Jetzt weißt du, welche Lebensmittel potenziell negative Auswirkungen auf die Haut haben können. Aber welche sollst du jetzt bevorzugen? Diese Lebensmittel fördern deine Hautgesundheit:

- Beerenfrüchte (Blaubeeren, Himbeeren, Brombeeren)
- Grünes Blattgemüse (Spinat, Grünkohl, Mangold)
- Hülsenfrüchte (Bohnen, Linsen, Erbsen)
- Nüsse und Nussmus (Mandeln, Haselnüsse, Cashewkerne)
- Samen (Leinsamen, Chiasamen, Hanfsamen)
- Pflanzliche Öle (Leinöl, Rapsöl, Olivenöl)
- Pseudogetreide (Quinoa, Hirse, Amarant)
- Ungezuckerte Getränke (Wasser, grüner Tee, schwarzer Tee)
- Vollkorngetreide (Roggen, Dinkel, Weizen)

Vereinzelt kann es vorkommen, dass du bestimmte Lebensmittel wie glutenhaltiges Getreide, Nüsse oder Hülsenfrüchte nicht verträgst. Das kannst du einfach durch ein Ernährungstagebuch herausfinden und diese unverträglichen Lebensmittel durch Alternativen ersetzen.

HAARAUSFALL – VON INNEN HELFEN

Es gibt unzählige Pflegeprodukte, die alle eins versprechen: weniger Haarausfall und schöne, gesunde Haare. Doch mindestens genauso wichtig wie die Pflege von außen ist die Pflege von innen.

Normalerweise verlieren wir 50 bis 100 Kopfhaare pro Tag. Je nach Haarlänge fällt das mehr oder weniger auf. Die häufigsten Gründe für vermehrten Haarausfall sind:

- Weiblicher Haarausfall (Hormonumstellung durch Menstruation, Menopause, Schwangerschaft etc.)
- Nährstoffdefizite
- Übermäßiges Waschen, Bleichen, Bürsten und Wärmestyling
- Schilddrüsenerkrankungen
- Lupus erythematodes: rheumatische Erkrankung aus der Gruppe der Kollagenosen, kann alle Organe befallen

Haarausfall nach der Schwangerschaft

Während der Schwangerschaft steigt die Produktion verschiedener Hormone wie hCG (humanes Choriongonadotropin), Östrogen, Progesteron, Oxytocin und Prolactin. Wenn das Baby auf der Welt ist, sinken die Hormonspiegel relativ rasch wieder, Östrogen und Progesteron normalisieren sich innerhalb weniger Tage. Viele Frauen verlieren während der Schwangerschaft wenig Haare, was vor allem am Östrogen, dem erhöhten Blutvolumen und der Blutzirkulation liegt. Nach der Geburt, wenn die Spiegel sinken, fallen auch die Haare proportional mehr aus.

Wichtige Nährstoffe für die Haargesundheit

Mit einer ausgewogenen Ernährung versorgen wir unseren Körper mit allen Nährstoffen, die er benötigt. Folgende Nährstoffe wirken besonders gut gegen Haarausfall und sorgen für schöne und gesunde Haare. **Durch eine pflanzenbasierte Ernährung kannst du diese wichtigen Nährstoffe in ausreichender Menge zu dir nehmen.**

- Vitamin A
- Vitamin D
- B-Vitamine
- Eisen
- Proteine
- Folat

- Vitamin C
- Vitamin E
- Zink
- Biotin
- Essenzielle Fettsäuren
- Spermidin

Vitamin A

Alle Zellen benötigen Vitamin A für ihr Wachstum, darunter auch die Haare. Denn die Haare sind das am schnellsten wachsende Gewebe im menschlichen Körper. Außerdem hilft Vitamin A den Hautdrüsen bei der Produktion von Talg, der die Kopfhaut befeuchtet und zur Haargesundheit beiträgt. Folglich kann ein Vitamin-A-Mangel zu Haarausfall führen.

Vitamin C

Vitamin C ist ein starkes Antioxidans: Es schützt den Körper vor oxidativem Stress, der durch freie Radikale verursacht wird. Es ist ebenso nötig für die Bildung von Kollagen (Strukturprotein, das im Bindegewebe vorkommt), das ein wichtiger Bestandteil der Haarstruktur ist.

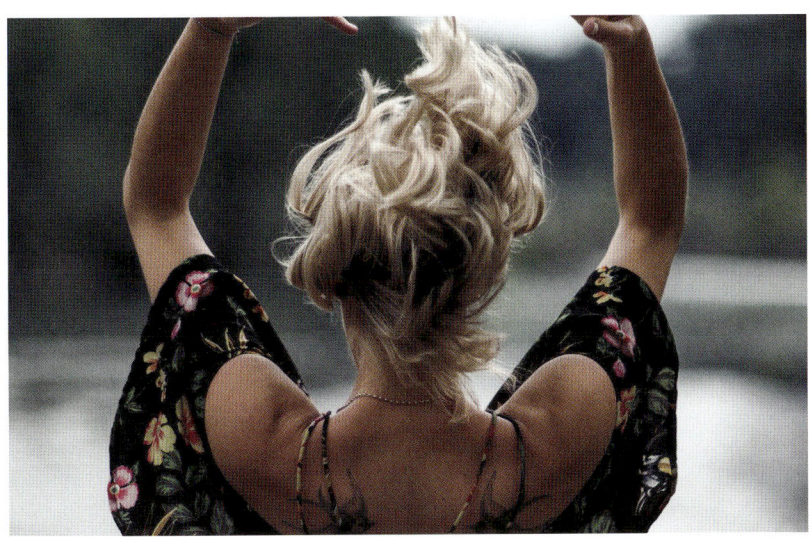

Vitamin D

Ein niedriger Vitamin-D-Spiegel steht im Zusammenhang mit Alopezie (Haarausfall). Forschungen zeigen, dass Vitamin D zur Bildung neuer Haarfollikel beitragen kann. Jedoch ist das Problem der meisten Studien, dass sie sich auf die Vitamin-D-Rezeptoren fokussieren und weniger auf das Vitamin D selbst.

Vitamin E

Vitamin E ist ebenfalls ein Antioxidans, das oxidativen Stress abwehrt. Eine Studie zeigte, dass Menschen mit 100 Milligramm Vitamin E als Nahrungsergänzungsmittel einen 34,5-prozentigen Anstieg des Haarwachstums hatten. Die Placebogruppe hatte hingegen nur einen Anstieg um 0,1 Prozent.

B-Vitamine

Hier spielt vor allem Vitamin B7, Biotin, eine Rolle. Denn ein Biotinmangel ist mit Haarausfall assoziiert, wobei ein Mangel relativ selten vorkommt. Andere B-Vitamine tragen auch zur Bildung roter Blutkörperchen (Erythrozyten) bei, die Sauerstoff und Nährstoffe zur Kopfhaut und zu den Haarfollikeln transportieren. Das wiederum ist wichtig für das Haarwachstum. Ein weiteres, nicht weniger wichtiges B-Vitamin ist Vitamin B12.

Zink

Zink trägt zur Erhaltung normaler Haare bei und unterstützt die Öldrüsen, damit die Follikelbildung richtig funktionieren kann. Haarausfall ist das häufigste Symptom eines Zinkmangels. Deshalb findest du in Haar-Supplementen fast immer Zink als Nährstoff. Und tatsächlich können Zinkpräparate einen Mangel beheben und Haarausfall reduzieren.

Eisen

Wie schon erwähnt, hilft Eisen den Erythrozyten, den roten Blutkörperchen, dabei, Sauerstoff in die Zellen zu transportieren. Es ist ein wichtiger

Mineralstoff für viele Körperfunktionen, auch für das Haarwachstum. Ein Eisenmangel, der eine Anämie verursacht, ist die Hauptursache für Haarausfall, besonders bei Frauen.

Biotin

Biotin kann die Keratinstruktur (grundlegendes Protein, aus dem Haare, Haut und Nägel bestehen) verbessern. Es gibt Hinweise, dass Biotin auch das Haarwachstum unterstützen kann. Da die meisten Studien jedoch mit Kombipräparaten durchgeführt wurden, kann nicht genau gesagt werden, ob die positiven Effekte allein auf das Biotin oder auch auf die anderen Inhaltsstoffe zurückzuführen sind.

Proteine

Das Haar besteht fast ausschließlich aus Protein, weshalb eine ausreichende Eiweißzufuhr sehr wichtig ist. Ein Proteinmangel ist in westlichen Ländern jedoch äußert selten.

Essenzielle Fettsäuren

Die Supplementierung von Omega-3-Fettsäuren sowie Antioxidantien kann Haarausfall reduzieren und die Haardichte erhöhen.

Folat

Folat ist für ein gesundes Zellwachstum verantwortlich – also auch für das Wachstum der Zellen, die sich im Hautgewebe sowie in Haaren und Nägeln befinden. Somit wird vermutet, dass Folat auch zum normalen Haarwachstum beitragen könnte.

Spermidin

Spermidin kann dazu beitragen, die Anagenphase (Wachstumsphase der Haare) zu verlängern, und daher bei Haarverlust von Vorteil sein.

Info

TOP-LEBENSMITTEL GEGEN HAARAUSFALL

- Beerenfrüchte (Antioxidantien)
- Paprika (große Mengen an Vitamin C, fast fünfmal so viel wie Orangen)
- Spinat (Folat, Vitamin C, Eisen)
- Samen wie Leinsamen, Chiasamen und Hanfsamen (Omega-3-Fettsäuren)
- Süßkartoffeln (Beta-Carotin)
- Mandeln (Vitamin E)
- Nüsse (Vitamin E, B-Vitamine, Zink, essenzielle Fettsäuren)
- Hülsenfrüchte (pflanzliche Proteine, Zink, Eisen, Biotin, Folat)
- Sojabohnen (Spermidin)

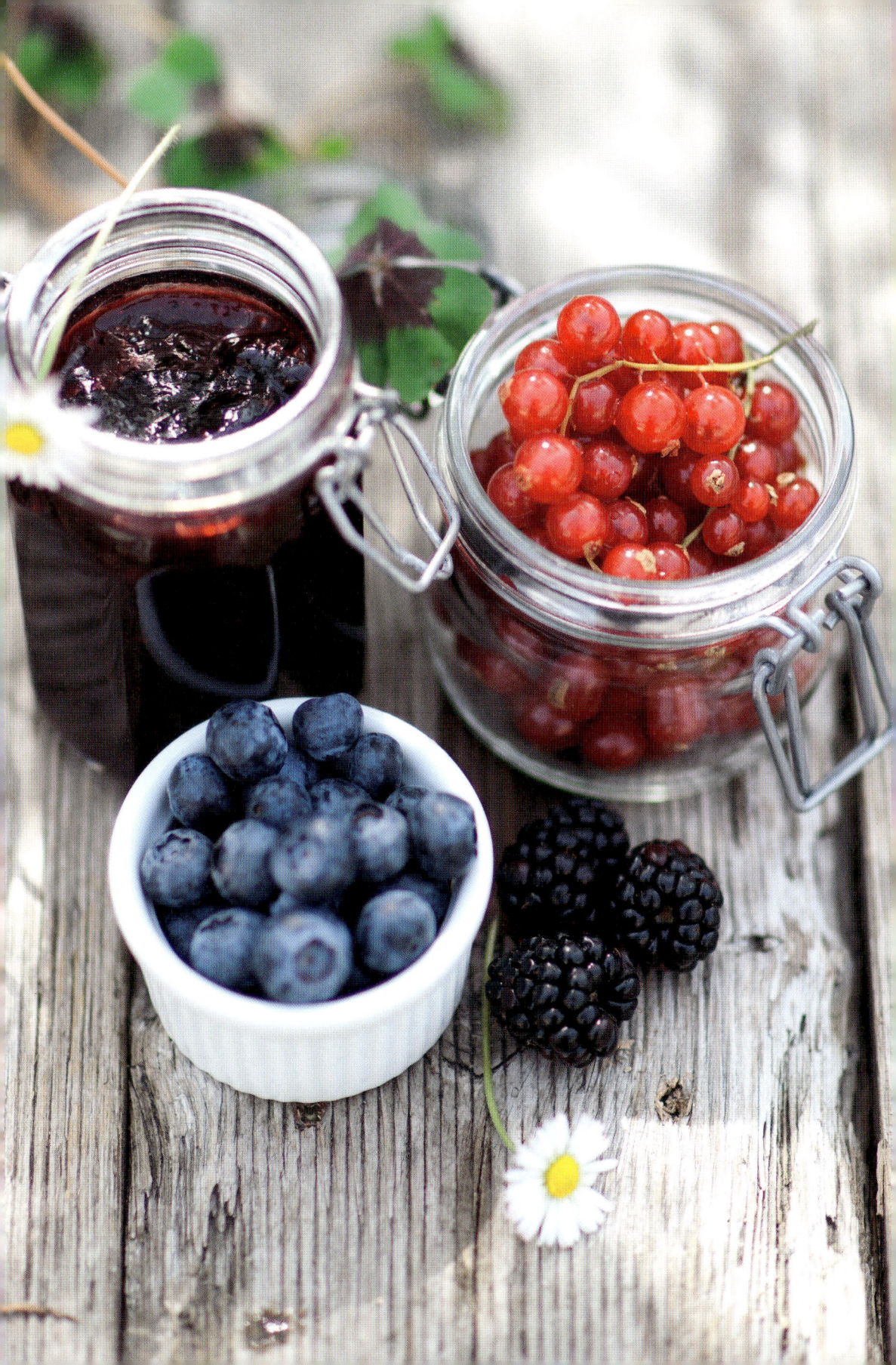

PLANT-BASED
FÜR DEN HORMONHAUSHALT

Hormone sind an der Regulation so ziemlich jedes körperlichen Prozesses beteiligt, ohne sie wäre unser Körper nicht funktionsfähig. Sie fungieren als Botenstoffe, die durch den Blutstrom an den Ort gelangen, an dem sie aktiv werden sollen. Insbesondere beeinflussen sie maßgeblich Appetit, Gewicht, Wachstum, Fruchtbarkeit und Psyche. Hormonproduzierende Drüsen haben wir an verschiedenen Stellen im Körper, etwa im Gehirn oder in den Eierstöcken. Doch welchen Einfluss haben unsere Lebensweise und vor allem unsere Ernährungsgewohnheiten auf den Zustand unseres Hormonhaushalts?

GESTÖRTE HORMONBALANCE

Dieser spannenden und unglaublich relevanten Fragestellung sind Wissenschaftler und Epidemiologen in den letzten Jahrzehnten auf den Grund gegangen. Inzwischen ist klar: **Unsere Lebensgewohnheiten, allen voran die Ernährung, beeinflussen den Hormonhaushalt und somit auch unseren gesundheitlichen Zustand.** Nahrungsergänzungsmittel, Cremes & Co. versprechen mitunter viel – doch halten sie ihre Versprechen auch? Wir wollen dir zeigen, wie Ernährung, Hormone und Gesundheit tatsächlich zusammenhängen und was du über deine Nahrung für einen gesunden Hormonhaushalt tun kannst.

Leider wird der Begriff »Hormonbalance« oft falsch verwendet. Manche Hersteller von Lebensmitteln, Supplementen und Tees sowie eine Reihe von Diätplänen werben damit, diese Balance wiederherzustellen und hormonell bedingte Beschwerden wie die Pseudodiagnose »Adrenal Fatigue« (Nebennierenermüdung) selbst zu behandeln. Doch ist das nötig oder sinnvoll?

Der Körper hat ein starkes Homöostasesystem. Das bedeutet, dass wichtige Körperfunktionen wie Körpertemperatur und Blutzucker automatisch austariert werden. Dieses von außen zu beeinflussen ist unglaublich schwierig. Wenn das Gleichgewicht allerdings ins Wanken gerät, kann dies zu Krankheit führen.

Diabetes ist ein Beispiel dafür: Bei Diabetes Typ 1 werden die hormonproduzierenden Zellen der Bauchspeicheldrüse zerstört, sie kann kein Insulin mehr bilden. Bei Diabetes Typ 2 wird das Insulin-Glukose-Gleichgewicht durch Lebensstilgewohnheiten wie Fehlernährung so lange überfordert, bis das System schließlich aus dem Gleichgewicht gerät – Diabetes Typ 2 entsteht. Eine weitere Schlüsselposition in der Hormonproduktion nimmt die Schilddrüse ein. Von einem Mangel an Schilddrüsenhormonen (Hypothyreose) sind meist Frauen betroffen. Man kann die Balance durch Gabe von Schilddrüsenhormonen zwar wiederherstellen, doch was bei einem echten Hormonungleichgewicht allein nicht hilft, sind frei verkäufliche Pülverchen.

Wo beginnen?

Es gibt unglaublich viele verschiedene Hormone, und über jedes einzelne könnten wir ein Buch schreiben: Stresshormone (Adrenalin und Cortisol), Schilddrüsenhormone, Melatonin (Schlafhormon) und Geschlechtshormone, um nur einige von ihnen zu nennen.

Ein Hormon sticht in der Reihe besonders hervor, weil es für eine Vielzahl von zentralen Vorgängen im Körper verantwortlich ist: Insulin. Ein gestörter Insulinhaushalt führt zu einem gestörten Stoffwechsel und infolgedessen zu schwerwiegenden Krankheiten. Außerdem handelt es sich um ein Hormon, dessen Balance wir in hohem Maße selbst in der Hand haben: durch Ernährung und Bewegung. Dies hat unmittelbar Auswirkungen auf das Gewicht und den Körperfettanteil. Fehlernährung und Bewegungsmangel führen weltweit bei unzähligen Menschen zu Übergewicht und Diabetes.

Darüber hinaus beeinflusst Insulin die weiblichen Geschlechtshormone, allen voran das Östrogen. Das kann die Fruchtbarkeit beeinträchtigen, menopausale Beschwerden verursachen und die Entstehung einer Reihe von Krebsarten sowie des polyzystischen Ovarialsyndroms (PCOS) begünstigen.

INSULIN – EINES DER WICHTIGSTEN STOFFWECHSELHORMONE

Als einer der elementarsten Stoffwechselkreise ist der Glukose- und Insulinstoffwechsel zuständig für unser Energielevel und Wohlbefinden. Ist er gestört, können zahlreiche Krankheiten die Folge sein. Glukose ist unsere zentrale Energiewährung: Mit der Nahrung nehmen wir Energie in Form von Kohlenhydraten, Fetten und Proteinen zu uns. Umgewandelt in Glukose zirkuliert diese Energie durch den Körper – das ist unser Blutzucker – zu den Zielzellen. Das können Muskelzellen, Organe wie die Leber und das Gehirn, aber auch Körperfettzellen sein. Die Zielzellen setzen die Energie um oder speichern sie.

Im Blutkreislauf ist immer eine gewisse Menge an Glukose vorhanden (= normales Glukosegleichgewicht/Homöostase). Glukoseregulierende Hormone sorgen dafür, dass die Blutzuckerkonzentration innerhalb einer bestimmten Bandbreite bleibt. Die wichtigsten dieser Hormone sind Insulin und Glukagon. Insulin wird von der Bauchspeicheldrüse produziert und als

Antwort auf einen hohen Blutzucker ins Blut abgegeben z. B. nach einer Mahlzeit. Wenn man eine Banane isst, steigt der Blutzucker. Das hormonelle System registriert dies: Insulin wird ausgeschüttet, um die Energie in die Zielzelle zu befördern und damit den Blutzucker in die gewünschte Bandbreite zu bringen. Insulin stellt somit die wichtigste Stellschraube im Kohlenhydrat- und Fettstoffwechsel dar; es wirkt als Schlüssel und ermöglicht der Glukose den Eintritt in die Zielzelle, wo sie als unmittelbare Energiequelle genutzt oder gespeichert wird.

Ernährungsgewohnheiten beeinflussen den Insulinhaushalt

Eine natürliche pflanzenbasierte Ernährung und durchdacht zusammengesetzte Mahlzeiten bieten der Bauchspeicheldrüse optimale Voraussetzungen. Dein Blutzuckerspiegel steigt weder zu hoch noch schwankt er übermäßig.

Als Antwort auf ein ständiges Überangebot an Energie und Zucker schüttet die Bauchspeicheldrüse viel Insulin aus, um den Blutzucker zu normalisieren. Zielzellen entwickeln einen Widerstand gegenüber Insulin, um sich vor dem Überangebot an Glukose zu schützen. Im Verlauf kommt es zu einer Insulinresistenz – das Insulin kann seine Aufgabe in der Zielzelle nicht mehr erfüllen. Gleichzeitig steigt der Blutzucker. Die Bauchspeicheldrüse produziert daraufhin noch mehr Insulin, um den Blutzucker in Richtung des Glukosegleichgewichts zu senken. Der Insulinspiegel bleibt über einen längeren Zeitraum angehoben (Hyperinsulinämie). So entstehen Übergewicht und Diabetes Typ 2. Neben genetischen Faktoren verursachen hauptsächlich Ernährungsgewohnheiten und Lebensstil eine Insulinresistenz. Der Hauptrisikofaktor ist Übergewicht, d. h. angesammeltes Fett in Muskel- und Leberzellen.

Als anaboles (gewebeaufbauendes) Hormon hat Insulin neben der Regulation des Blutzuckers zahlreiche weitere Aufgaben, darunter Proteinsynthese,

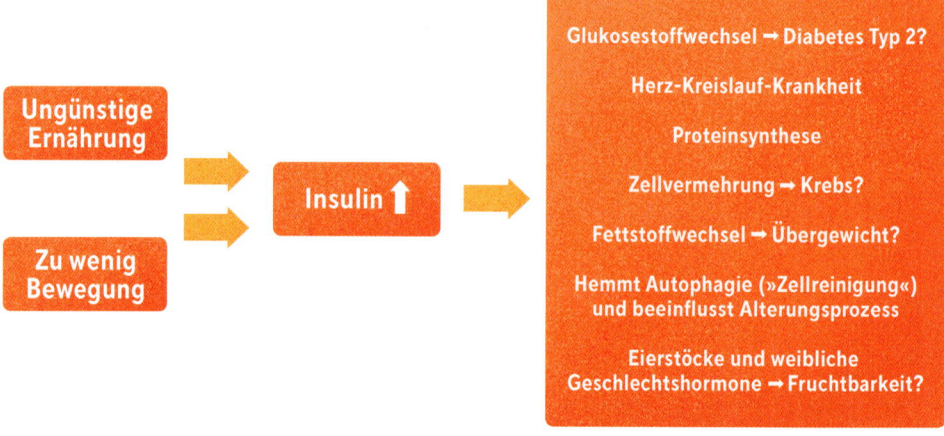

Ein dauerhaft zu hoher Insulinspiegel kann mit einer Reihe von Erkrankungen in Verbindung gebracht werden.

Tipp

LINSEN & CO. BEUGEN DIABETES VOR

Wer regelmäßig Hülsenfrüchte isst, tut viel für die Diabetesprävention. Auch bei gesunden Menschen kann man beobachten, dass Kohlenhydrate aus Hülsenfrüchten – verglichen mit der gleichen Menge aus Obst und Getreide – sehr günstig auf den Blutzucker wirken.

Fettproduktion, Zellvermehrung und Aufrechterhaltung der Zellgesundheit. Neben dem bekannten Schlüssel-Schloss-Prinzip, mit dem Insulin die Energiequelle Glukose in Zellen befördert, können solche Effekte durch die Aktivierung von Wachstumsfaktoren, den IGFs (Insulin-like Growth Factors), erklärt werden. Ob ernährungsbedingt oder durch Insulinresistenz: Ist der Insulinspiegel über längere Zeit zu hoch, führt dieses Überangebot ebenfalls zu einer Zunahme all dieser Funktionen an den Zielzellen. Dadurch ist Insulin neben der Entstehung von Stoffwechselkrankheiten auch an Krebserkrankungen beteiligt. Beobachtungsstudien zeigen klar, dass ein hoher Insulinspiegel »Health Span« (Lebensjahre in gutem Gesundheitszustand) und Lebenserwartung negativ beeinflusst.

Hilft eine Ernährungsumstellung?

Tatsächlich sind Ernährungsgewohnheiten hauptsächlich an der Entstehung von Insulinresistenz und Diabetes mellitus Typ 2 beteiligt, die Antwort lautet also: Ja. Eine Ernährungsweise, die den Kohlenhydratstoffwechsel und den Insulinspiegel günstig beeinflusst, ist der Schlüssel bei der Behandlung. Also einfach auf Kohlenhydrate verzichten? Ganz so einfach ist das nicht. Nicht alle Kohlenhydrate sind für den Stoffwechsel gleich, es kommt immer auch auf die Menge (Quantität) und Art (Qualität) der Kohlenhydrate an. **Unser Ziel: Nicht zu viele Kohlenhydrate auf einmal und möglichst unverarbeitete Lebensmittel essen.**

Das »Nicht zu viel« wird durch eine natürliche, plant-based Nahrungsmittelauswahl ermöglicht – und zwar intuitiv. Das Zuviel in der Ernährung kommt durch zugesetzte Zucker und raffinierte kohlenhydratdichte Lebensmittel zustande. Qualitativ wertvolle Kohlenhydrate stammen aus Vollkorngetreide, Hülsenfrüchten sowie Obst und Gemüse mit Ballaststoffgerüst.

Beobachtungsstudien bescheinigen der vollwertigen vegetarischen und veganen Ernährungsweise vor Diabetes schützende Eigenschaften – ein Punkt für die pflanzenbasierte und natürlicherweise kohlenhydratreiche Ernährungsweise! An dieser Stelle sei jedoch auch erwähnt, dass nicht jeder pflanzenbasierte Trend uneingeschränkt zu empfehlen ist. Ein Übermaß an Säften (hier landen die Ballaststoffe im Müll), Smoothie-Bowls, Energie-Bowls und Datteln als Wundersüßungswaffe ist absolut nicht förderlich. Auf die Balance kommt es an.

Kohlenhydrate – Qualität vor Quantität

Low-Carb-Diäten mit Fokus auf der Kohlenhydratmenge lassen diese Erkenntnis außer Acht. Zudem stammt die benötigte Energie bei Mahlzeiten in Low-Carb- und Keto-Diäten oftmals von tierischen Produkten. Gesättigte Fette aus tierischen Produkten haben einen eher negativen Einfluss auf den Zuckerstoffwechsel. Mehrfach ungesättigte Fettsäuren aus pflanzlichen Lebensmitteln hingegen wirken sich positiv aus. Wenn du viel rotes und verarbeitetes Fleisch isst, erhöht dies ebenfalls das Diabetesrisiko. Eine Low-Carb-Diät stellt ohne Frage auch einen Ansatz in der Behandlung von (beginnendem) Diabetes dar. Dabei müssen allerdings die Fette achtsam gewählt werden, um das Risiko für Herz-Kreislauf-Krankheiten nicht durch mehr Verzehr von gesättigten tierischen Fetten zu erhöhen.

Sieht man sich alle Untersuchungen zu den Themen Unterstützung des Blutzuckers und Vermeidung von Stoffwechselkrankheiten bzw. deren Behandlung an, kristallisiert sich ein klares Bild heraus: natürlich plant-based.

Aus der Praxis

WIE KANN MAN INSULINRESISTENZ UND DIABETES TYP 2 BEEINFLUSSEN?

Die beste Strategie gegen eine Insulinresistenz ist es, sie gar nicht erst entstehen zu lassen!

SCHÜTZENDE FAKTOREN

- Mehrfach ungesättigte pflanzliche statt gesättigter Fette verzehren
- Bei Ballaststoffen lösliche Ballaststoffe bevorzugen; diese kommen in Vollkorn und Hülsenfrüchten vor
- Adäquate Energieaufnahme, um Übergewicht zu vermeiden
- Regelmäßige körperliche Aktivität erhöht den Energieverbrauch und die Insulinsensitivität

RISIKOFAKTOREN

- Verarbeitete kohlenhydratreiche Lebensmittel wie weißes Mehl
- Hinzugefügter Zucker
- Zu viele tierische Produkte, insbesondere rotes Fleisch (enthält gesättigte Fette)
- Übermaß an Fett und Energie
- Überangebot an Proteinen (aus tierischen Produkten)

Medikamente können in einem weiteren Schritt auch eingesetzt werden, sind allerdings nur die zweite Wahl.

Generell zeigt sich, dass eine Ernährung mit überwiegend unverarbeiteten pflanzlichen Lebensmitteln und wenig tierischen, insbesondere verarbeiteten tierischen Produkten das Risiko für die Entstehung von Insulinresistenz und ihre Folgeerkrankungen senkt.

Bewegung und Stress – weitere Einflussfaktoren

Neben der Ernährung beeinflusst auch die Bewegung den Blutzucker- und Insulinstoffwechsel, denn sie erhöht die Insulinsensitivität der Zellen. Muskelaktivität verbraucht Energie in Form von Zucker. Außerdem nehmen die Muskelzellen insulinunabhängig Blutzucker auf und unterstützen damit die Regulation des Blutzuckergleichgewichts. Dabei geht es gar nicht um den täglichen Besuch im Fitnessstudio. Studien zeigen, dass ein 15-minütiger Spaziergang nach den Mahlzeiten einen erheblichen Einfluss auf die Blutzuckerkontrolle hat. Das ergibt Sinn, wenn man unseren artgerechten Bewegungsbedarf berücksichtigt. Diesen Effekt kannst du selbst wunderbar beim Tragen eines Glukosesensors beobachten!

Ein weiterer, nicht zu unterschätzender Einflussfaktor auf den Blutzucker- und Insulinstoffwechsel ist Stress: Er hebt den Blutzuckerspiegel. Das ist aus evolutionsbiologischer Sicht auch sinnvoll: So hat der Körper mehr Glukose zur Verfügung, um die Muskulatur mit der zur Flucht benötigten Energie zu versorgen. Auslöser in der modernen Gesellschaft sind jedoch andere als früher. Waren es einst Raubtiere, die unser Stresslevel anhoben und Fluchtreflexe triggerten, erleben wir heute Alltagsstress. Ein hupendes Auto schmeißt dieselben körperlichen Mechanismen an, die uns theoretisch zu Hochleistung befähigen. Auch bei jungen Menschen mit völlig gesundem Stoffwechsel lässt allein der Gedanke an eine stressige Woche den Blutzucker am Montagmorgen steigen.

Die beschriebenen Einflüsse auf den Blutzucker haben wir mit kontinuierlicher Glukosemessung (CGM) an uns selbst getestet und in der Arbeit mit Probanden erleben dürfen. Daraus haben wir unsere Checkliste (siehe S. 102) abgeleitet. Bei der kontinuierlichen Glukosemessung wird ein haarfeiner Sensor mit einem Applikator unter die Haut gesetzt. Dies kann man zu Hause selbst anbringen. Per App kann man in Echtzeit seinen Blutzuckerwert für etwa 14 Tage mitverfolgen. Entwickelt wurde dies für die Therapie von Diabetikern. Die Sensoren können über die Apotheke bezogen oder online bestellt werden.

HORMONE UND DER WEIBLICHE KÖRPER

Der weibliche Zyklus ist eine Meisterleistung der Natur und arbeitet ganz von allein, gesteuert durch ein Zusammenspiel an verschiedenen Hormonen. In diesem Abschnitt soll es vor allem darum gehen, wie unser Lebensstil, allem voran die Ernährung, die Funktion dieses hochkomplexen Systems beeinflusst. Beginnen wir mit einem Einflussfaktor auf den Zyklus: das Körpergewicht.

ÜBERGEWICHT Fettzellen produzieren Hormone – je mehr Fettzellen, desto mehr Hormone. Überschüssiges Fett produziert zusätzliche Geschlechtshormone: weibliche (wie Östrogen) und männliche (Androgene). Es reduziert außerdem das SHBG (Sex Hormone Binding Globuline). SHBG

BLUTZUCKER-INSULIN-HAUSHALT

- Vollkorn vs. raffinierte Kohlenhydrate: Überlege, welche Kohlenhydrate du gestern gegessen hast. Sieh mal aufs Brot, check die Getreide und fertigen Produkte. Beim Müsli z. B.: Hast du selbst Zucker in Form von Honig hinzugefügt? Trinkst du Säfte?
- Wie oft in der Woche isst du Hülsenfrüchte? Schaffst du drei Portionen pro Woche?
  - Reduziere die Getreidemenge und füge Linsen hinzu: Vermische dafür 100 Gramm Vollkornreis mit 50 Gramm roten oder gelben Linsen und koche sie zusammen.
  - Ersetze Getreide durch Kichererbsen oder weiße Bohnen: Anstatt Reis oder Nudeln zur Gemüsepfanne zu machen, greife zur schnellen Variante der Kichererbsen aus dem Glas.
- Beinhalten deine Mahlzeiten überwiegend günstige Proteinquellen?
- Welche fettreichen tierischen Produkte kommen bei dir auf den Teller? Butter, Käse, Wurst? Überlege, wie du sie ersetzen kannst, z. B. durch pflanzlichen Aufstrich.
- Tägliche Bewegungseinheit: Nimm dir Zeit für einen Spaziergang nach dem Mittagessen.
- Last but not least: Ist Gemüse der Hauptdarsteller auf deinem Teller?

bindet Hormone, um sie inaktiv zu halten, bis sie benötigt werden. Zu viel Körperfett kann also bedeuten, dass zu viele Hormone zirkulieren. So beeinträchtigt Übergewicht die Fruchtbarkeit.

UNTERGEWICHT Essstörungen, Gewichtsverlust, Stress und zu viel Sport führen zu einem niedrigen Körpergewicht. In physischen oder emotional stressigen Situationen kann dann der Menstruationszyklus gestört sein, schlimmstenfalls hört er sogar ganz auf (hypothalamische Amenorrhoe). Der Mangel an Fettzellen bedingt einen zu niedrigen Östrogenspiegel. Dies inaktiviert die Eierstöcke und beeinflusst die Fertilität negativ. Man braucht 21 Prozent Körperfettanteil, um den Zyklus nach einer Essstörung wiederherzustellen.

Ernährung und Östrogenstoffwechsel

Der Östrogenspiegel ist wichtig für die Fertilität, kann aber auch ein Risikofaktor für die Entstehung von Brustkrebs und menopausalen Beschwerden sein. Überschüssiges Östrogen ist ein Problem. Können wir das Hormon mitbeeinflussen? Die Antwort ist: Ja! Mit Ernährung lassen sich zu hohe Östrogenwerte reduzieren – und damit indirekt das Brustkrebsrisiko. In einer Studie zeigte sich, dass der Gesamtöstrogenspiegel postmenopausaler Frauen unter Einhaltung einer pflanzenbasierten Ernährungsweise um 40 Prozent sank.

Die Leber filtert überschüssige Hormone aus dem Blut und gibt sie in den Darmtrakt ab. Dort werden sie von Ballaststoffen gebunden und aus dem Körper befördert. Je mehr Ballaststoffe man zu sich nimmt, desto geringer die Östrogenbelastung. Tierische Produkte enthalten keine Ballaststoffe. Wenn du also viele tierische und wenig pflanzliche Lebensmittel isst, werden die Hormonüberschüsse nicht ausgeschieden, sondern gelangen zurück in den Blutstrom. Ein ähnliches System gibt es beim Cholesterinstoffwechsel.

Die Ernährung beeinflusst den Östrogenhaushalt auf zwei Wegen: über den Leberkreislauf und über die Interaktion mit dem Darmmikrobiom. Je pflanzenbasierter deine Ernährung, desto besser funktioniert der Abtransport unerwünschter Stoffe!

Milchprodukte wie Käse enthalten sehr viel Fett, gleichzeitig besitzen sie keine Ballaststoffe. Zudem enthält Milch natürlicherweise Hormone wie Östrogen. Wie sich die Hormone in der Milch tatsächlich auf die Gesundheit auswirken, wird aktuell erforscht. Derzeit überwiegt die Forschungsmeinung, dass die durch üblichen Milchverzehr aufgenommene Östrogenmenge zu gering ist, um die Gesundheit zu beeinflussen.

Eine fettreiche Diät erhöht den Östrogenspiegel. Besonders eine Ernährung, die reich an Fleisch- und Milchprodukten ist, ist ungünstig. Sie enthalten viel Fett und keine Ballaststoffe. Achte darauf, tierische Produkte nur in Maßen zu verzehren – und fettarme Optionen auszuwählen.

Menopause – Zeit des Wandels

Auch wenn deine Menopause noch fern scheint, ist es nicht zu früh, an deine Hormone zu denken. Der Übergang der weiblichen Lebensphasen von der reproduktiven zur postmenopausalen Phase geschieht langsam und schrittweise. In dieser Zeit verändern sich die weiblichen Geschlechtshormone. Vor der Menopause wird der überwiegende Anteil der Östrogene durch die Eierstöcke produziert. Mit der Menopause sinken die Spiegel von Östrogen und Progesteron. Hormone werden zu einer geringeren Menge weiterhin gebildet, vornehmlich durch Fettzellen, somit werden postmenopausale Hormonlevel durch die Körperfettmenge mitbestimmt. Diese Änderung in der Stoffwechsellage geht bei vielen Frauen mit Symptomen wie Hitzewallungen, Schlafstörungen und Stimmungsschwankungen einher. Mit deiner Ernährung und dem Lebensstil in den Dreißigern und Vierzigern legst du den Grundstein, um diesen Übergang bestmöglich zu unterstützen. Wenn du dich in deiner fruchtbaren Lebensphase pflanzenbasiert ernährst, das legen Beobachtungsstudien nahe, könnten sich menopausale Beschwerden minimieren.

Menarche – Beginn der fruchtbaren Phase

Während die Menopause das Ende der fruchtbaren Phase einer Frau bedeutet, bezeichnet die Menarche deren Beginn. Übergewicht, bedingt durch Überernährung und wenig körperliche Aktivität, geht mit einem früheren Beginn der weiblichen Pubertät einher. Vermutlich sind zusätzliche hor-

EIN UPDATE ZUM THEMA SOJA

Hier herrscht aufgrund veralteter Theorien viel Unsicherheit, die wir im Folgenden beseitigen wollen.

- Soja ist ein sicheres Lebensmittel für Frauen und Männer – für Gesunde ebenso wie für Vorerkrankte.
- Soja ist Teil der asiatischen Ernährung. Allerdings wird es meist ganz oder fermentiert verwendet, während es bei uns oftmals nur als Proteinquelle in Fleischersatzprodukten vorkommt.
- Soja enthält sekundäre Pflanzenstoffe, die Isoflavone. Eines davon ist Phytoöstrogen, das strukturell dem menschlichen Östrogen ähnelt. Phytoöstrogene binden im menschlichen Körper an dieselben Rezeptoren wie körpereigene Östrogene. Die Hormonwirkung ist dabei jedoch wesentlich geringer, etwa 0,1 Prozent der körpereigenen Östrogene. Durch das Andocken an die Geschlechtshormonrezeptoren hemmen sie die Bindung der wirksamen Östrogene und mildern deren Effekte – das wird als anti-östrogene Wirkung bezeichnet.
- Die gesundheitsfördernden Eigenschaften sind am konzentriertesten in ganzen, naturbelassenen Lebensmitteln zu finden: Sojabohnen, Edamame, Tofu, Tempeh.
- Phytoöstrogene scheinen vor Brustkrebs zu schützen und bei menopausalen Beschwerden zu helfen. Beobachtungsstudien zeigen, dass täglich eine Portion Soja ausreicht – Nachteile hat dies nicht.
- Entgegen vieler Gerüchte zeigt Soja keinen Einfluss auf den Testosteronspiegel und ist auch für Männer empfehlenswert.
- Soja zu essen senkt den Cholesterinspiegel.
- Sojabohnen sind reicher an Protein als andere Hülsenfrüchte, zudem verstoffwechselt der Körper die Sojaproteine gut.
- Sojamilch hat mit drei Gramm pro 100 Milliliter mehr Protein als andere Pflanzendrinks.
- Ersatzprodukte wie Würstchen und Schnitzel auf Basis von Sojaprotein sind stark verarbeitet. Ihr schützender Isoflavongehalt ist sehr gering.

Schaffst du es, pro Tag eine Portion Soja (ganz oder verarbeitet) zu verzehren? Ein toller schneller Trick: Edamamebohnen, grün geerntete Sojabohnen. Kauf sie vorgegart im Glas oder tiefgekühlt. Sie passen gut zu Currys und Salaten!

monproduzierende Fettzellen und ein hoher Insulinspiegel dafür verantwortlich. Je länger der Körper Hormonen wie Östrogen ausgesetzt ist, desto mehr scheint das Gesundheitsrisiko in späteren Lebensjahren zu steigen. Bewegung und Ernährung sind schon im frühen Kindesalter Stellschrauben für die Gesundheit späterer Lebensabschnitte.

Brustkrebsrisiko – auch hier hilft plant-based

Brustkrebs betrifft immer mehr Frauen in Deutschland. Neben einer genetischen Komponente nehmen Hormone einen Einfluss auf die Entstehung und Entwicklung von Krebszellen: Das Brustkrebsrisiko erhöht sich mit steigendem Sexualhormonspiegel. Das im Kreislauf zirkulierende Östrogen wirkt auf das Brustgewebe und kann das Zellwachstum fördern. Frauen mit erhöhtem postmenopausalem Östrogenspiegel haben im Allgemeinen ein höheres Brustkrebsrisiko.

Studien zeigen, dass das Ernährungsverhalten eine gute Vorhersagekraft für den Hormonspiegel und damit das Krebsrisiko hat. So zeigten vegan und überwiegend pflanzlich ernährte postmenopausale Frauen niedrigere Östrogen- und höhere SHBG-Werte als die Vergleichsgruppen mit westlicher Ernährung. Dies wird auf den niedrigeren BMI und die vermehrte Ballaststoffaufnahme zurückgeführt. Während dies die indirekte Verbindung zwischen Ernährung und Brustkrebs aufzeigt, bescheinigen epidemiologische Studien der westlichen Ernährung eine Risikoerhöhung für Brustkrebs gegenüber einer pflanzenbasierten Ernährung.

Übergewicht, das metabolische Syndrom und Adipositas erhöhen hingegen den Insulin- und Sexualhormonspiegel sowie die Zellwachstumsfaktoren und damit auch das Brustkrebsrisiko. Ein höherer Körperfettanteil geht mit einem erhöhtem Östrogenspiegel einher, da Fettzellen nach der Menopause

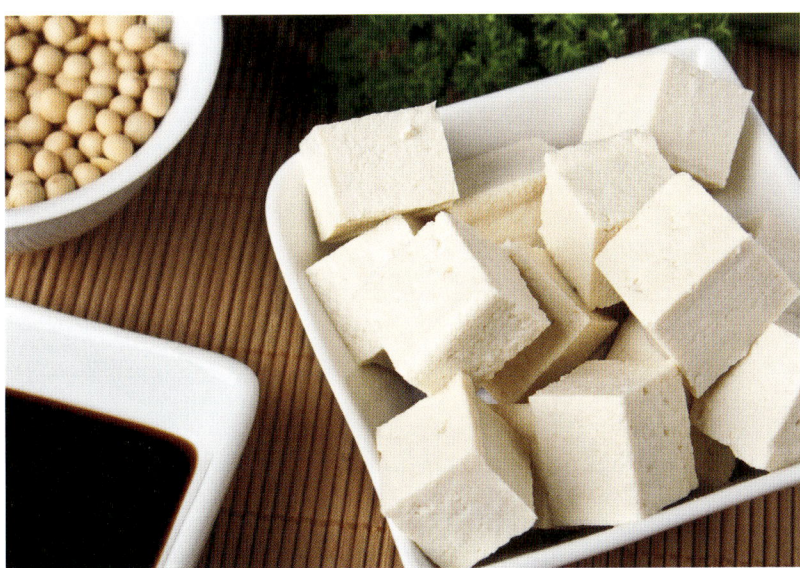

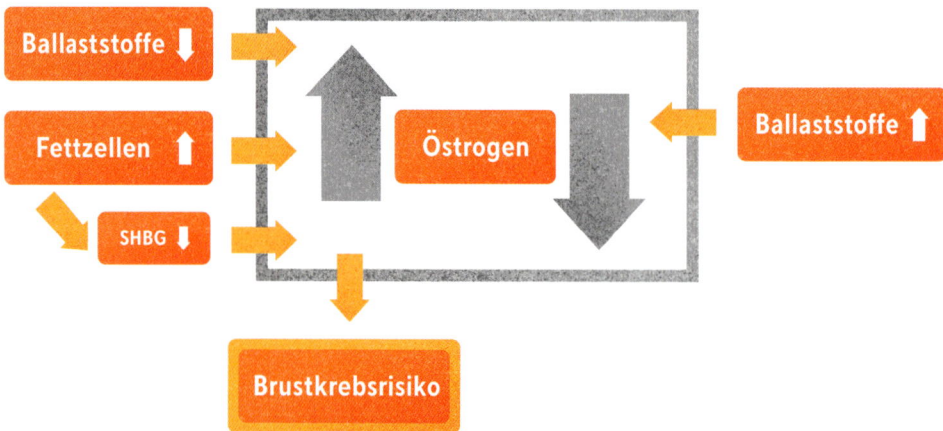

Wer wenig Ballaststoffe zu sich nimmt, erhöht den Östrogenspiegel im Blut und damit indirekt das Risiko, an Brustkrebs zu erkranken.

die Östrogenproduktion der Eierstöcke übernehmen. Zudem reduziert eine moderate Sportroutine den Geschlechtshormonspiegel und so indirekt das Erkrankungsrisiko.

Was kannst du tun? **Wer täglich viele Ballaststoffe isst, reduziert sein Krebsrisiko.** Nur zehn Gramm pro Tag mehr reduzieren das Risiko, an Brustkrebs zu erkranken, um weitere sieben Prozent. Übrigens taucht in dem Kontext die Darmgesundheit erneut auf. Es scheint, dass eine große Mikrobiomvielfalt mit reduziertem Brustkrebsrisiko in Verbindung steht. In einer Studie bestätigte sich, dass das Darmmikrobiom den Östrogenhaushalt postmenopausaler Frauen beeinflusst.

Polyzystisches Ovarialsyndrom (PCOS)

Das polyzystische Ovarialsyndrom (PCOS) ist eine der häufigsten hormonellen Störungen bei jungen Frauen. Typischerweise sind dabei männliche Geschlechtshormone wie Testosteron und der Insulinspiegel erhöht. Dies beeinflusst die Eierstöcke und führt zu einem unregelmäßigen oder ausbleibenden Zyklus. Die Folgen sind Übergewicht, Hautprobleme und unerfüllter Kinderwunsch. Zugleich begünstigt PCOS die Entwicklung einer Insulinresistenz bis hin zur Entstehung von Diabetes mellitus Typ 2.

Das Gemeine an der Insulinresistenz ist, dass sie in den Fettstoffwechsel eingreift und eine Gewichtsreduktion erschwert. Gleichzeitig produzieren die Fettzellen noch mehr Hormone und weniger hormonbindende Globuline.

Übrigens: Insulinresistenz und daraus resultierende hohe Spiegel an zirkulierendem Insulin beeinflussen auch ohne PCOS die Funktion der Eireifung in den Eierstöcken. Dies stört – oder stoppt (Anovulation) – den Zyklus und beeinflusst somit die Fertilität! Viele Frauen mit unerfülltem Kinderwunsch sind leicht übergewichtig und haben eine Vorgeschichte von familiär auftretendem Diabetes Typ 2.

Was kann Ernährung beitragen?

Viele Ärzte verschreiben nach der PCOS-Diagnose Metformin, ohne über die Ernährung nachzudenken. Oft werden Low-Carb-Diäten empfohlen, bei denen Fett und tierische Produkte die Kohlenhydrate ersetzen. Davon ist abzuraten.

Der erste Schritt sollte es sein, Körperfett zu reduzieren und dem Körper dabei zu helfen, überschüssige Hormone loszuwerden. Verzichte auf fettreiche tierische Lebensmittel ohne Ballaststoffe zugunsten möglichst ballaststoffreicher pflanzlicher Lebensmittel. Metformin kann, muss den Prozess aber nicht begleiten.

Das Blutzucker-Insulin-Gleichgewicht und den Kohlenhydratstoffwechsel unterstützt du durch die achtsame Wahl von ballaststoffreichen pflanzlichen Kohlenhydratquellen in geeigneter Menge. Bei den Mahlzeiten steht Gemüse im Mittelpunkt, gepaart mit Hülsenfrüchten und Vollkorngetreide als Basis. Raffinierte kohlenhydratreiche Lebensmittel wie Säfte, ausgemahlene Mehle und zugesetzte Zucker sollten vermieden werden.

Nicht zu vergessen ist Bewegung: Sie hilft bei der Gewichtsnormalisierung und im Kampf gegen die Insulinresistenz!

Checkliste

WEIBLICHE HORMONE

- Achte auf eine reichliche Ballaststoffaufnahme: Hülsenfrüchte, Vollkorngetreide, Obst, Gemüse und Saaten.
- Verzehre bunte Pflanzen statt tierischer Lebensmittel. Sie sind von Natur aus fettarm und liefern Ballaststoffe, die tierischen Produkten fehlen.
- Achte auf adäquate Mengen guter Fette.
- Erkunde die Sojavielfalt und finde ein paar neue Rezepte für Tofu, Tempeh, Sojabohnen oder Edamame. Wie wäre es z. B. mit Grüner Quinoa-Bowl (siehe S. 193) oder Sushi-Bowl (siehe S. 152)?
- Keep moving – die tägliche Bewegung ist unsere artgerechte Lebensweise!

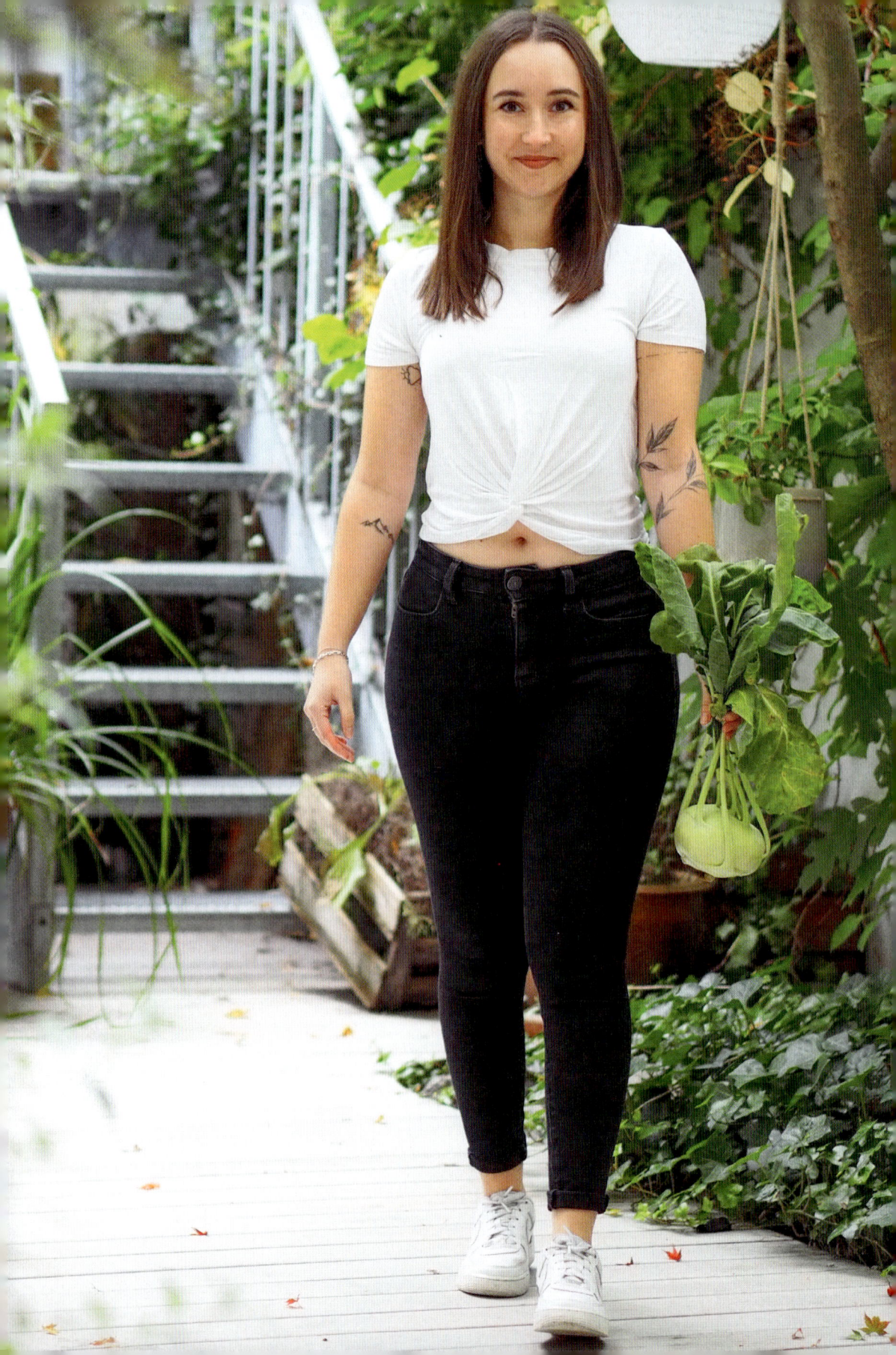

TEIL 3

PLANT.
BASED.
Praxis.

KÜCHENTIPPS – PLANT-BASED IM ALLTAG

In der Praxis kommen immer wieder bestimmte Fragen auf, z. B. welches Öl sich zum Anbraten eignet oder ob tiefgekühltes Gemüse besser als frisches ist. Auch der Blick auf die Zutatenliste der Produkte löst nicht selten Verwirrung aus. In diesem Kapitel sehen wir uns an, wie du eine gesunde Ernährung ganz einfach in deinen Alltag integrieren kannst, welche Zubereitungsmethoden am schonendsten sind und was alles auf einem Etikett stehen muss (oder nicht stehen sollte).

VORRÄTE – DIE HALBE MIETE

Für spontane Koch- und Backaktionen ist es wichtig, eine Grundausstattung in der Küche zu haben. Hier findest du eine Übersicht, welche Lebensmittel in deinen Schränken stehen sollten. Natürlich musst du nicht alles davon zu Hause haben, aber eine gute Auswahl ist durchaus sinnvoll.

Konserven/haltbare Lebensmittel
• Passierte, stückige Tomaten
• Tomatenmark
• Kidneybohnen
• Kichererbsen
• Braune Linsen
• Weiße Bohnen
• Schwarze Bohnen
• Mais
• Pflanzendrink/Milch
• Kokosmilch

Getreide & Co.
• Vollkornhaferflocken und Basismüsli aus Vollkorngetreide
• Vollkornnudeln
• Vollkornreis
• Rote und gelbe Linsen
• Quinoa
• Graupen
• Hirse
• Vollkorncouscous

DER HÜLSENFRÜCHTEGUIDE

Hülsenfrüchte findest du sowohl als Konserve in Glas und Dose als auch getrocknet oder tiefgefroren. Ideal ist es, wenn du Bohnen oder Linsen selbst kochst. So kannst du sie ausgiebig waschen, einweichen und kochen. Das bedeutet jedoch nicht, dass es ungesund ist, Hülsenfrüchte als Konserve zu kaufen. Allerdings gehen bei der frisch gekochten und tiefgekühlten Variante die Nährstoffe weniger verloren, und es sind keine Zusätze wie Salz, Zucker oder Konservierungsmittel enthalten.

Nüsse und Samen
- Walnüsse
- Leinsamen
- Chiasamen
- Cashewkerne
- Mandeln
- Erdnüsse
- Sonnenblumen- und Kürbiskerne
- Nussmus (Mandel, Erdnuss, Tahini)

Würzmittel
- Sojasauce
- Essig (Weißweinessig, Apfelessig)
- Senf
- Oliven- und Rapsöl
- Gemüsebrühe (ohne Geschmacksverstärker wie Glutamat!)

Gewürze
- Salz
- Pfeffer
- Curry
- Kreuzkümmel (Cumin)
- Kurkuma
- Zimt
- Knoblauchpulver
- Italienische Kräuter
- Paprikapulver
- Hefeflocken

Im Kühlschrank
- Eier
- (Pflanzlicher) Joghurt
- Quark
- Butter/Margarine
- Tofu

MIR FEHLT DIE ZEIT ZUM KOCHEN – WAS TUN?

Selbst kochen und viel Gemüse auf dem Teller, das sieht nach viel Arbeit aus? Keine Angst! Mit ein paar Organisationsschritten lässt sich das im Alltag gut meistern.

- Schaue in den Vorratsschrank. Wenn du hier gut organisiert bist, sparst du in der Vorbereitung Zeit.
- Bereite die einzelnen Komponenten des gesunden Tellers vor: Getreide und Linsen kann man in größeren Mengen vorkochen und portionsweise einfrieren oder im Kühlschrank aufbewahren. Nach dem Kochen abkühlen lassen. In einem luftdicht verschlossenen Behälter halten sie sich 3 bis 4 Tage.
- Manche Rezepte eignen sich besser zum Mitnehmen als andere. Koch abends zwei Portionen und füll eine direkt in die Lunchbox für den nächsten Tag (z. B. den Bunten Hirsesalat, siehe S. 196).
- Nimm dir ein paar Minuten Zeit und überlege, was du in den nächsten Tagen essen möchtest und wann Einkaufen und Kochen am besten in deine Routine passen: Erstelle eine Einkaufsliste, plane Zeit zur Vorbereitung ein und koche eventuell vor.

Im Tiefkühlfach
- Spinat
- Erbsen
- Beerenfrüchte
- Edamame
- Kräuter

Haltbare frische Lebensmittel
- Ingwer
- Zwiebeln
- Knoblauch
- Kartoffeln
- Süßkartoffeln

Zum Backen
- Vollkornmehl (Dinkel, Weizen, Roggen)
- Kichererbsenmehl
- Süßungsmittel (Zucker, Erythrit, Xylit, Ahornsirup)
- Trockenobst (Datteln, Pflaumen, Aprikosen)
- Kakaopulver
- Backpulver
- Vanillezucker/-extrakt
- Trockenhefe
- Natron

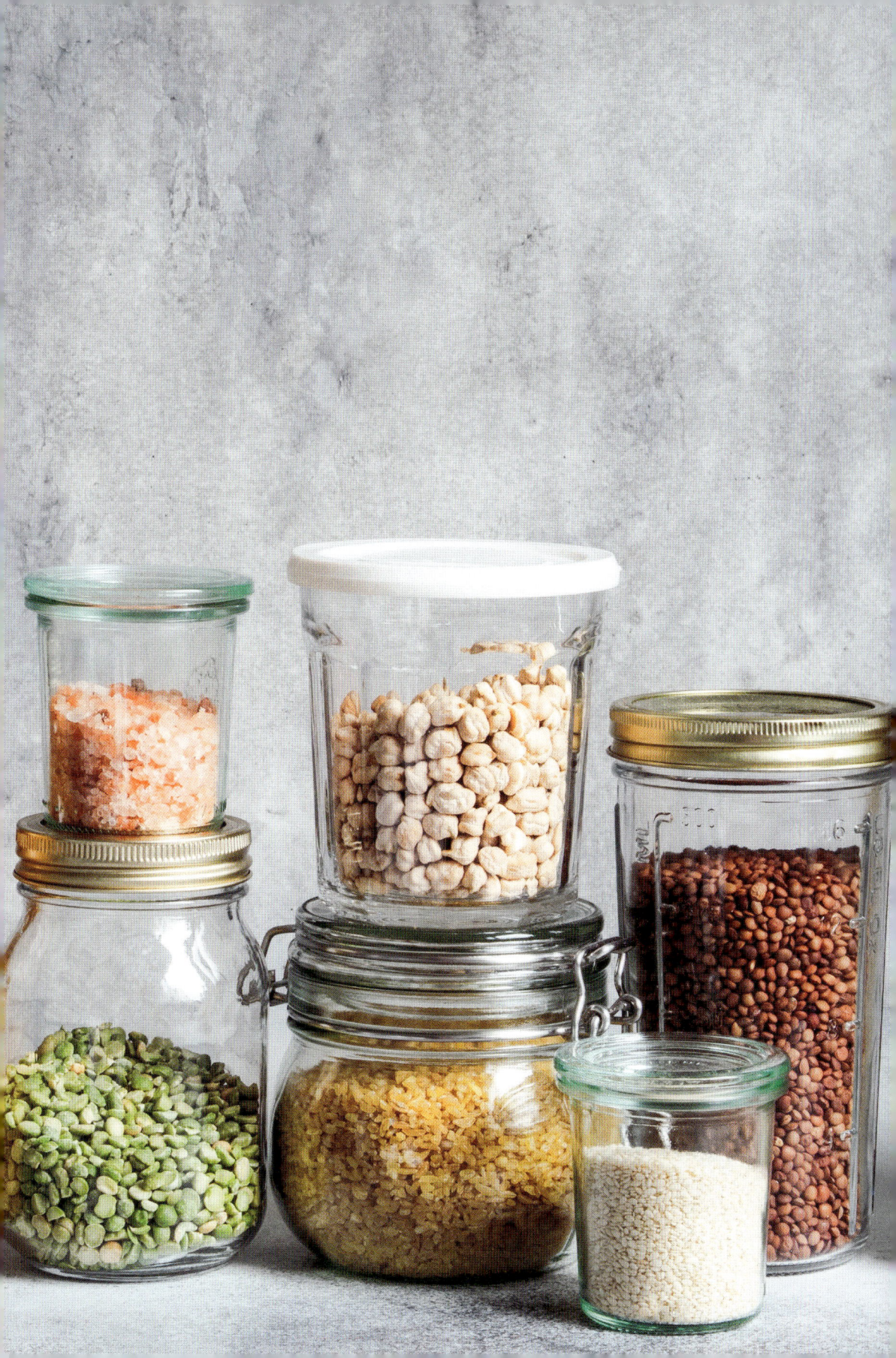

ZUBEREITUNG UND LAGERUNG

Nahezu alle Lebensmittel werden mehr oder weniger verarbeitet, bevor sie verzehrt werden. Im kommerziellen Bereich werden sie vor allem deshalb verarbeitet, um Mikroorganismen zu beseitigen und die Haltbarkeit zu verlängern. Auch das einfache Kochen oder Kombinieren eines Lebensmittels mit anderen gilt als eine Form der Lebensmittelverarbeitung. In jedem Fall wird der Nährstoffgehalt durch die Verarbeitung oft verändert.

Ölguide – worauf muss ich achten?

Öl steht in jedem Haushalt. Oliven-, Raps-, Sonnenblumen- und Kokosöl unterscheiden sich in ihrer Zusammensetzung und haben daher mehr oder weniger positive Effekte auf den Körper. Daneben sind noch zwei Punkte bei der Wahl entscheidend: Verarbeitungsgrad und Rauchpunkt.

Verarbeitungsgrad – raffiniert und unraffiniert

Wie stark ein Speiseöl verarbeitet wurde, beeinflusst die Qualität. Hochraffinierte Öle haben ein einheitliches Aussehen und sind in der Regel günstiger, während Öle, die nur minimal verarbeitet wurden, Sedimentpartikel enthalten, trüber aussehen und mehr von ihrem natürlichen Geschmack und ihrer Farbe behalten. Unraffinierte Öle enthalten zwar mehr Nährstoffe, sind aber auch hitzeempfindlicher und können schneller ranzig werden.

Raffinierte Öle haben in der Regel einen höheren Rauchpunkt. Einige von ihnen werden mit chemischen Lösungsmitteln extrahiert, während andere durch Pressen von Pflanzen oder Samen gewonnen werden.

Rauchpunkt – danach wird's brenzlig

Wenn Speiseöle erhitzt werden, erreichen sie irgendwann ihren Rauchpunkt, die Temperatur, bei der das Öl nicht mehr stabil ist und sich zu zersetzen beginnt. Wenn sich Öl zersetzt, beginnt es zu oxidieren, bildet Transfette und setzt freie Radikale frei. Beides kann sich negativ auf die Gesundheit auswirken und möglicherweise Zellschäden verursachen, die zur Entstehung von Krankheiten beitragen können. **Außerdem setzen Öle, die ihren Rauchpunkt erreichen, eine Substanz namens Acrolein frei, die einen unangenehmen Brandgeschmack hervorrufen kann.**

- **OLIVENÖL:** Der Rauchpunkt von kalt gepresstem Olivenöl liegt bei 130 bis 175 °C, weshalb es nicht zum Anbraten oder Frittieren genutzt werden sollte. Du kannst mit Olivenöl sehr gut dünsten oder Ofengemüse zubereiten und den Ofen nur auf 150 °C heizen. Ideal ist ein natives Olivenöl (»vergine«).
- **RAPSÖL:** Rapsöl hat einen Rauchpunkt von etwa 200 °C, weshalb du es gut zum Anbraten nutzen kannst. Zudem liefert es Omega-3-Fettsäuren.
- **ERDNUSSÖL:** Erdnussöl wird oft in der asiatischen Küche verwendet und hat einen Rauchpunkt von etwa 230 °C.
- **KOKOSÖL:** Der Rauchpunkt von Kokosöl liegt bei etwa 200 °C, weshalb du es ebenfalls zum Anbraten nutzen kannst.

Acrylamid – nicht unbedingt gesund

Acrylamid kann schon ab 120 °C aus Stärke bzw. Zuckern und der Aminosäure Asparagin beim Braten und Rösten entstehen. Da Kartoffeln und Getreide diese Stoffe enthalten, ist der Gehalt bei Chips und Knäckebrot beispielsweise sehr hoch. Auch Kekse, Cracker, geröstete Cerealien oder Nüsse können Spuren von Acrylamid enthalten. Es gibt Hinweise, dass Acrylamid und sein Stoffwechselprodukt Glycidamid potenziell das Risiko für Krebs und Veränderungen des Erbguts erhöhen können.

Auch wenn sich die Entstehung nicht komplett vermeiden lässt, kann der Gehalt durch die richtige Zubereitung gering gehalten werden.

- **KOCHEN STATT BRATEN:** Acrylamid wurde bisher nur in frittierten bzw. gerösteten stärkehaltigen Lebensmitteln entdeckt. Kochen unter Dampf ist sicherer, und es bleiben mehr Nährstoffe erhalten.
- **VERGOLDEN STATT VERKOHLEN:** Toastbrot, Ofenpommes oder Kroketten solltest du nur so lange erhitzen, bis sie eine goldgelbe Farbe haben.
- **KARTOFFELPRODUKTE** nur bis maximal 175 °C frittieren und Pommes nicht über 200 °C (Ober- und Unterhitze) bzw. 180 °C (Umluft) im Ofen zubereiten.

Verfahren, die den Nährstoffgehalt beeinflussen

Während Anbau, Ernte, Lagerung und Zubereitung können einige Vorgänge stattfinden, die den Nährstoffgehalt beeinflussen. Starke Hitze, Licht oder Sauerstoff verursachen dabei den größten Nährstoffverlust.

Düngen

Für die meisten Pflanzen wird Düngemittel eingesetzt. **Besonders Stickstoffdünger verringert tendenziell den Vitamin-C-Gehalt vieler Obst- und Gemüsesorten.** Für den Nährstoffgehalt der Pflanzen scheint es keinen Unterschied zu machen, ob der Dünger organisch ist oder nicht.

Einfrieren

Der Nährstoffgehalt eines Lebensmittels bleibt erhalten, wenn es eingefroren wird. Mögliche Nährstoffverluste sind auf die Verarbeitung vor dem Einfrieren und das Garen nach dem Auftauen der gefrorenen Lebensmittel zurückzuführen.

Einmachen

Lebensmittel werden in der Dose erhitzt, um potenziell gefährliche Mikroorganismen abzutöten und die Haltbarkeit der Lebensmittel zu verlängern. Konservierungsstoffe werden in Konserven im Allgemeinen nicht benötigt oder verwendet.

Mahlen

Getreide wie Weizen kann geschält werden, um die faserigen Spelzen zu entfernen. Die Spelzen enthalten jedoch den größten Teil der Ballaststoffe, B-Vitamine, sekundären Pflanzenstoffe und einiger Mineralien. Aus diesem

Grund sind Produkte wie Weißbrot weniger nahrhaft als die Vollkornvariante, auch wenn ihnen einige der Nährstoffe, die beim Mahlen verloren gehen, künstlich zugesetzt werden.

Blanchieren
Bevor ein Lebensmittel in Konserven gefüllt oder eingefroren wird, wird es in der Regel sehr schnell mit Dampf oder Wasser erhitzt. Die wasserlöslichen Vitamine, darunter Vitamin C und B-Vitamine, sind empfindlich und werden durch Blanchieren leicht zerstört.

Pasteurisieren
Bei der Pasteurisierung werden flüssige Lebensmittel wie Milch und Fruchtsäfte auf bestimmte Temperaturen erhitzt, um Mikroorganismen abzutöten. Der Nährwert der Milch bleibt im Allgemeinen unverändert. Bei pasteurisierten Fruchtsäften kann es aber zu einem gewissen Verlust an Nährstoffen, besonders Vitamin C, kommen.

Hochdruckverfahren
Bei dieser alternativen Konservierungsmethode wird ein Lebensmittel erhöhtem Druck ausgesetzt, mit oder ohne Wärmezufuhr, um Mikroorganismen abzutöten. Diese Methode wird z. B. bei Fruchtsäften angewendet. Da keine Hitze nötig ist, hat dieses Verfahren weniger Auswirkungen auf den Vitamingehalt, Geschmack und die Farbe des Lebensmittels.

Dehydrieren
Das Trocknen von Lebensmitteln wie Obst kann den Vitamin-C-Gehalt verringern, aber auch andere Nährstoffe, insbesondere Ballaststoffe, konzentrieren. Durch das Trocknen wird auch deren Energiedichte erhöht. Wird ein dehydriertes Lebensmittel zubereitet und mit Wasser gekocht, werden weitere Nährstoffe entzogen und gehen mit dem Kochwasser verloren.

Nährstofferhaltende Zubereitung
Viele Gemüsesorten werden vor dem Kochen geschält oder geschnitten, um die harte Schale oder die äußeren Blätter zu entfernen. Die meisten Nährstoffe, z. B. Vitamine, befinden sich jedoch nahe der Oberfläche, sodass ein übermäßiges Entfernen der Schale den Nährstoffgehalt verringern kann.

Nährstoffverlust durch Kochen
Einige Vitamine sind stabiler (werden also durch die Verarbeitung weniger beeinflusst) als andere. Wasserlösliche Vitamine (B-Gruppe und C) sind bei der Verarbeitung und Lagerung von Lebensmitteln instabiler als fettlösliche Vitamine (A, D, E, K). Zu den instabilsten Vitaminen gehören Folsäure, Vitamin B1 und Vitamin C. Zu den stabilen Vitaminen zählen Vitamin B3, Vitamin D, Vitamin K, Biotin und Vitamin B5. Beim Kochen können also bestimmte Vitamine mit dem Kochwasser verloren gehen. Das kannst du verhindern, indem du das Kochwasser weiter benutzt. Bei alternativen Garmethoden wie Dünsten, Braten oder Grillen bleiben im Allgemeinen mehr Vitamine und andere Nährstoffe erhalten.

Vorteile des Kochens

Die roh-vegane Bewegung propagiert eine Form des Veganismus, die glaubt, Kochen reduziere den Nährwert von Lebensmitteln durch Zerstörung von Enzymen. Das stimmt aber nicht immer. Es kann in vielerlei Hinsicht auch vorteilhaft sein:

• Kochen macht das Essen schmackhafter.
• Beim Kochen werden Teile des Gemüses aufgespalten, die sonst unverdaulich wären.
• Beim Kochen werden Bakterien und andere schädliche Mikroorganismen abgetötet.
• Das Kochen macht viele sekundäre Pflanzenstoffe besser verfügbar (z. B. das Lycopin in Tomaten).

So bleibt alles Wertvolle drin

• Richtiges Lagern: z. B. kalte Lebensmittel (Joghurt, Käse, Aufstriche) kühl und geschlossen halten, Gemüse im Gemüsefach des Kühlschranks aufbewahren
• Gemüse waschen und putzen statt schälen
• Äußere Blätter von Gemüse wie Kohl oder Salat verwenden, außer sie sind verwelkt oder ungenießbar
• Gemüse dämpfen, braten, grillen oder in der Mikrowelle erhitzen, statt sie zu kochen
• Beim Kochen von Gemüse das nährstoffreiche Wasser aufheben oder wiederverwenden, z. B. um Reis oder Nudeln zu kochen
• Möglichst immer frische Lebensmittel (in Bioqualität) zubereiten

TK oder frisch – was ist besser?

Frisches Obst und Gemüse ist fester Bestandteil einer ausgewogenen Ernährung. Doch ist die frische Variante nicht immer verfügbar. Tiefgekühltes Obst und Gemüse ist eine gute Alternative. Aber ist das wirklich gesund?

Frisches Obst und Gemüse

Die meisten Früchte und Gemüse werden geerntet, bevor sie reif sind, und sollen auf dem Transportweg, der teilweise mehrere Wochen dauert, fertig reifen. Dadurch haben sie auch weniger Zeit, das gesamte Spektrum an Mikronährstoffen und natürlichen Antioxidantien zu entwickeln. Zusätzlich werden sie für den Transport mitunter mit Chemikalien behandelt, damit sie nicht verderben. Im Supermarkt angekommen, kann das Obst und Gemüse noch ein bis drei Tage in der Auslage liegen, bevor es in den Haushalten bis zu sieben Tage vor dem Verzehr gelagert wird. Und wie du schon weißt, verlieren sie über diesen Zeitraum wieder Nährstoffe.

Tiefgekühltes Obst und Gemüse

__Im Vergleich zu frischem Obst und Gemüse wird die tiefgekühlte Variante in der Regel reif geerntet.__ Anschließend wird es innerhalb weniger Stunden gewaschen, blanchiert, geschnitten, eingefroren und verpackt. Früchte werden nicht blanchiert, weil dadurch die Textur stark beeinträchtigt werden kann. Stattdessen können sie mit Ascorbinsäure (Vitamin C) oder Zuckerzusatz behandelt werden, um dem Verderben entgegenzuwirken. Normalerweise werden tiefgekühlten Lebensmitteln vor dem Einfrieren keine Chemikalien zugefügt.

Nährstoffverlust während der Verarbeitung

Generell trägt das Einfrieren dazu bei, den Nährstoffgehalt zu erhalten. Dennoch zersetzen sich einige Nährstoffe mit der Zeit. Bestimmte Nährstoffe gehen auch während des Blanchierens verloren. Wie viele Nährstoffe verloren gehen, variiert je nach Gemüsesorte und Blanchierdauer. Der Verlust liegt zwischen 10 und 80 Prozent mit einem Durchschnitt von 50 Prozent. Trotz dieses Verlustes scheinen die wasserlöslichen Vitamine ihre antioxidative Wirkung zu behalten. Das gilt aber nicht für Früchte, da sie nicht blanchiert werden.

Die Studienergebnisse zum Nährstoffgehalt sind nicht ganz eindeutig. In einigen Studien wurden erntefrische Produkte verwendet, die weder Lagerung noch Transport ausgesetzt waren. Andere nutzten Produkte aus dem Supermarkt. Insgesamt deuten die Ergebnisse aber darauf hin, dass durch das Einfrieren der Nährstoffgehalt erhalten werden kann und dass dieser bei frischen und gefrorenen Lebensmitteln ähnlich ist. Und falls es doch mal Nährstoffverluste gibt, sind diese relativ gering. **Dennoch scheinen Tiefkühlprodukte einen höheren Gehalt an bestimmten Nährstoffen zu haben.** Tiefgefrorene Erbsen oder Spinat können beispielsweise mehr Vitamin C enthalten als die im Supermarkt gekaufte frische Variante, die mehrere Tage zu Hause gelagert wurde.

DER ETIKETTENCHECK

Nährwertangaben und Zutatenliste sind für die meisten Produkte verpflichtend. Gerade bei verarbeiteten Lebensmitteln können einige Zutaten enthalten sein und verwirren. Ist das überhaupt noch gesund? Auf welche Inhaltsstoffe sollte ich besonders achten, und sind Light-Produkte wirklich gesünder? Genau das erfährst du hier.

Was muss auf dem Etikett stehen?

Laut der EU-Lebensmittelinformationsverordnung Nr. 1169/2011 (LMIV) sind Hersteller verpflichtet, sieben Nährwerte bezogen auf 100 Gramm oder 100 Milliliter in Tabellenform auf das Etikett des Produkts zu schreiben. Dazu zählen:

• Energie
• Fett
    • davon gesättigte Fettsäuren
• Kohlenhydrate
    • davon Zucker
• Protein
• Salz

Angaben wie der Gehalt an ungesättigten Fettsäuren, Ballaststoffen, Vitaminen oder Mineralstoffen sind freiwillig. Unverarbeitete Monoprodukte wie Obst und Gemüse, Mehl oder Reis dürfen ohne Nährwerttabelle auf dem Etikett verkauft werden. Zudem müssen auch andere verpackte Lebensmittel, etwa Kräuter, Gewürze, Kaugummi oder Tee, nicht gekennzeichnet sein.

Nahrungsergänzungsmittel – sie zählen rechtlich zu den Lebensmitteln – und Mineralwässer unterliegen eigenen Regelungen. Alkoholische Getränke mit einem Alkoholgehalt über 1,2 Volumenprozent (Bier, Wein, Spirituosen) können Nährwertinformationen freiwillig anbieten.

Light-Produkte – nicht immer die bessere Wahl

Light-Produkte sind beliebt, sei es während einer Diät, um Kalorien zu sparen, oder als vermeintlich gesündere Alternative. Aber was bedeuten »energiearm«, »fettarm« oder »light« überhaupt? Und sind die Light-Varianten wirklich gesünder?

Die Bedeutung hinter den Begriffen
- **ENERGIEARM:** Feste Lebensmittel weisen nicht mehr als 40 Kilokalorien pro 100 Gramm, flüssige Lebensmittel nicht mehr als 20 Kilokalorien pro 100 Gramm auf.
- **ENERGIEREDUZIERT:** Der Brennwert des Lebensmittels ist um mindestens 30 Prozent reduziert.
- **ENERGIEFREI:** Feste und flüssige Lebensmittel weisen nicht mehr als 4 Kilokalorien pro 100 Gramm bzw. Milliliter auf.
- **FETTARM:** Feste Lebensmittel weisen weniger als 3 Gramm Fett pro 100 Gramm, flüssige Lebensmittel weniger als 1,5 Gramm Fett pro 100 Milliliter auf, und teilentrahmte Milch weist weniger als 1,8 Gramm Fett pro 100 Milliliter auf.
- **FETTFREI:** Die Lebensmittel weisen weniger als 0,5 Gramm Fett pro 100 Gramm oder 100 Milliliter auf.
- **LIGHT/LEICHT:** Hier gelten die gleichen Bedingungen wie bei der Angabe »energiereduziert«.
- **OHNE ZUCKERZUSATZ:** Keine zugesetzten Trauben-, Frucht-, Malz-, Milchzucker, bei natürlich vorkommendem Zucker muss die Angabe »enthält von Natur aus Zucker« stehen.
- **ZUCKERARM:** Feste Lebensmittel weisen weniger als 5 Gramm Zucker pro 100 Gramm, flüssige Lebensmittel nicht mehr als 2,5 Gramm pro 100 Milliliter auf.
- **ZUCKERFREI:** Hier sind nicht mehr als 0,5 Gramm Zucker pro 100 Gramm bzw. 100 Milliliter enthalten.

Sind Light-Produkte gesund?
Ob Light-Produkte gesund oder ungesund sind, ist noch nicht ganz geklärt. Fakt ist aber, dass sie im Durchschnitt mehr Zusatzstoffe enthalten als die normale Variante. Und da »light« draufsteht, neigen wir eher dazu, mehr davon zu essen. Wenn es darum geht, Kalorien einzusparen, könnte sich die Menge letztlich summieren und die Kalorienbilanz gleich sein.

Ein Glas Cola light ist nicht gesünder als die zuckerhaltige Variante. Manche Menschen reagieren empfindlich auf künstliche Süßstoffe, etwa mit Kopfschmerzen, Durchfall oder (pseudo)allergischen Reaktionen. Wer Light-Produkte konsumiert, um abzunehmen, sollte seine Ernährung lieber auf pflanzenbasiert umstellen.

Der Nutri-Score – Wegweiser im Ampelprinzip

Seit Herbst 2020 können Unternehmen den Nutri-Score in Deutschland verwenden. Er soll Konsumenten helfen, gesünder einzukaufen und besser zu essen. **Das Label dient einer schnellen Orientierung, welche Lebensmittel im Vergleich zu anderen der gleichen Kategorie den günstigeren Nährwert haben.**

Anhand einer fünfstufigen Farbskala von A (dunkelgrün, eher günstig) bis E (rot, eher ungünstig) wird der Nährwert eines Lebensmittels auf der Basis von Energiegehalt sowie ernährungsphysiologisch günstigen und ungünstigen Nährstoffen bewertet.

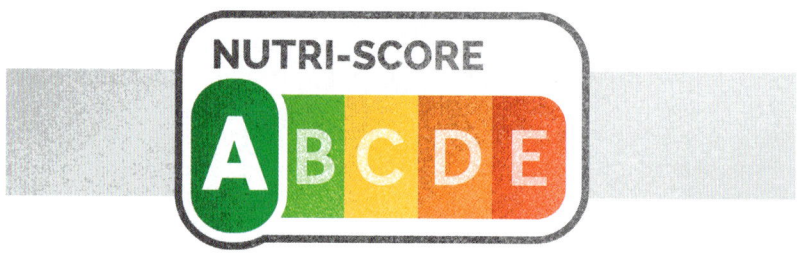

Insgesamt kann der Nutri-Score bei der Kaufentscheidung helfen. Allerdings gilt er wie beschrieben nur innerhalb einer Kategorie. Eine Packung gezuckertes Müsli kann also theoretisch den Nutri-Score A tragen, obwohl es im Vergleich zu Haferflocken deutlich ungünstiger ist und eigentlich mit D oder E bezeichnet werden sollte. Sich die Zutatenliste anzuschauen scheint hier die bessere Wahl zu sein. Achte dabei besonders auf den Gehalt an zugesetztem Zucker, Salz und gesättigten Fettsäuren.

DER GESUNDE TELLER – AUSGEWOGEN UND LECKER

Unsere westlichen Ernährungsgewohnheiten decken in vielerlei Hinsicht nicht die Bedürfnisse unseres Körpers. Wir ernähren uns zu einseitig: zu viele Kohlenhydrate, zu viele tierische Proteine, zu viele ungesunde Fette und zu wenig Ballaststoffe. In diesem Kapitel gehen wir zurück zu den Wurzeln und überdenken, wie Ernährungsempfehlungen einfach und sinnvoll in eine tägliche Mahlzeitenstruktur übersetzt werden können. Als Basis dienen die wissenschaftlichen Erkenntnisse, die wir im Kapitel »Plant. Based. Gesund« (siehe S. 54ff.) vorgestellt haben. Daraus lässt sich folgern: Eine pflanzenbasierte Ernährung ist nicht nur ökologisch und ethisch die nachhaltigste Ernährungsform, sie unterstützt auch Gesundheit und Wohlbefinden optimal.

DAS PRINZIP DER ENERGIE- UND NÄHRSTOFFDICHTE

Meist werden Lebensmittel hinsichtlich ihrer Makronährstoffe bewertet, also der Energie, die sie liefern, Mikronährstoffe bleiben unberücksichtigt. Wie wir aber gesehen haben, ist die ausreichende Versorgung mit Mikronährstoffen für unsere Gesundheit unerlässlich. Ein optimaler Teller versorgt uns mit der richtigen Menge an Energie durch Makro- und Mikronährstoffe. Dabei wird zwischen Energie- und Nährstoffdichte unterschieden:

- **ENERGIEDICHTE:** Sie bezeichnet die Menge an Energie in einer Portion eines Lebensmittels in Form von Kohlenhydraten, Fetten und Protein.
- **NÄHRSTOFFDICHTE:** Sie bezeichnet die Menge an Nährstoffen – Vitaminen, Mineralstoffen, sekundären Pflanzenstoffen, Ballaststoffen – in einer Portion eines Lebensmittels.

Wir wollen möglichst viele Nährstoffe pro Kalorie zu uns nehmen. Dazu als Beispiel Nüsse und Gummibärchen: Beide sind energiedicht und liefern pro Portion einiges an Kalorien. Nüsse sind allerdings auch nährstoffdicht, Gummibärchen hingegen nicht. Grünes Blattgemüse wie Grünkohl und Spinat liefert praktisch keine Energie, ist aber bepackt mit Nährstoffen: Sie zählen zu den nährstoffdichtesten Lebensmitteln. Bei dieser Betrachtung geht es nicht darum, energiedichte Lebensmittel durch Grünzeug auszutauschen. Es geht darum, sie in den richtigen Proportionen zu verzehren.

Vollkornpasta mit selbst gemachtem Basilikumpesto ist sehr energiedicht und beinhaltet zahlreiche Nährstoffe, hat also eine hohe Nährstoffdichte. Dennoch liefert es für ein Mittagessen zwischen Büromeetings mehr Energie, als wir benötigen. Wie wäre es, wenn du die Proportionen änderst? Mit einem Partner aus der Gemüseabteilung würde uns die Pasta genauso gut mit Energie für den Nachmittag ausstatten und käme mit vielen sekundären Pflanzenstoffen und Ballaststoffen daher.

Verarbeitete Lebensmittel mit zugesetzten Zuckern (Honig, Zucker, Sirup) und Fetten sollen so weit wie möglich reduziert werden. Sie bringen das Gleichgewicht zwischen Energie und Nährstoffen aus der Balance. Ebenso wichtig ist es, die Ernährung vielfältig und abwechslungsreich zu gestalten.

DIE BEIDEN QS DER KOHLENHYDRATE: QUALITÄT UND QUANTITÄT

Wie wir bereits gesehen haben, sind Kohlenhydrate nicht gleich Kohlenhydrate. Wichtig zu wissen bei einer pflanzenbasierten Ernährung ist, dass Pflanzen hauptsächlich aus Kohlenhydraten aufgebaut sind. **Allerdings ist die Art der Kohlenhydrate wichtiger als die Menge!**

Ein großer Apfel und ein Esslöffel Honig enthalten beide etwa 20 Gramm Zucker – was sättigt länger? Aufbauend auf dem Konzept der Nährstoffdichte lassen sich kohlenhydrathaltige Lebensmittel in Gruppen mit Verzehrempfehlungen einteilen:

• Zu meidende Kohlenhydrate:
  • Freie Zucker (ohne Ballaststoffgerüst): Haushaltszucker, Honig, Sirup und Fruchtsäfte liefern wenig Nährstoffe, sorgen aber für einen raschen Blutzuckeranstieg. Infolgedessen kommt es auch zu einem raschen Abfall des Blutzuckerspiegels. Das macht schnell neuen Hunger. Auch Fruchtsäfte sollten daher die Ausnahme sein.
  • Verarbeitete Kohlenhydrate (kaum Ballaststoffgerüst): Produkte aus weißem Mehl sind energiedicht und nährstoffarm und gelangen sehr schnell in den Blutstrom.

• Empfehlenswerte Kohlenhydrate:
  • Gemüse ist wenig energiedicht und sehr nährstoffdicht: davon großzügige Mengen essen.
  • Obst ist ähnlich dem Gemüse wenig energiedicht, dafür aber nährstoffdicht. Es enthält allerdings mehr Zucker.
  • Vollkorngetreide ist energie- und nährstoffdicht. Doch Achtung: Der Verarbeitungsgrad macht einen enormen Unterschied hinsichtlich Nährstoffdichte und -zusammensetzung. Deshalb sollte vorwiegend unverarbeitetes Vollkorngetreide auf dem Speiseplan stehen. Wähle aufgrund der enthaltenen höheren Energie pro Portion kleinere Mengen als beim Gemüse.

- Hülsenfrüchte haben besondere Kohlenhydrate und sind daher sehr günstig für eine anhaltende Sättigung und einen stabilen Blutzucker.

Aus der Praxis

LOW-CARB IST SCHLECHT, ZU VIELE KOHLENHYDRATE ABER AUCH – WIE FINDE ICH DIE RICHTIGE BALANCE?

Pflanzen sind vorwiegend aus Kohlenhydraten aufgebaut. Der erste Schritt hin zu einer ausgewogenen Ernährung ist immer, den Gedanken an die Kohlenhydratmenge loszulassen – denn es kommt zuerst auf die Qualität und dann erst auf die Quantität an. Dies wird bei Low-Carb nicht berücksichtigt: Hier geht es rein darum, möglichst wenige Kohlenhydrate zu verzehren. Um Qualität und Quantität zu steuern, betrachte die Gruppen und den Verarbeitungsgrad deiner Lebensmittel. Ganz intuitiv versorgst du deinen Körper dann mit dem richtigen Maß der beiden Qs. Befolge einfach Dinge wie:

- Reduziere freie Zucker aus Sirup, Honig, Zucker weitestgehend.
- Iss Obst, anstatt es zu trinken (Smoothies, Fruchtsaft).
- Verzehre Getreide möglichst unverarbeitet (Qualität) und wähle eine kleinere Portion als beim Gemüse (Quantität).
- Integriere Bohnen und Linsen in den Speiseplan.

SCHRITTWEISE MAHLZEITEN ZUSAMMENSTELLEN

Dein Energiebedarf hängt von individuellen Faktoren wie Alter, Geschlecht und körperlicher Aktivität ab. Daher kann es ganz schön komplex sein, Mahlzeiten pflanzenbasiert und an Ernährungsempfehlungen orientiert zusammenzustellen. Dabei musst du nicht jede Mahlzeit perfekt an das Prinzip anpassen, kleine, aber stetige Veränderungen sind das Ziel. Beispielsweise indem du Protein in einer Smoothie-Bowl unterbringst, da dies die Sättigung verlängert. Oder indem du bei der Gemüse-Reispfanne die Kohlenhydratproportionen in puncto Qualität und Quantität anpasst. Auch das Aufteilen des Tellers auf zwei Gänge, etwa ein Rohkostsalat als Vorspeise, ist eine Option. Die grafische Darstellung einer Mahlzeit (siehe S. 124) hilft dir dabei, ein Gefühl für Proportionen und Nährstoffe zu entwickeln.

Benutze den gesunden Teller, um vollwertige, pflanzenbasierte Mahlzeiten zusammenzustellen: Dabei ist es egal, ob du eine Gemüsepfanne oder Suppe, einen Smoothie oder ein Müsli zubereitest. Suche die Zutaten Schritt für Schritt aus, um den Teller zu füllen. Bei den Proportionen geht es um die Mengenverhältnisse einzelner Lebensmittelgruppen auf dem Teller, nicht um Kalorien oder Energie.

Proportionen sind wichtiger als exakt abgemessene Portionsgrößen. Als Anhaltspunkt kann es jedoch hilfreich sein, sich an den Maßen der eigenen Hand zu orientieren: Getreide, Obst und Hülsenfrüchte passen ungefähr auf den Handteller. Gemüse dürfen großzügig mit beiden Handtellern bemessen werden, Nüsse als halber Handteller.

Westliche Ernährungsgewohnheiten

In der westlichen Ernährung nimmt meist Protein (Fleisch oder Fisch) die Hälfte des Tellers ein, oder der Hauptbestandteil sind Kohlenhydrate in Form von Nudeln, Reis oder Kartoffeln. Beim gesunden Teller tauschen wir: Hier ist nährstoffdichtes Gemüse der Hauptdarsteller! Der Teller ist weiterhin voll – aber wir passen die Proportionen gemäß dem Konzept der Nährstoffdichte und Kohlenhydratqualität an.

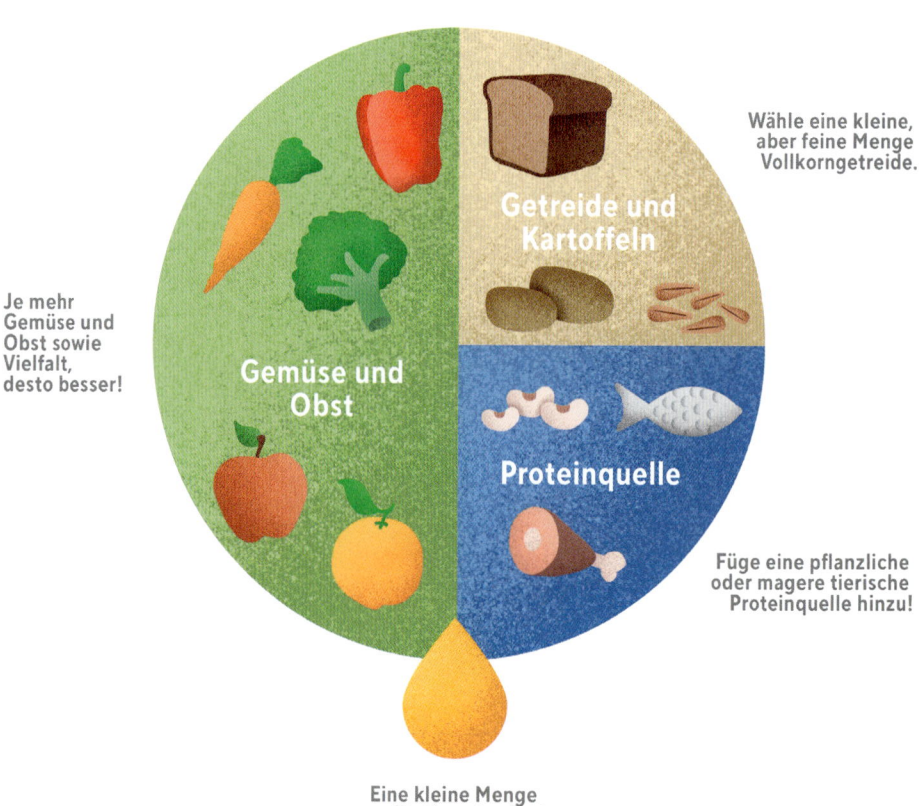

Wähle eine kleine, aber feine Menge Vollkorngetreide.

Getreide und Kartoffeln

Je mehr Gemüse und Obst sowie Vielfalt, desto besser!

Gemüse und Obst

Proteinquelle

Füge eine pflanzliche oder magere tierische Proteinquelle hinzu!

Eine kleine Menge qualitativ gutes Fett rundet die Mahlzeit ab.

Bei einer ausgewogenen pflanzenbasierten Ernährung geht es nicht darum, Lebensmittel zu verbieten. Vielmehr solltest du allmählich die Proportionen geliebter Rezepte umstellen und neue pflanzliche Alternativen in den Speiseplan integrieren. Der Anblick und das Volumen der Mahlzeit werden sich nicht stark ändern. Für deinen Stoffwechsel bedeutet die Umstellung jedoch eine ausgeglichene Nährstoffversorgung – auf der Basis aktueller Nährstoffempfehlungen. Eine kleine Portion unverarbeitetes Getreide mit Protein, reichlich Gemüse und ein wenig Fett hilft, deinen Blutzucker konstant zu halten. Die Wirkungen auf Energie, Konzentration und Hungergefühl kannst du direkt spüren. Betrachten wir das Schritt für Schritt.

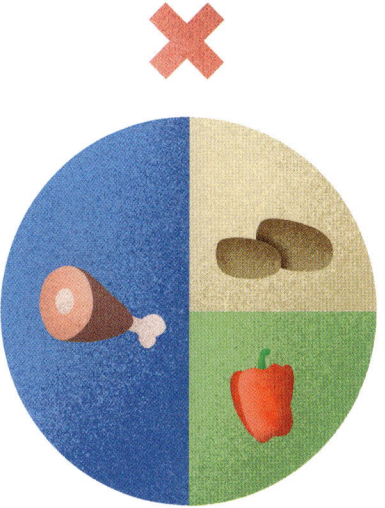

Fleisch bildet die Hauptkomponente der Mahlzeit.

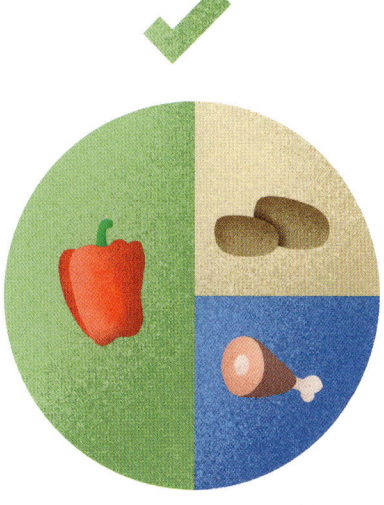

Obst und Gemüse bilden die Hauptkomponenten der Mahlzeit. Fleisch steht in der Grafik exemplarisch für alle Proteinquellen tierischen und pflanzlichen Ursprungs.

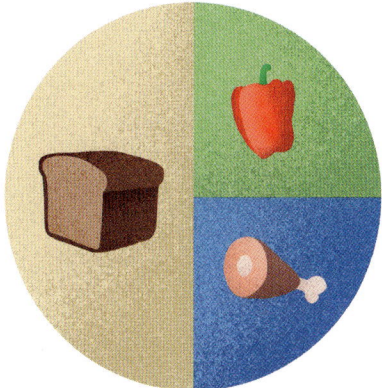

Kohlenhydrate bilden die Hauptkomponente der Mahlzeit.

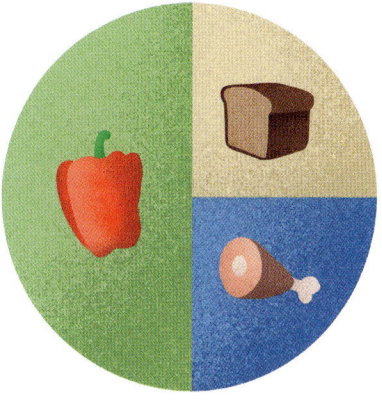

Obst und Gemüse bilden die Hauptkomponenten der Mahlzeit. Fleisch steht in der Grafik exemplarisch für alle Proteinquellen tierischen und pflanzlichen Ursprungs.

Schritt 1: Gemüse und Obst füllen die Hälfte des Tellers

Der Hauptdarsteller deiner Mahlzeit ist nicht stärkehaltiges Gemüse. Dazu zählt alles an Gemüse außer Kartoffeln, denn diese enthalten viel Stärke und werden in der Kohlenhydratecke berücksichtigt. Gemüse ist sehr dicht an Mikronährstoffen, liefert Ballaststoffe und sorgt für das Volumen deiner Mahlzeit – und damit für Sättigung. Das Sättigungsgefühl hängt nicht nur von der Energiemenge der Nahrung ab, sondern auch von Volumen und Nährstoffzusammensetzung.

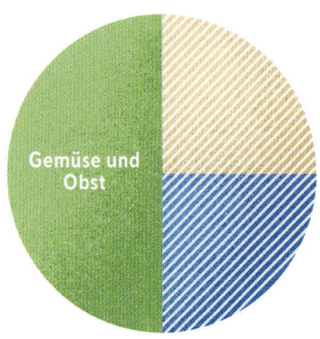

Gemüse und Obst

Mit viel Gemüse nimmst du auf intuitive Weise die optimale Menge an Energie pro Mahlzeit auf. Gleichzeitig stabilisieren die darin enthaltenen Nährstoffe den Blutzucker, weil sie im Zuge der Verdauungsarbeit langsam und stetig in den Blutstrom gelangen. Denke bei Trockenobst in deinen Mahlzeiten daran, dass du sehr schnell sehr viel Zucker verzehrst. Das Volumen sollte dementsprechend kleiner sein als bei frischem Obst.

Roh, gegart, fermentiert, gekeimt

Als Gemüse zählt sowohl Rohkost als auch gegartes, fermentiertes oder gekeimtes Gemüse. Deine Mahlzeiten enthalten aktuell nicht so viel Gemüse? Hier ein einfacher Hack: Pack beim nächsten Einkauf frisches oder fermentiertes Gemüse in den Einkaufswagen, das als schneller Rohkostsalat zu Mahlzeiten passt – Gurken, Tomaten, Radieschen, Sellerie, Kohlrabi, Kimchi!

5 am Tag: 3-mal Gemüse und 2-mal Obst

Die Empfehlung »5 am Tag« ist schon lange Teil internationaler Ernährungskampagnen. Setze das am besten in Form von drei Portionen Gemüse und zwei Portionen Obst um. Gemüse enthält im Gegensatz zu Obst fast keinen Zucker, aber ebenso viele Vitamine und sekundäre Pflanzenstoffe. Obst sollte natürlich als Ganzes und nicht auf der Basis einzelner Komponenten betrachtet werden – mit raffiniertem Zucker hat es nichts zu tun. Ausreichend Obst zu verzehren fällt den meisten Menschen leicht. Schaffst du es aber, drei Portionen Gemüse pro Tag zu essen?

Gemüse zu jeder Mahlzeit hört sich erst einmal nach viel Arbeit und Zeitaufwand an. Am längsten dauert das Zerkleinern und Garen. Mit ein paar Tricks kannst du dann kochen, wenn es dein Zeitplan erlaubt, und deine Mahlzeiten später zusammenstellen:

• **OFENGEMÜSE:** Du beträufelst gewürfeltes Gemüse (Kürbis, Paprika, Aubergine, Rote Bete, Karotten, Pastinaken, Zucchini, Fenchel, Zwiebeln) mit Olivenöl und Gewürzen nach Wahl und röstest es auf einem oder mehreren Backblechen bei 150 °C im Ofen. Danach lassen sich die Würfel gut einige Tage lang im Kühlschrank aufbewahren. Iss das Gemüse kalt als Salat, als Brotbelag, mische es ins Curry oder verarbeite es zu Suppe weiter.

- **TIEFKÜHLGEMÜSE:** Spinat, Grünkohl, Brokkoli, Erbsen und grüne Bohnen passen zu fast jedem Gericht. Einfach eine Handvoll tiefgekühltes Gemüse beim Kochen dazugeben.
- **FERMENTIERTES GEMÜSE:** Kimchi und Sauerkraut halten sich in einem verschlossenen Gefäß bis zu 4 Wochen im Kühlschrank.

Schritt 2: Gesunde Kohlenhydrate füllen ein Viertel des Tellers

Hier suchen wir unverarbeitete kohlenhydratdichte Lebensmittel wie Vollkorngetreide, Kartoffeln und Süßkartoffeln. Kohlenhydrate aus unverarbeitetem Getreide sind eine wertvolle Energiequelle und liefern zugleich lebenswichtige Mineralstoffe sowie Ballaststoffe. Bei der Auswahl solltest du die beiden Qs (Quantität und Qualität) beachten. In unserer Ernährung sind die Qs oft nicht günstig gewählt – man denke nur an Nudeln mit Tomatensauce. Doch kleine Veränderungen können diese Mahlzeit an den gesunden Teller annähern.

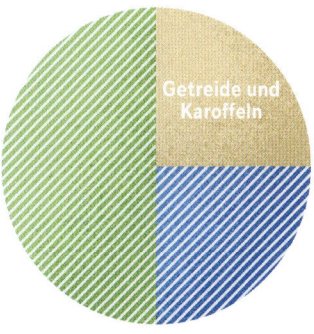

Getreide und Karoffeln

QUANTITÄT In der westlichen Ernährung neigen wir dazu, die Mengen auf unserem Teller ungünstig zu proportionieren, also beispielsweise Kohlenhydrate zum Hauptdarsteller und Gemüse zur Beilage zu machen.

- Denke Gemüse mit Nudeln statt Nudeln mit Gemüsesauce.
- Tausche normale Weizennudeln gegen Vollkornnudeln.
- Reduziere die Reismenge auf die Hälfte und fülle die andere Hälfte mit Linsen auf.
- Paare dein Brot mit Grillgemüse oder Rohkost.

Gesunde Kohlenhydrate	Ungünstige Kohlenhydrate
5–15 Minuten kochen, kurze Garzeit: Buchweizen, Hirse, Quinoa	
15–30 Minuten kochen, mittlere Garzeit: Grünkern, Bulgur, brauner Reis, Gerstengraupen	Weißer Reis, Jasminreis, Kleb-/ Sushireis, Risottoreis, Instant-Couscous, Nudeln aus Weizen, Reisnudeln, weißes Brot
1 Stunde einweichen, 30–45 Minuten kochen, 30 Minuten quellen, lange Garzeit: Wildreis, Roggenkörner, Weizenkörner, Emmer	

QUALITÄT Bei weißem Mehl oder weißem Reis wird primär das Innere verwendet, der Mehlkörper des Getreidekorns. Er besteht überwiegend aus Stärke. Bei Vollkorn wird auch die Schale mit verarbeitet, in der die Ballaststoffe, Proteine und Mikronährstoffe wie B-Vitamine und Eisen stecken.

- Tausche raffinierte Getreide gegen Vollkorngetreide:
  - Nudeln: Ballaststoffe 3 g, Proteine 12 g, Kohlenhydrate 70 g
  - Vollkornnudeln: Ballaststoffe 8 g, Proteine 13 g, Kohlenhydrate 64 g
  - Reis: Ballaststoffe 2,5 g, Proteine 7 g, Kohlenhydrate 75 g
  - Vollkornreis: Ballaststoffe 4,4 g, Proteine 9,1 g, Kohlenhydrate 69 g

Kartoffeln und Süßkartoffeln, zwei ausgesprochen stärkehaltige Lebensmittel, bilden die Ausnahme unter den Gemüsen. Sie passen aufgrund ihrer Nährwerte auf dem gesunden Teller besser zu den Getreideprodukten und werden in der Kohlenhydratecke berücksichtigt. Auch sie sind reich an Vitaminen und Mineralstoffen und dürfen regelmäßig auf den gesunden Teller. Dabei sprechen wir nicht von Süßkartoffelpommes, sondern von der möglichst unverarbeiteten Version – gekocht oder aus dem Ofen.

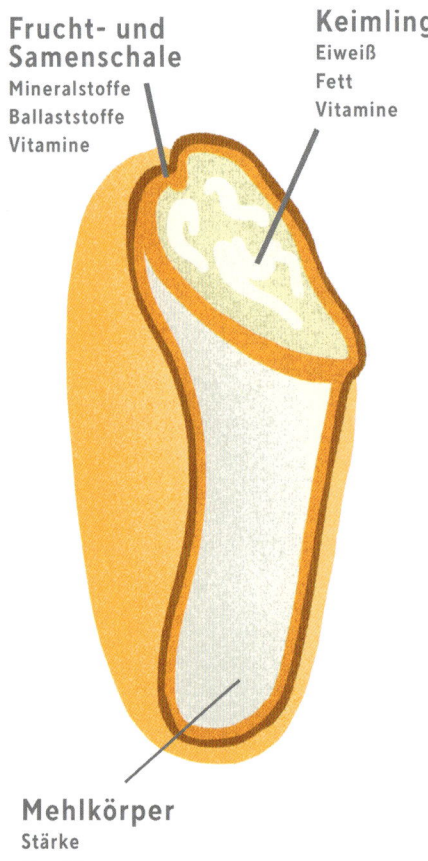

Frucht- und Samenschale
Mineralstoffe
Ballaststoffe
Vitamine

Keimling
Eiweiß
Fett
Vitamine

Mehlkörper
Stärke
Eiweiß

Der Mehlkörper des Getreidekorns enthält vor allem Stärke und Eiweiß, die Vitamine sowie die Mineral- und Ballaststoffe stecken in der Schale. Für eine gute Nährstoffbilanz ist es deshalb wichtig, das ungeschälte Getreidekorn zu verzehren.

Schritt 3: Proteine füllen das restliche Viertel des Tellers

Eiweiß ist ein wichtiger Bestandteil von Mahlzeiten und Snacks. Dank Proteinen fühlen wir uns nach einer Mahlzeit satt, und zwar lange satt, da ihre Nährstoffe nur langsam verstoffwechselt werden. Salat oder Gemüse allein würden uns nicht viel Energie liefern oder lange sättigen; fügt man eine Proteinquelle hinzu, ändert sich das.

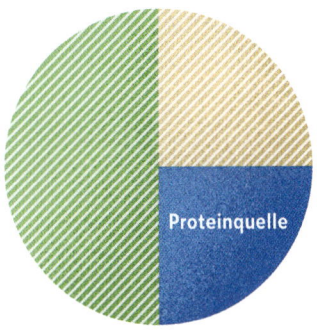

Über die Vorteile pflanzlicher Proteinquellen und die Angst, nicht genug Proteine zu verzehren, haben wir bereits gesprochen. Die wissenschaftlichen Grundlagen haben wir ebenfalls schon betrachtet. Jetzt geht es darum, ein Gefühl für Menge und Qualität der Proteine zu bekommen – sowohl hinsichtlich pflanzlicher als auch tierischer Eiweißquellen.

Versuche auf jeden Fall, primär pflanzliche Proteine zu dir zu nehmen. Sie sind in Hülsenfrüchten, Vollkorngetreide, Nüssen und Samen enthalten. Hülsenfrüchte beinhalten neben Proteinen auch Kohlenhydrate, doch durch ihren hohen Ballaststoffgehalt wirken sie sich nach einer Mahlzeit sehr günstig auf den Blutzucker aus und machen lange satt.

Wer nicht ganz auf tierisches Protein verzichten möchte, kann die Menge allmählich reduzieren und auf eine nachhaltige Herkunft achten. Zu viel Fleisch ist weder gesund noch nötig, um den Proteinbedarf zu decken. 100 Gramm mageres Rinderfilet – das entspricht nur ungefähr einer Handtellergröße – enthalten 23 Gramm Eiweiß. Das allein deckt schon die Hälfte des Tagesbedarfs einer 60 Kilogramm schweren, 40 Jahre alten Frau. Zum Vergleich:

- Huhn: 30 Gramm Eiweiß pro 100 Gramm
- Rote Linsen (getrocknet): 13 Gramm Eiweiß pro 50 Gramm
- Kichererbsen (aus dem Glas): 15 Gramm Eiweiß pro 150 Gramm
- Tofu: 14 Gramm Eiweiß pro 100 Gramm
- Nudeln aus Linsen: 18 Gramm Eiweiß pro 80 Gramm

Wir wollen nicht zum Zählen von Kalorien oder anderen Nährwerten animieren. Jedoch hilft es vielen, sich die Mengen einmal vor Augen zu führen, ehe sie dem Konzept der intuitiven Lebensmittelauswahl, also der Orientierung an Lebensmittelgruppen und grober Mengenabmessung, vertrauen. Im Rezeptteil sind alle Nährwerte angegeben – als Beispiele für proteinreiche, rein pflanzliche Gerichte.

Hülsenfrüchte – die Extraportion Ballaststoffe

Im Unterkapitel »Küchentipps – plant-based im Alltag« (siehe S. 110ff.) findest du eine umfangreiche Liste mit Hülsenfrüchten, die auch superein-

PFLANZLICHES PROTEIN

Pflanzliches Eiweiß geht immer mit Kohlenhydraten und vielen Ballaststoffen einher.

- Erbsen, Kichererbsen, Bohnen (weiße, schwarze und Kidneybohnen), Edamame, Linsen
- Tofu, Tempeh, Soja- und Erbsenschnetzel

Doch denk dran: Sojaprodukte wie Schnitzel, Würstchen & Co. sind mit zugesetztem Salz und Fetten stark verarbeitet!

fach in der Aufbewahrung sind. Aus dem Glas sind sie direkt verzehrfertig: Spül den Inhalt einmal ab, bis kein Schaum mehr vorhanden ist, und schon können die Hülsenfrüchte zu Salaten, Suppen oder als Beilage auf den Teller kommen. Rote und gelbe Linsen spülst du ebenfalls ab und kochst sie wie Reis 15 Minuten in Wasser, ohne sie vorher einzuweichen. Sie passen super zu Suppen und Currys.

Und hier noch einige Ideen für die Extraportion Linsen und Bohnen auf dem gesunden Teller:

- Als Stampf mit Süßkartoffeln (z. B. rote Linsen)
- Fleisch mit Bohnen oder Linsen mischen: z. B. bei Bolognesesauce ein Viertel der Fleischmenge durch rote Linsen ersetzen
- In die Suppe mischen, z. B. Kürbissuppe mit gelben Linsen, Linsen-Karotten-Suppe (siehe S. 179)
- Brotaufstrich: z. B. Bohnencreme oder Linsen-Paprika-Brotaufstrich. Dafür 150 Gramm rote Linsen nach Packungsanleitung kochen. 2 Spitzpaprika waschen und würfeln und mit 1 gewürfelten Zwiebel in 1 Esslöffel Rapsöl anbraten. 1 Teelöffel Currypulver dazugeben und kurz mitbraten. Alles mit 50 Gramm Cashewkernen im Standmixer fein pürieren.
- Gelbe Linsen: Für ein Gemüsecurry eine Portion gelbe Linsen mit Kokosmilch oder Tomatensauce einkochen
- Nudeln aus Linsen wählen
- Als Pastasauce: z. B. Berglinsen und Gemüse
- In den Salat: z. B. Tellerlinsen, Azukibohnen. Besonders die aus dem Glas sind sehr praktisch, wenn man eine schnelle Proteinbeilage braucht.
- In Brownies: z. B. Protein-Schokobrownies (siehe S. 161)
- Ratatouille mit Kichererbsen

Linsen lassen sich übrigens prima vorkochen und in kleineren Portionen im Kühlschrank oder Tiefkühlfach aufbewahren. Eine tolle Kombination ist auch die aus Getreide und Hülsenfrüchten: Die Proteinbestandteile und Aminosäuren der beiden Lebensmittelgruppen ergänzen sich perfekt. So ergibt sich eine Proteinquelle, die niedrigkalorig und nährstoffdicht ist und im Doppelpack mit Ballaststoffen daherkommt. Ganz einfach umsetzen lässt sich das mit Gerichten wie Hummus mit Vollkorncrackern, Vollkornbrot mit Linsenaufstrich oder Vollkornreis mit braunen Linsen aus dem Glas.

Info

TIERISCHES PROTEIN

Eiweiß aus tierischen Quellen enthält überwiegend gesättigte Fette – das solltest du bei der Auswahl deiner Proteine im Hinterkopf behalten. Hinsichtlich des Nährwerts günstige tierische Proteinquellen können sein:

- Milchprodukte wie Magerquark und Joghurt
- Hähnchenbrust, Hähnchenfilet, Eier und Fisch

Milchprodukte – am besten fermentiert

Milchprodukte haben je nach Verarbeitung sehr unterschiedliche Nährwertprofile und eine unterschiedliche gesundheitliche Bedeutung. So variieren Energiewert, Kohlenhydratanteil (Laktose), Fett- und Proteingehalt. Manche Milchprodukte sind fermentiert und enthalten gesunde probiotische Bakterien. Sie nehmen auf dem gesunden Teller eine andere Position ein als unfermentierte Milchprodukte.

Proteinreiche, magere Milchprodukte sind:

- Quark (mager und halbfett)
- Hüttenkäse
- Skyr
- Joghurt
- Kefir, Buttermilch
- Milch
- Pflanzendrinks aus Soja und Erbsen

Zu den schnellen Proteinquellen zählen:

- 2 bis 3 Esslöffel Quark zum Müsli, Porridge oder Smoothie
- 2 bis 3 Esslöffel Kräuterquark zu Gemüse

Nicht alle Milchprodukte zählen als Proteinquelle

Milchprodukte enthalten überwiegend gesättigte Fette, die es zu reduzieren gilt. Minimiere Butter und Sahne und ersetze sie durch pflanzliche Fette wie Oliven- oder Rapsöl. Auch Käse hat einen hohen Anteil an Fett. Er ist also nicht als magere Proteinquelle zu betrachten. Wer ungern auf Käse verzichtet, sollte seiner Mahlzeit Feta, Mozzarella oder Parmesan in sparsamen Mengen hinzufügen und bedenken, dass sie auch als Fettquelle zählen.

WELCHE MILCHERSATZPRODUKTE SIND AM BESTEN?

Pflanzenbasiert zu essen heißt für viele, neue Lebensmittelgruppen und Rezepte zu entdecken. Dabei sind Ersatzprodukte nicht unbedingt nötig – und aus der Nährwertperspektive nicht durchweg zu empfehlen –, sie können aber den Übergang erleichtern und sollen deshalb hier nicht unbetrachtet bleiben.

MILCHERSATZ: Am nachhaltigsten sind Hafer- und Sojadrinks, da sie am wenigsten Ressourcen verbrauchen. Reis- und Mandelmilch benötigen viel Wasser, auch wenn die Menge immer noch weniger ist als bei tierischer Milch. Oftmals sind die Pflanzendrinks mit Vitaminen und Mineralstoffen wie Kalzium, Vitamin D oder Vitamin B12 angereichert. Aber Achtung: Die Zutatenlisten sind mitunter sehr lang – dann besser eine andere Sorte ausprobieren. **In Sachen Nährwerte hat Sojamilch die Nase vorn:** Sie hat den höchsten Proteingehalt und ist damit der Kuhmilch am ähnlichsten. Der Erbsendrink kommt dem ziemlich nahe.

KÄSEERSATZ: Pflanzlicher Käse hat nicht annähernd den Nährwert echten Käses. Teilweise ist er frei von Protein und aus Kokos- oder Palmfett und modifizierter Stärke zusammengebaut – inklusive Farbstoff für den Käse-Look. Hier sprechen wir uns klar für den Verzicht aus. Gemüse-Hülsenfrüchte-Aufstriche sind die bessere Tauschoption.

QUARKERSATZ: Quark sollte ähnlich proteinreich wie das tierische Produkt sein. Achte auf die Nährwerte, insbesondere beim Protein- und Fettanteil, und die Liste der Zusatzstoffe. Wir empfehlen Produkte auf Sojabasis, doch achte auch hier auf die Zutatenliste! Idealerweise enthält Pflanzenquark nur Sojabohnen, Wasser und Bakterienkulturen für die Fermentation, sonst nichts.

Als Highlight zur Verfeinerung von Gerichten ist Käse eine gute Sache. Auch kann man zwischen Käse und pflanzlichen Käsealternativen wechseln. Besonders bei Käsesaucen beispielsweise lässt sich die cremige Konsistenz durch das Pürieren von weißen Bohnen oder eingeweichten Cashewkernen erreichen. Je nach Vorliebe kann man auch noch eine Prise Hefeflocken hinzufügen.

Wie sinnvoll sind Milchersatzprodukte?

Viele Milchersatzprodukte stufen wir intuitiv als pflanzliches und damit gesundes Lebensmittel ein. Bedenke dabei jedoch, dass Milchalternativen oft arm an Protein und dafür reich an ungünstigen Fetten wie Sonnenblumenöl, Kokosfett und Palmfett sind. Verwende sie also nur sparsam.

Pflanzliche Milch ist sehr unterschiedlich: Während Soja- und Erbsenmilch pro 100 Milliliter 3 bis 4 Gramm Protein liefern, sind Mandel- und Hafermilch von der Textur her ähnlich der Kuhmilch, nicht aber vom Nährwert. Zudem sind viele Milchalternativen mit zahlreichen Zusatzstoffen versetzt.

Übrigens gibt es inzwischen auch immer mehr fermentierte pflanzliche Produkte wie Joghurt auf Sojabasis, die wie die tierische Variante lebende Bakterien enthalten.

Man kann Kuhmilch auch ganz ersetzen, indem man Haferbrei mit Wasser kocht und einen Teelöffel Nussmus zum Porridge hinzugibt.

Fleisch und Eier – sorgfältig wählen

Gegen den gelegentlichen Verzehr kleiner Mengen an Biofleisch und Bio-Eiern ist aus gesundheitlicher Sicht nichts einzuwenden. Aber: In kleinen Mengen sind wir Deutschen nicht gut – das zeigen die Packungsgrößen im Supermarkt. Überdenke also die Menge und Herkunft. 100 Gramm hochwertiges Fleisch sind in jeder Hinsicht besser als große Portionen billig hergestellten Fleischs. Und wem es um die Nährwerte geht: Diese kleine Portion hochwertigen Fleischs steckt voller Vitamin B12, Zink, Eisen und Proteine. Achte dabei auf die Auswahl: Mageres Fleisch wie Putenbrust oder -filet enthält weniger gesättigte Fette. Das Gleiche gilt für Eier. Fleisch von artgerecht gehaltenem Weidevieh hat ein günstigeres Fettsäureprofil als das von mit Sojapellets gefüttertem Mastvieh: Es enthält mehr Omega-3-Fettsäuren.

Fisch – in kleinen Mengen akzeptabel

Viele Menschen denken irrtümlicherweise, dass sie für eine ausreichende Omega-3-Versorgung Fisch benötigten. Das stimmt nicht. Wenn du dennoch nicht auf ein gelegentliches Stück Fisch verzichten möchtest, achte auch hier auf die Auswahl: Sardine und Hering ernähren sich von Algen und eignen sich somit besser als die Raubfische Lachs und Thunfisch.

Schritt 4: Gutes Fett hinzufügen

Fett hat ebenso wie Kohlenhydrate einen schlechten Ruf. Dabei hilft es bei der Aufnahme von Nährstoffen wie fettlöslichen Vitaminen (A, D, E, K) und sekundären Pflanzenstoffen. Außerdem rundet es den Geschmack von Speisen ab. Fett ist sehr energiedicht und sollte deshalb achtsam verwendet werden. Gemeint ist nicht unbedingt sparsam, sondern bewusst. Wenn du dein Gewicht im Auge behalten musst, bedenke: Fett liefert doppelt so viel Energie wie Proteine und

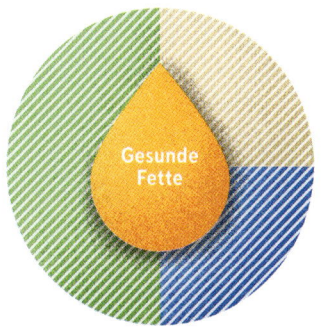

Kohlenhydrate. In verarbeiteten Produkten kann man Menge und Qualität des zugefügten Fettes schwer einschätzen. Leider enthalten sie oft ungünstige Fette wie Palmfett und Sonnenblumenöl.

Qualität ist wichtiger als Quantität, das gilt auch bei Fett – denn davon hängen die gesundheitlichen Auswirkungen ab. Wenn du überwiegend pflanzliche Fettquellen zu dir nimmst und die Fettqualität sowie -menge kontrollierst, schaffst du intuitiv ein günstiges Fettsäurenprofil.

Fett steht außerhalb des gesunden Tellers – warum?

Die Zutaten des Tellers haben wir ausgewählt und Gemüse, eine Kohlenhydrat- und eine Proteinquelle bestimmt. Mit einer Portion pflanzlichem Fett rundest du die Mahlzeit ab. Da Fett, wie bereits erwähnt, ausgesprochen energiedicht ist, sollte es am besten mit dem Löffel abgemessen werden, da man so ein besseres Gefühl für die verwendete Menge hat. Hilfreich ist auch, Lebensmittel in Wasser zu kochen, statt sie in Öl anzubraten. Oder du garst sie in Dampf oder im Backofen und fügst das Öl im nächsten Schritt hinzu. Das ist die nährstofferhaltendere Methode.

Verwende am besten Fett aus einer der folgenden Quellen:

• Olivenöl
• Rapsöl
• Nüsse und Samen
• Nussmus (Mandelmus, Tahini, Erdnussbutter)
• Leinöl
• Avocado
• Oliven

Dabei entspricht eine Portion pro Mahlzeit ungefähr 1 bis 2 Esslöffel Öl, 1 Esslöffel Butter, ½ Handfläche Nüsse oder Samen oder 1 bis 2 Esslöffel Nussmus.

Gut für die Omega-3-Bilanz sind Walnüsse, Chiasamen, Hanfsamen und Leinsamen, füge also pro Tag einen Esslöffel dieser Lebensmittel in deinen Speiseplan ein. Alle passen gut zu Porridge, Müsli oder Joghurt, Hanfsamen und Walnüsse passen auch gut auf Salate. Aus Chiasamen wird ein Overnight-Chiapudding: Dafür 15 Gramm Chiasamen in 100 Milliliter Milch oder Pflanzendrink über Nacht einweichen und mit Zimt- oder Kakaopulver bestäuben. Am nächsten Morgen musst du dann nur noch ein Obst deiner Wahl hinzufügen.

DER GESUNDE TELLER ALS MAHLZEIT

Im Folgenden erfährst du, wie eine Mahlzeit, die auf den Prinzipien des gesunden Tellers beruht, aussehen kann.

Unser täglich Brot

Brot ist eines der beliebtesten Basislebensmittel der Deutschen. Es steht aber auch in dem Ruf, wegen zu vieler Kohlenhydrate ein Dickmacher und Auslöser für Unverträglichkeiten zu sein. Beides ist nicht falsch: Brot ist kohlenhydratdicht, und stammt es obendrein aus der Massenproduktion, enthält es auch noch minderwertige Zutaten und zahlreiche Zusatzstoffe, die vielen das Verdauen zum Problem machen. Ist Brot also gut oder schlecht? Wieder kommt es auf die Qualität und Quantität an – und die Partner der Mahlzeit.

Typischerweise zählen Butter, Wurst, Käse und Marmelade zu den Partnern des Brotes – alles weder besonders nährstoffdicht noch im Sinne einer ausgewogenen Mahlzeit. Also denken wir die Kombination um: reichlich Gemüse mit etwas Protein und gutem Fett kombiniert. Dann kann Brot eine wunderbare vollwertige Mahlzeit werden.

QUALITÄT Hochwertiges Vollkornbrot liefert neben Kohlenhydraten viele Ballast- und Nährstoffe. Die Zutaten eines Brotes solltest du an einer Hand abzählen können. Achte bei der Brotauswahl auf den Vollkornanteil. Beim Sauerteigbrot erhöht die Fermentation die Verdaulichkeit. Ein Roggenvollkorn-Sauerteigbrot ist besonders gut verträglich.

QUANTITÄT Brot zählt auf dem gesunden Teller zu den kohlenhydratdichten Lebensmitteln. Kombiniere es demnach mit Gemüse. Zur Erinnerung: Es geht mehr um die Proportionen als um das Abzählen der Menge. Wenn du zwei Scheiben Brot essen möchtest, wähle einfach eine großzügige Menge an Gemüse dazu.

Obst, Gemüse und eine Proteinquelle – die idealen Brotpartner
- Brot als Beilage zu einem Salat aus Rohkost mit Linsen, Huhn oder Fisch
- Brot als Basis, darauf gegrilltes Gemüse und Hummus
- Brot mit Avocado und Ei, Tofu-Scramble oder Kichererbsen aus dem Glas. Für Tofu-Scramble 100 Gramm Tofu mit einer Gabel zerkrümeln, mit ½ Teelöffel gemahlener Kurkuma vermischen und mit Salz sowie Pfeffer würzen. Anschließend 3 bis 5 Minuten in 1 Teelöffel Rapsöl anbraten.
- Brot mit Rohkost wie Radieschen, Tomate, Gurke
- Kräuterquark (tierische oder pflanzliche Option)
- Brot mit Banane und Erdnussbutter: 1 Scheibe Brot mit 1 Esslöffel reiner Erdnussbutter (ohne zugefügtes Öl und ohne zugefügten Zucker) bestreichen und mit ½ in Scheiben geschnittenen Banane belegen.
- Brot mit Apfelkompott und Quark: 1 Scheibe Brot mit 1 Esslöffel Mager- oder Halbfettquark sowie 1 Esslöffel Apfelkompott (siehe Tipps S. 136) bestreichen.

Müsli und Porridge
Haferflockenbrei mit Zimt und Zucker ist eine feine Sache, oder? Passt aber nur bedingt zum gesunden Teller. Wie wäre folgende Idee: Wähle Getreide als Basis und achte dabei darauf, dass es sich um Vollkorngetreide handelt. Die Getreidebasis sollte absolut keinen Zucker in Form von Fruchtsaft oder getrocknetem Obst enthalten, damit du die Zuckermenge überblicken kannst. Füge selbst eine Handvoll Obst zu deinem Müsli oder Porridge hinzu. Ein paar Nüsse runden das Ganze geschmacklich ab und versorgen dich mit Protein und guten Fetten.

- Füge 1 Esslöffel Haferkleie und 1 Esslöffel geschrotete Leinsamen hinzu. Das erhöht die Ballaststoff- und Proteinmenge.
- Wähle eine andere Basis. Quinoa ist sehr proteinreich und macht sich prima im Porridge (siehe Warmer Quinoa-Porridge, S. 192).
- Für eine weitere Proteinquelle mischst du 1 bis 2 Esslöffel Quark oder pflanzlichen Quark unter.

Smoothies – oft zu zuckerreich

Oft passen die Zutaten für den Smoothie nicht besonders gut zum gesunden Teller: Hauptbestandteile sind meist Obst oder Trockenobst sowie Fruchtsaft oder Honig. So nimmst du schnell eine sehr große Portion Zucker auf. Mit einer ungünstigen Zutatenkombination macht der Smoothie auch nicht besonders lange satt. Das soll kein Nein zu Smoothies sein – mit kleinen Tricks kannst du ihn pimpen:

- Die beiden empfohlenen Portionen Obst am Tag verschwinden schnell in einem Smoothie. Wird er mit Trockenobst oder Fruchtsaft gesüßt, kommt man sogar auf drei bis vier Portionen. Eine bis zwei Portionen Obst reichen.
- Füge Gemüse hinzu: Das sorgt nicht nur für Nährstoffvielfalt, sondern reduziert auch die Aufnahmegeschwindigkeit des Fruchtzuckers. Gut eignet sich z. B. Spinat, Grünkohl, Stangensellerie oder Rote Bete.
- Kohlenhydrate: Ist dein Smoothie eine Mahlzeit? Füge für eine längere Sättigung Haferflocken, Haferkleie oder ein anderes Getreide hinzu.
- Proteinquelle: Das kommt bei Smoothies oft zu kurz. Magerquark, Sojaquark oder einfach Proteinpulver hinzufügen. Geübten seien auch Cannellini-Bohnen als Proteinquelle empfohlen.
- Fettquelle: Nüsse und Samen im Ganzen liefern Proteine und Ballaststoffe. 1 Teelöffel Nussmus oder Öl, ½ Handvoll Nüsse oder ½ Avocado ergeben eine ausreichende Portion.

Tipp

SÜSSE BROTPARTNER SELBST GEMACHT

- Boskoop-Apfel-Kompott: 2 gewürfelte Äpfel mit etwas Wasser aufkochen
- Boskoop-Apfel-Cranberry-Kompott: 2 gewürfelte Äpfel mit 150 Gramm Cranberrys und etwas Wasser aufkochen und mit Gewürzen wie Zimt, Nelke oder Kardamom sowie gehackten Nüssen abschmecken
- Chia-Beeren-Marmelade: 250 Gramm Beeren oder Kirschen (auch TK) mit Wasser, 1 Esslöffel Chiasamen und Zimt aufkochen
- Chia-Zwetschgen-Marmelade: 500 Gramm Zwetschgen mit etwas Wasser aufkochen und mit 1 Esslöffel Chiasamen sowie Zimtpulver verrühren

Kompott und Marmelade halten sich im Kühlschrank 3 bis 4 Tage.

- Fermentiertes: Kefir, Joghurt oder selbst gemachten Kombucha hinzufügen (Achtung: Bei fertigen Getränken sind oft große Mengen an Zucker enthalten!)
- Extraportion sekundäre Pflanzenstoffe: Ingwer, Petersilie, TK-Kräuter, Kakaopulver in den Smoothie geben

Suppen, Salate und Eintöpfe

Suppen, Salate und Eintöpfe sind ein guter Start für eine ausgewogene Mahlzeit im Sinne des gesunden Tellers.

- **PROTEIN** Füge 1 Portion Linsen oder Bohnen hinzu. Bei Suppen macht das die Konsistenz cremig und hält durch das Plus an Ballaststoffen und Proteinen länger satt. Bei Salaten sind besonders Hülsenfrüchte aus dem Glas (Kichererbsen, braune Linsen, weiße Bohnen) eine schnelle Proteinquelle.
- **KOHLENHYDRATE** 1 Scheibe Brot oder 1 Portion Vollkorngetreide vervollständigen die Mahlzeit.

DIE GRÖSSTEN HERAUSFORDERUNGEN DER PFLANZENBASIERTEN ERNÄHRUNG

Wie wir bereits gesehen haben, ist pflanzenbasiert nicht gleich gesund. Vielleicht ist dir beim Ausprobieren des Tellers aufgefallen, dass manche Lebensmittel, die wir täglich nutzen, nicht auf dem Teller zu finden sind. Dazu gehören kalorienhaltige Getränke, freie Zucker in Form von Säften, Zucker oder Sirup sowie Alkohol. Das bedeutet nicht, dass diese Lebensmittel »verboten« wären. Allerdings sollen sie nur gelegentlich verzehrt werden.

ZU VIEL ZUCKER Der Trend von Smoothie-Bowls und Bananenbrot ist pflanzlich – und vor allem süß. Verwende als Zutaten vorwiegend süße Lebensmittel, die noch ihr Ballaststoffgerüst haben. Fruchtsäfte, Agavendicksaft und Honig gehören nicht dazu. Verwende Trockenobst (in Maßen!) und Süße aus ganzen Früchten wie Apfel- oder Bananenpüree.

ZU VIEL FETT Nussmus oder Käse werden gern eingesetzt, um Fleisch und Wurst zu reduzieren. Beides hat einen hohen Fettanteil und sollte nur in kleinen Mengen verzehrt werden. Käse zählt auf dem gesunden Teller nicht als Proteinquelle.

UNGESUNDE PFLANZLICHE ERSATZPRODUKTE Sie vereinen beide Punkte: Sie enthalten zu viel Zucker und Fett, dazu ungünstige Fettquellen wie Sonnenblumenöl, Kokos- und Palmfett. Eine vollwertige pflanzenbasierte Ernährung stützt sich nicht auf Ersatzprodukte.

ERNÄHRUNGSGEWOHNHEITEN
LANGFRISTIG ANPASSEN

Dass eine gesunde Ernährung viele Vorteile bietet, ist klar. Aber wie kann ich das ganze Wissen in meinen Alltag integrieren? In diesem Kapitel zeigen wir dir die ersten fünf Schritte, die dich dabei unterstützen. Zudem erfährst du, wie du tierische Lebensmittel ersetzen kannst und ob gängige Ersatzprodukte wirklich gesünder sind als das Original.

ALLER ANFANG IST SCHWER

Den Begriff »plant-based« assoziieren viele mit veganer Ernährung. Aber wie wir gesehen haben, muss das nicht zwingend so sein. **Ziel ist es, den Pflanzenanteil in der Ernährung zu erhöhen und den Anteil tierischer Lebensmittel zu reduzieren.** Auf Letztere musst du nicht vollständig verzichten.

Schon nach kurzer Zeit einer umgestellten Ernährungsroutine können Verbesserungen von Gesundheitsparametern wie Blutwerten oder Mikrobiomzusammensetzung beobachtet werden. Das sind motivierende Neuigkeiten, heißt aber noch nicht, dass wir auch wüssten, wie eine solche Ernährungsumstellung umzusetzen und langfristig beizubehalten wäre. Selbst kleine Veränderungen brauchen Zeit und Wissen. Mit unserer schrittweisen Anleitung fängst du klein an und fährst in deinem Tempo fort.

Auch wenn du deine Ernährung nicht komplett ändern musst, ist die Umstellung zu Beginn sicherlich eine Herausforderung. Die durchschnittliche Ernährung in Deutschland enthält mehr tierische Produkte, als empfohlen wird. Das muss natürlich nicht auf dich zutreffen. Aber für manche ist es schwierig, statt jeden Tag nur ein- bis zweimal pro Woche Fleisch zu essen und statt Wurst einen leckeren pflanzlichen Brotaufstrich zu wählen. Um eine Überforderung, die letztlich demotiviert, zu vermeiden, hier ein paar Tipps für die ersten Schritte.

Schritt 1: Bestandsaufnahme und Ausmisten

Zunächst solltest du einen Blick in deinen Vorrats- und deinen Kühlschrank werfen und überlegen, welche Lebensmittel du künftig nicht mehr essen möchtest. Diese kannst du entweder noch aufbrauchen oder an Freunde und Familie verschenken.

Schritt 2: Vorräte auffüllen

Als Nächstes ist es natürlich wichtig, dass deine Vorräte wieder aufgefüllt werden. Im Unterkapitel »Vorräte – die halbe Miete« (siehe S. 110ff.) hast du schon einige Inspirationen sammeln können, was in jedem Vorratsschrank stehen sollte. Die Grundnahrungsmittel helfen dir, für jede Situation gewappnet zu sein. Außerdem kannst du auf deren Basis leckere und gesunde Gerichte zaubern.

Schritt 3: Mahlzeiten nach und nach umstellen

Vielen fällt ein radikaler Umstieg sehr schwer. Daher ist es durchaus sinnvoll, die Mahlzeiten nach und nach umzustellen. So kannst du beispielsweise in der ersten Woche auf Wurst verzichten, in der zweiten Woche dann deinen gesamten Fleischkonsum minimieren und in der dritten Woche fettige Milchprodukte reduzieren. Wichtig ist, dass die Anpassung langfristig und nachhaltig ist.

Schritt 4: Lieblingsrezepte aussuchen

Als Nächstes suchst du dir deine bisherigen Lieblingsrezepte heraus. Sieh dir die Zutatenliste an und überlege, ob du die tierischen Zutaten einfach ersetzen kannst. Manche deiner Lieblingsrezepte sind vielleicht sogar grundsätzlich vegan oder vegetarisch.

Schritt 5: Neue Rezepte probieren und Rezeptsammlung anlegen

Damit du siehst, dass eine pflanzenbasierte Ernährung alles andere als langweilig ist, findest du in diesem Buch 30 leckere vegetarische und vegane Power-Rezepte. Probiere dich einfach durch. Hat dir ein Gericht besonders gut geschmeckt? Prima! Dann markiere es und lege dir so nach und nach eine Rezeptsammlung an. Diese kann dir auch helfen, an unkreativen Tagen ausgewogen zu essen.

TIERISCHE LEBENSMITTEL ERSETZEN

Einer deiner Vorsätze ist vielleicht, den Anteil tierischer Lebensmittel in deiner Ernährung zu reduzieren. Aber wie ersetzt du Eier, Butter oder Milch nun in der Praxis?

Beim Backen

Eier
Apfelmark (60 Gramm für 1 Ei, Flüssigkeitsmenge im Rezept etwas reduzieren), Sojamehl (1 Esslöffel mit 1 bis 2 Esslöffel Wasser entspricht 1 Ei), Kichererbsenmehl, geschrotete Leinsamen oder Chiasamen (1 Esslöffel Samen mit 1 Esslöffel Wasser quellen lassen entspricht 1 Ei), ½ pürierte Banane

Öl und Butter
Apfelmark (70 Gramm plus 30 Milliliter Rapsöl), Banane (1 pürierte Banane = 150 Gramm Butter), Avocado (Menge 1:1), Nussmus (Menge 1:1)

Schlagsahne
Reissahne, Kokossahne, Aquafaba, vegane Schlagsahne

Gelatine
Agar-Agar (1 Teelöffel entspricht 6 Blatt Gelatine)

Honig
Agavendicksaft (Süßkraft 1:1), Ahornsirup (Süßkraft 1:1)

Milchprodukte ersetzen

Buttermilch
150 Milliliter Sojadrink und 1 Teelöffel Zitronensaft/Apfelessig

Milch
Pflanzendrinks aus Soja, Hafer, Reis, Dinkel, Haselnuss, Kokos, Mandel, Hanf, Erbse, Cashewkernen

Quark
Seidentofu oder Sojajoghurt über Nacht in einem Kaffeefilter abtropfen lassen

Saure Sahne
Pflanzenjoghurt und Pflanzensahne zu gleichen Teilen mischen, dazu 1 Spritzer Zitronensaft

Kochsahne
Hafercuisine, Reiscuisine, Kokosmilch, pürierter Seidentofu, Nussmus mit etwas Wasser verdünnt

Parmesan
Hefeflocken, Nussparmesan (50 Gramm Nüsse mit 20 Gramm Hefeflocken, siehe Bild rechts, ½ Teelöffel Salz, grob zermahlen)

Schmelzkäse zum Überbacken
30 Gramm weißes Mandelmus mit 1 Teelöffel Hefeflocken, ½ Teelöffel Currypulver, Salz, Pfeffer und etwas Wasser glatt rühren

Info

GESUNDE HEFEFLOCKEN

Statt den chemisch hergestellten Lebensmittelzusatzstoff Glutamat enthalten Hefeflocken ausschließlich Glutaminsäure in ihrer natürlichen Form. Zudem stecken Hefeflocken voller B-Vitamine und sind durch das Trocknungsverfahren frei von aktiven Hefen.

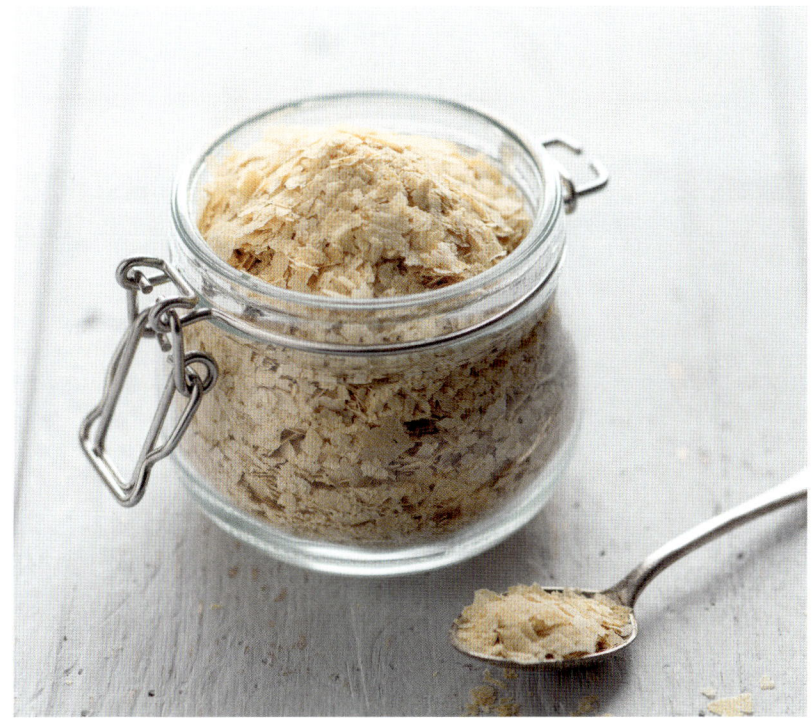

Fleisch ersetzen

Wurst
Pflanzliche Brotaufstriche, Räuchertofu

Hackfleisch
Zerkrümelter Tofu kräftig angebraten und gewürzt, feine Soja-/Erbsenschnetzel oder Soja-/Erbsengranulat, Linsen, Grünkern

Verarbeitete Kohlenhydrate ersetzen

Weißmehl
Weißmehl enthält kaum Nährstoffe, daher sind Vollkornmehl (Type 1050), Dinkelmehl, Kokosmehl, Mandelmehl, Buchweizenmehl oder Hirsemehl eine gute Alternative.

Raffinierter Zucker
Stevia, Erythrit, Xylit, Ahornsirup und Kokosblütenzucker sind gute Alternativen für raffinierten Zucker. Achtung bei Erythrit und Xylit, sie können in größeren Mengen abführend wirken. Die Süßkraft der Alternativen variiert teilweise stark:

- Stevia: bis zu 450-fache Süßkraft im Vergleich zu Haushaltszucker
- Erythrit und Ahornsirup: 100 Gramm Haushaltszucker entsprechen der Süßkraft von 130 Gramm Erythrit
- Xylit und Kokosblütenzucker: kann 1:1 ersetzt werden

Die gängigen Ersatzprodukte

Auch wenn manche tierische Lebensmittel insbesondere in großen Mengen eher ungesund sind, sind vegane und vegetarische Ersatzprodukte nicht unbedingt gesünder. Da der Geschmack und die Konsistenz dieser Alternativen aber immer besser werden, greifen auch immer mehr Menschen auf diese Produkte zurück. **Hinsichtlich des Tierwohls punkten sie mit Sicherheit – auf unseren Organismus wirken sie sich aber nicht immer besser aus als ihre tierischen Gegenstücke.**

Was steckt drin?

Sieht man sich die Zutatenlisten von Ersatzprodukten an, sind diese oft ziemlich lang. Vergleichsweise enthalten Fleischersatzprodukte im Durchschnitt fünf Zutaten, das unverarbeitete Original hingegen nur eine. Natürlich gibt es auch vegane Fleischalternativen wie Tofu oder Sojageschnetzeltes, die nur eine bis zwei Zutaten enthalten, doch geht es hier besonders um die etwas ausgefalleneren Ersatzprodukte.

Sind Ersatzprodukte ungesund?

Ob ein Lebensmittel per se ungesund ist oder nicht, lässt sich meist schwer beurteilen. Denn es kommt, wie fast immer, auf das Maß an. Ernährungswissenschaftler, Mediziner und andere Ernährungsfachkräfte sind sich allerdings einig, dass die meisten Ersatzprodukte nicht besonders gesund sind. Doch wie relevant ist das? Bei der Beantwortung dieser Frage spielen mehrere Aspekte eine Rolle:

1. Wie oft isst du Ersatzprodukte?
2. Womit isst du sie?
3. Zu welchen Anteilen besteht deine Mahlzeit aus Ersatzprodukten und natürlichen Lebensmitteln?

Ein veganes Chili sin carne mit Fake-Hackfleisch, Gemüse, Kidneybohnen und Vollkornreis ist nicht ungesund. Und auch wenn du mal ein veganes Schnitzel essen möchtest, kannst du das mit Salzkartoffeln und Salat kombinieren. Im Vergleich dazu sind pflanzliche Nuggets mit Pommes auf Dauer eher ungünstig.

Nährstoffe – nicht überall enthalten

Zwar werden viele Ersatzprodukte mit gesunden, vollwertigen pflanzlichen Proteinen und Zutaten hergestellt, aber eben leider nicht alle. Deshalb ist es wichtig, die Packung auch mal umzudrehen und sich die Zutatenliste genau anzusehen. Einige dieser Produkte enthalten Konservierungsstoffe, Zucker, raffinierte Öle und weitere unliebsame, weil ungesunde Inhaltsstoffe. Frag dich bei der Wahl Folgendes:

WAS IST DIE PROTEINQUELLE? Einige Fleischersatzprodukte werden mit Erbsenprotein oder Bohnen hergestellt, was eine gute Basis ist, andere mit Sojaproteinisolat (einer verarbeiteten Form von Soja) oder Weizengluten, die eher ungünstig sind.

STARTHILFE ZUR ERNÄHRUNGSUMSTELLUNG

Jeder hat einen unterschiedlichen Startpunkt auf der Reise in Richtung einer vollwertig pflanzenbasierten Ernährungsroutine. Folgende Ideen können dir helfen, deine Gewohnheiten zu verändern:

- Jeden Tag eine komplett pflanzliche Mahlzeit planen.
- Ein Extragemüse zu jeder Mahlzeit hinzufügen.
- Ein neues Gewürz oder Gemüse im Supermarkt kaufen, das du noch nie probiert hast (denk an die 30 Pflanzenarten pro Woche).
- Plane deine Mahlzeiten: Ein gefüllter Vorratsschrank hilft dabei, den Überblick zu behalten und das Ziel, 30 verschiedene Pflanzen zu verzehren, zu erreichen.
- Verändere deine Ernährung langsam – neue Gewohnheiten müssen erst zur Alltagsroutine werden.
- Versuche, in jede Mahlzeit Gemüse oder Obst zu integrieren: Omelett mit Paprika, Käsebrot mit Rohkost, Haferflocken mit Beeren.
- Fang damit an, dir alle Fertigprodukte in deinem Kühlschrank und Vorratsschrank genau anzusehen. Sind die Zutatenlisten lang? Steckt viel zugesetzter Zucker oder stecken viele ungünstige Fette drin? Setze es dann auf die Ess-ich-nur-gelegentlich-Liste.
- Suche dir schrittweise eine Mahlzeit oder einen Snack aus, den du in Richtung des gesunden Tellers anpasst. Gib dabei pflanzlichen Lebensmitteln, die du vorher vielleicht nicht so gern mochtest, eine Chance.

SIND EINFACHE ZUCKER ENTHALTEN? Einige Ersatzprodukte enthalten viele isolierte Lebensmittelbestandteile und Zusatzstoffe wie Verdickungsmittel, künstliche Aromen und Farbstoffe.

WIE VIEL PROTEIN ENTHÄLT DAS PRODUKT? Besonders Käsealternativen enthalten teilweise gar kein bis nur sehr wenig Protein. Idealerweise solltest du pro Mahlzeit etwa 20 Gramm Eiweiß aufnehmen. Dementsprechend sollte ein Ersatzprodukt (z. B. Tofu oder Erbsenschnetzel) mindestens 10 bis 15 Gramm Protein pro Portion liefern, vorausgesetzt, dass einige der anderen Lebensmittel ebenfalls zur Deckung des Proteinbedarfs beitragen.

WIE HOCH IST DER GEHALT AN GESÄTTIGTEN FETTSÄUREN UND SALZ? Während Fleischersatzprodukte cholesterinfrei sind, enthalten einige von ihnen mehr Salz und gesättigte Fettsäuren als Fleisch. Die DGE empfiehlt nicht mehr als sechs Gramm Salz pro Tag und weniger als zehn Prozent der täglichen Kalorien aus gesättigten Fettsäuren. Produkte auf Basis von Kokos- oder Palmöl solltest du möglichst meiden. Ein Blick auf das Etikett reicht oft schon aus, um dir die Entscheidung zu erleichtern.

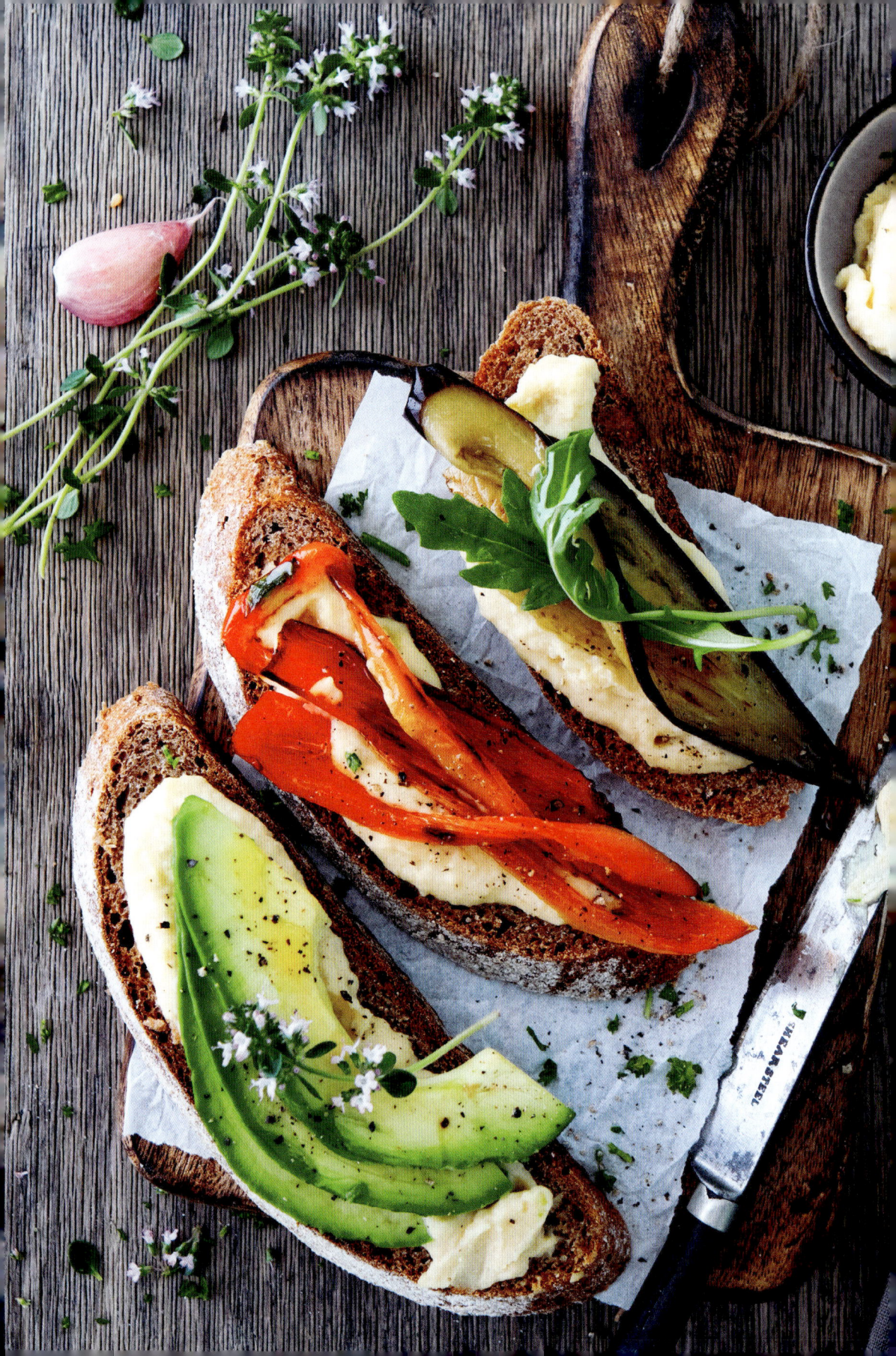

TEIL 4

PLANT.
BASED.
Rezepte.

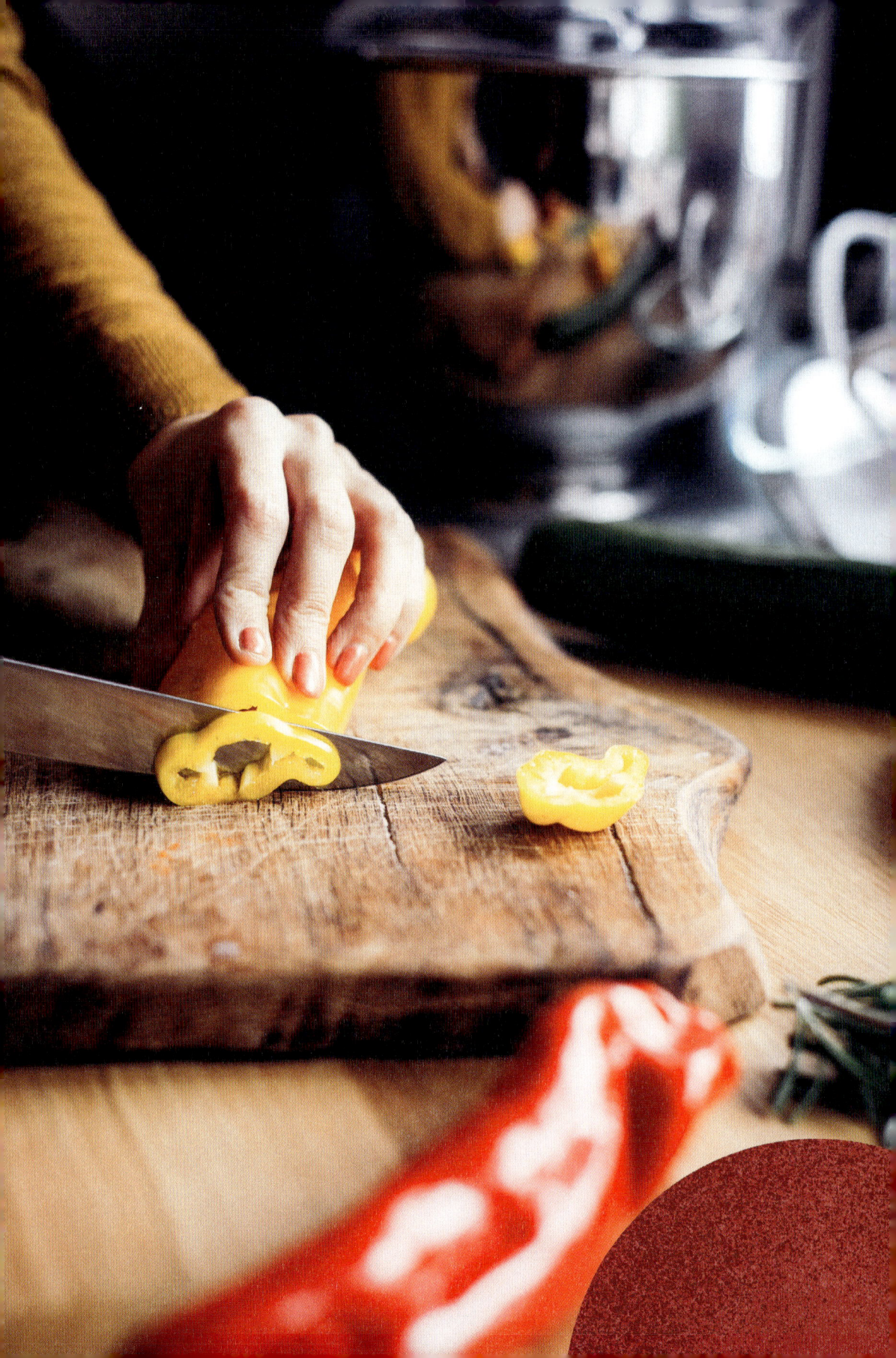

DER GESUNDE TELLER
IN DER KOCHPRAXIS

In Teil 3 hast du erfahren, wie du dich einer ausgewogenen pflanzenbasierten Ernährung Schritt für Schritt annähern kannst. Das fängt
schon beim Einkaufen an, wichtiger noch ist aber, die Mahlzeiten dann
auch nach den Gesichtspunkten des gesunden Tellers zusammenzustellen. Die 30 leckeren und vollwertigen Rezepte in diesem Kapitel,
die zu unseren Lieblingsrezepten gehören, helfen dir dabei, dein Wissen in die Tat umzusetzen. Zudem sollen sie dich inspirieren, in Zukunft
selbst pflanzenbasiert kreativ zu werden.

Die Rezepte basieren auf insgesamt zehn Grundnahrungsmitteln, für
jede Gruppe stellen wir dir drei Rezepte vor. Wir haben uns für Reis,
Kartoffeln, Bohnen, Pasta, Haferflocken, Linsen, Kichererbsen, Quinoa,
Hirse und Dinkel entschieden – Lebensmittel, die du überall kaufen
kannst und die vielseitig verwendbar sind. In Kombination mit einer
passenden Komponente tragen sie dazu bei, deinen täglichen Nährstoffbedarf weitgehend zu decken.

Obendrein sind alle Rezepte in diesem Buch leicht nachzukochen und
leicht anpassbar: Solltest du ein Lebensmittel nicht vertragen, kannst
du es ganz einfach durch ein anderes ersetzen, das dir besser bekommt. Zu beinahe jedem Rezept findest du außerdem Tipps, wie du
das Gericht alternativ gestalten kannst.

Die meisten Gerichte sind vegan, alle sind vegetarisch. In der pflanzenbasierten Ernährung geht es besonders darum, den Pflanzenanteil in
der Ernährung so hoch wie möglich zu halten. Dabei müssen Milchprodukte, Eier oder Honig nicht völlig gestrichen werden. Wenn du dich
jedoch vegan ernähren möchtest, kannst du Milchprodukte schlicht
durch eine pflanzliche Alternative ersetzen, Kuhmilch z. B. durch
Hafer- oder Sojadrink und Kuhmilchjoghurt durch Kokosjoghurt.

Wir verwenden hauptsächlich Oliven- und Rapsöl für unsere Rezepte.
Rapsöl eignet sich zum Anbraten besonders gut, da es sehr hitzebeständig ist. Auch Olivenöl kann erhitzt werden, es ist allerdings nicht so
hitzestabil und sollte deshalb nicht so stark erhitzt werden. Wir verwenden es zum schonenden Garen im Backofen und für kalte Dressings.

Und nun wünschen wir dir ganz viel Spaß beim Kochen und einen
guten Appetit!

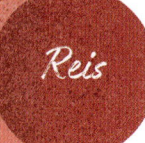

FRUCHTIGER MILCHREIS

Sonntags aufstehen, in die Küche gehen, den Herd anwerfen und ein paar Minuten später den warmen Milchreis in der Hand halten. Was gibt es Schöneres? Die Chiasamen solltest du vorher in Wasser einweichen, damit der Körper sie besser verdauen und die wertvollen Nährstoffe aufnehmen kann.

Nährwerte pro Person:
Kalorien: 305 kcal, Eiweiß: 9 g, Fett: 5 g, Kohlenhydrate: 55 g, Ballaststoffe: 6 g

Zutaten
für 2 Personen:

- 80 g Kirschen, TK
- 100 g Milchreis
- 200 ml Soja-drink, alternativ Hafer- oder Mandeldrink
- 2 EL Chiasamen
- ½ TL Zimtpulver
- 1 EL Ahornsirup

Zubereitungszeit:
ca. 45 Minuten

1. Die Kirschen über Nacht auftauen lassen.

2. Den Milchreis mit dem Pflanzendrink und 200 Milliliter Wasser nach Packungsanweisung kochen.

3. In der Zwischenzeit Chiasamen mit 4 Esslöffel Wasser verrühren und quellen lassen, bis der Reis gar ist.

4. Mit Zimtpulver und Ahornsirup unter den gekochten Milchreis mischen. Die aufgetauten Kirschen halbieren und unterheben.

Tipp: Im Sommer kannst du frische Kirschen statt der TK-Variante verwenden. Hier passen auch Himbeeren, Blaubeeren oder Brombeeren sehr gut.

BUNTE REISPFANNE

Die Reispfanne ist eines der vielfältigsten Gerichte überhaupt. Sie kann entweder mit Vollkornreis oder mit Parboiled-Langkornreis zubereitet werden, wenn es mal schneller gehen muss. Parboiled-Langkornreis enthält bis zu 80 Prozent der wertvollen Nährstoffe von ungeschältem Naturreis. Diese bleiben durch das spezielle Parboiled-Verfahren geschützt, bei dem durch Druck des Vakuums die gelösten Stoffe in das Innere des Korns gepresst werden. Zum Schluss wird durch Wasserdampf die Oberflächenstruktur des Reiskorns gehärtet, und die Nährstoffe werden im Korninneren versiegelt. Die Kochzeit beträgt nur 10 bis 15 Minuten und ist somit kürzer als beim Vollkornreis.

Nährwerte pro Person:
Kalorien: 450 kcal, Eiweiß: 12 g, Fett: 8 g, Kohlenhydrate: 72 g, Ballaststoffe: 11 g

Zutaten für 2 Personen:

- 100 g Vollkornreis oder Parboiled-Langkornreis
- Salz
- 240 g Kichererbsen aus der Dose
- ½ Zwiebel
- 1 Knoblauchzehe
- 1 rote Paprikaschote
- 1 Karotte
- 10 cm Lauch
- 1 EL Rapsöl
- 1 EL Sojasauce
- 100 ml Gemüsebrühe
- ¼ TL gemahlener Kreuzkümmel
- schwarzer Pfeffer, frisch gemahlen

Zubereitungszeit: ca. 35 Minuten

1. Den Reis nach Packungsanweisung in Salzwasser gar kochen.

2. Kichererbsen in ein Sieb geben und mit Wasser abspülen, bis dieses klar bleibt.

3. Zwiebel und Knoblauch abziehen und würfeln. Paprika, Karotte und Lauch waschen. Paprika entkernen und in grobe Stücke schneiden. Karotte und Lauch in Scheiben schneiden.

4. Das Rapsöl in einer Pfanne erhitzen und Zwiebel sowie Knoblauch darin bei mittlerer Hitze in 2 bis 3 Minuten glasig braten. Mit Sojasauce ablöschen. Restliches Gemüse dazugeben und für weitere 5 bis 6 Minuten bei mittlerer Hitze braten, danach mit Gemüsebrühe ablöschen.

5. Reis und Kichererbsen in die Pfanne geben und unterrühren. Mit Kreuzkümmel sowie Salz und Pfeffer würzen und nach Belieben mit Kräutern garniert servieren.

Das Bild zum Rezept findest du auf Seite 150f.

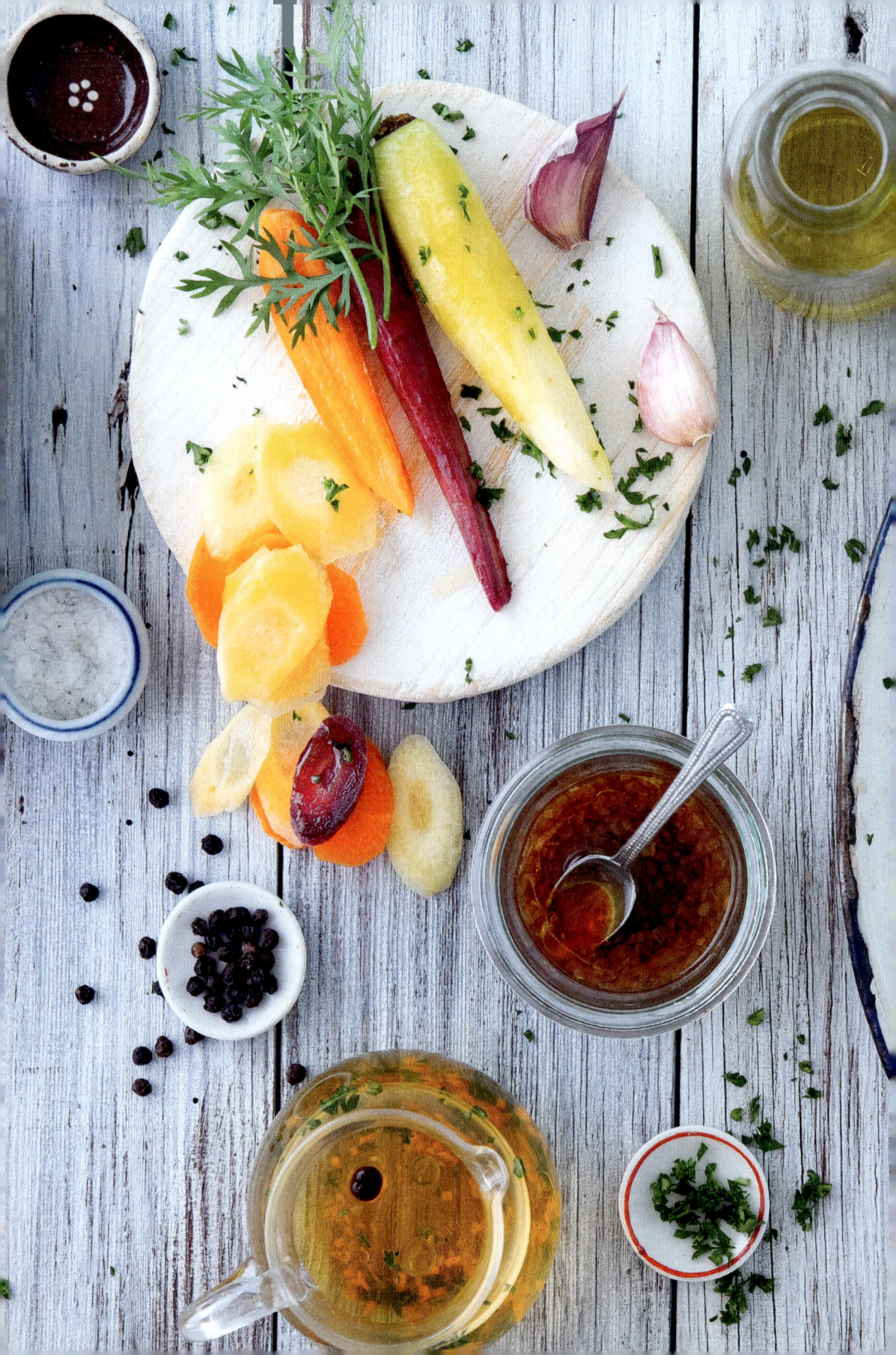

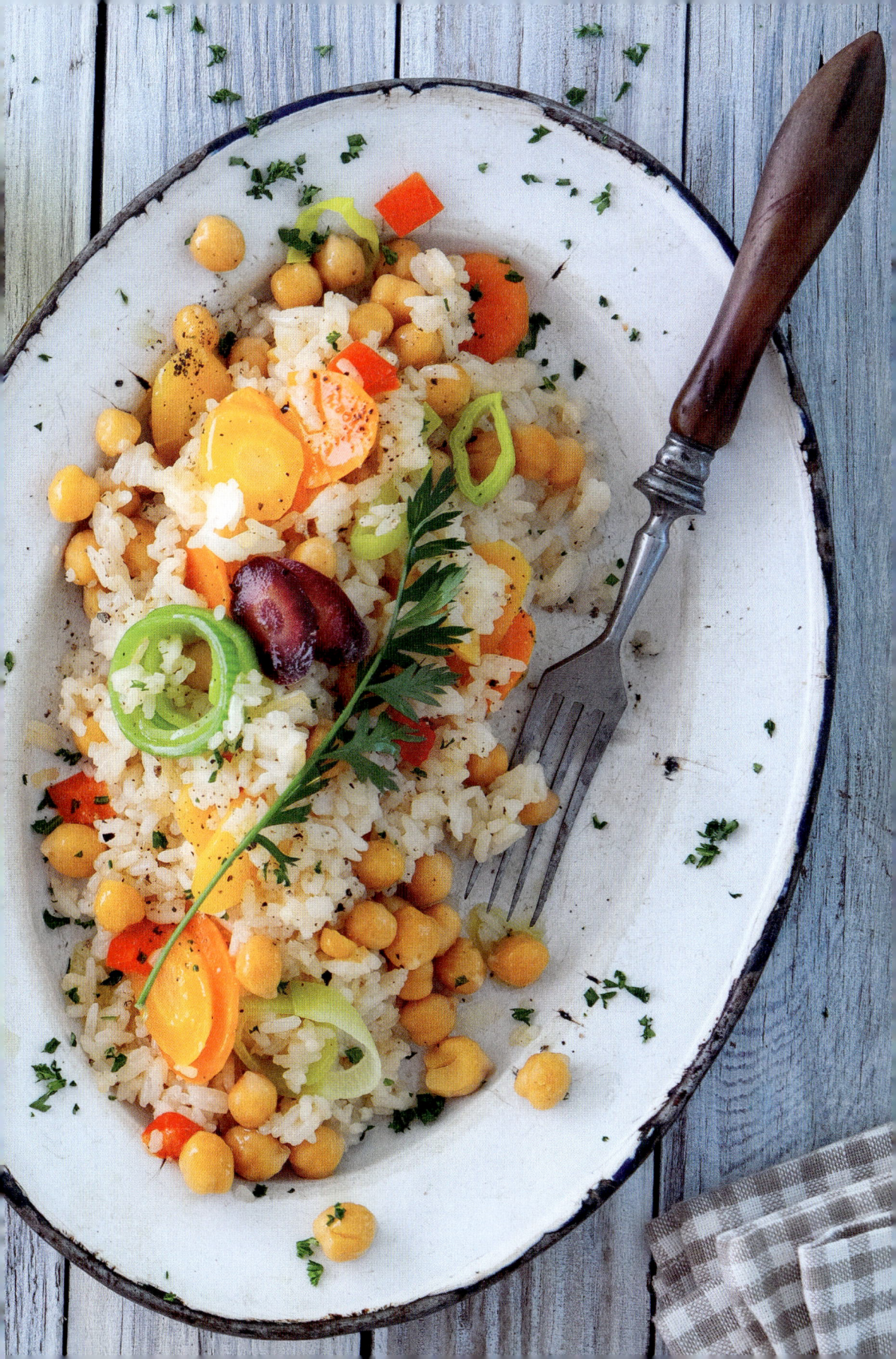

SUSHI-BOWL

Maki, Nigiri, Inside-Outs – Sushi-Kunstwerke sehen nicht nur schön aus, sie schmecken auch gut! Wieso also keine Bowl daraus machen? Durch die kleinen grünen Edamamebohnen wird die Bowl im Protein-gehalt aufgewertet. Neben 12 Gramm Eiweiß pro 100 Gramm liefert die unreif geerntete Sojabohne reichlich Ballaststoffe sowie Kalium, Magnesium, Eisen und Kalzium.

Nährwerte pro Person:
Kalorien: 460 kcal, Eiweiß: 11 g, Fett: 21 g, Kohlenhydrate: 59 g, Ballaststoffe: 8 g

Zutaten
für 2 Personen:

• 80 g Edamame, TK
• 120 g Sushi- oder Basmatireis
• 1 Frühlings-zwiebel
• ½ Salatgurke
• 1 reife Avocado
• 1 EL Sojasauce
• 1 EL Sesamsamen
• 1 EL Leinöl
• 1 EL Zitro-nensaft, frisch gepresst
• ½ Bund Koriander
• 1 Nori-Algenblatt

Zubereitungszeit:
ca. 30 Minuten

1. Edamame über Nacht auftauen lassen.

2. Den Reis nach Packungsanweisung in Salzwas-ser gar kochen.

3. In der Zwischenzeit Frühlingszwiebel waschen und in Ringe schneiden, Gurke waschen und würfeln. Avocado schälen, entkernen und in Scheiben schneiden.

4. Für das Dressing Sojasauce, Sesamsamen, Leinöl und Zitronensaft mischen.

5. Reis, Frühlingszwiebel, Salatgurke und Eda-mame in einer Schüssel anrichten und mit dem Dressing beträufeln.

6. Koriander waschen und trocken schütteln. Die Blätter abzupfen. Das Algenblatt in dün-ne Streifen schneiden und zu Röllchen for-men. Beides als Topping über den Zutaten in der Bowl verteilen.

Tipp: Edamame findest du oft in der TK-Abteilung des Supermarkts oder in Asia-Märkten. Wenn du keine bekommst oder sie nicht verträgst, kannst du stattdessen auch Erbsen verwenden.

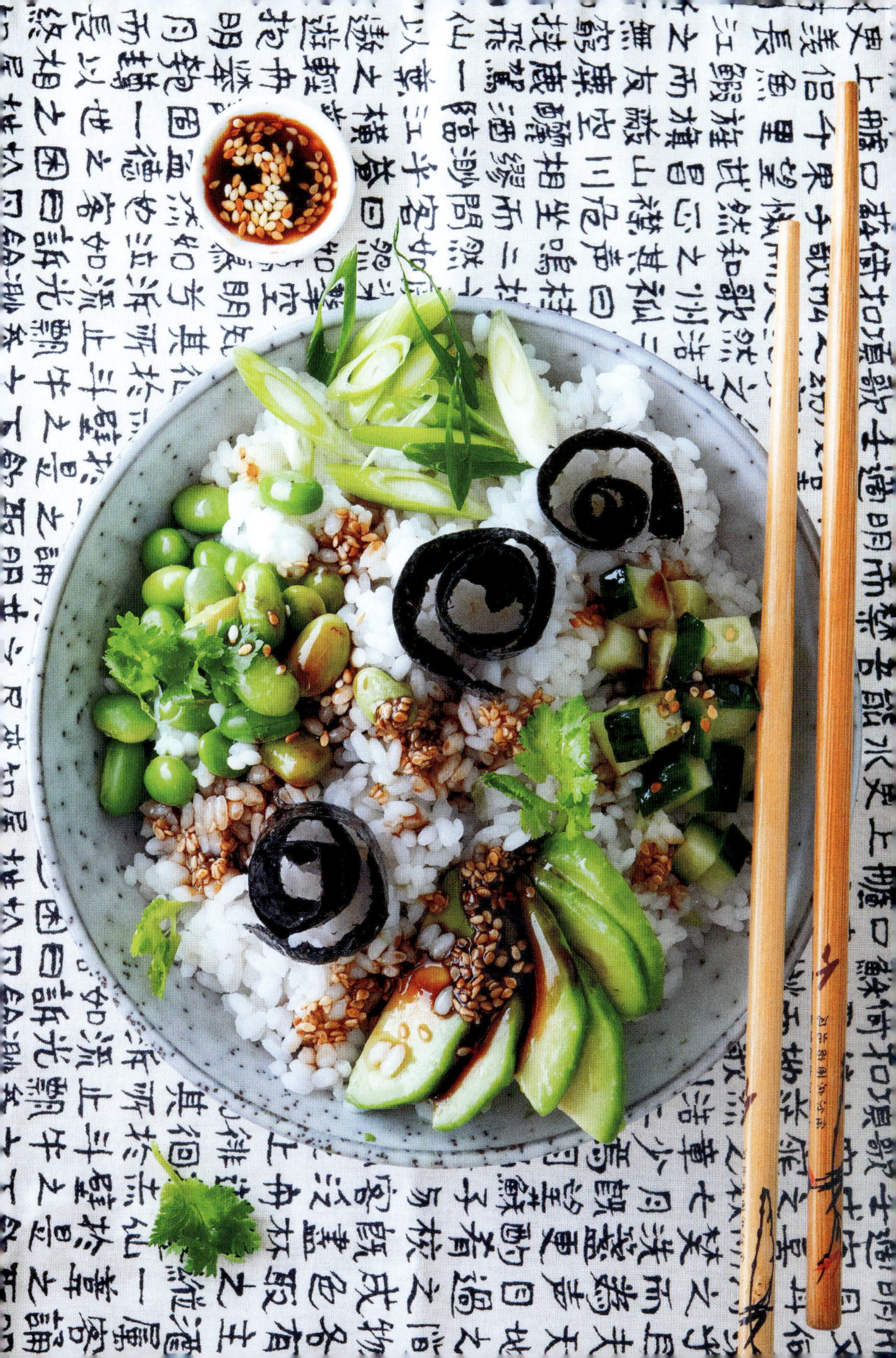

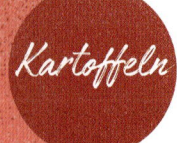

BUNTE OFENKARTOFFEL

Statt der klassischen Ofenkartoffel gibt es hier leckere Süßkartoffeln. Diese enthalten viel Beta-Carotin, eine Vorstufe von Vitamin A, das zur Gesundheit der Augen beiträgt. Zudem punkten Süßkartoffeln mit viel Kalzium, Eisen, Kalium und Phosphor sowie Folat.

Nährwerte pro Person:

Kalorien: 430 kcal, Eiweiß: 20 g, Fett: 9 g, Kohlenhydrate: 68 g, Ballaststoffe: 11 g

Zutaten
für 2 Personen:

- 2 große Süßkartoffeln
- 50 g getrocknete braune Linsen
- ½ Zwiebel
- 1 Knoblauchzehe
- ½ Zucchini
- ½ Paprikaschote
- 1 EL Rapsöl
- 1 TL Sojasauce
- 200 g Quark oder pflanzlicher Quark
- Salz
- schwarzer Pfeffer, frisch gemahlen
- 1 Bund Basilikum

Zubereitungszeit:
½–1½ Stunden (je nach Zubereitungsart)

1. Süßkartoffeln waschen und längs halbieren. Mehrmals einstechen und 50 bis 60 Minuten bei 200 °C (Umluft) im Ofen backen.

2. In der Zwischenzeit Linsen unter fließendem kaltem Wasser abspülen, abtropfen lassen und nach Packungsanweisung gar kochen.

3. Zwiebel und Knoblauch abziehen und würfeln. Zucchini und Paprika waschen, Paprika entkernen. Beides in kleine Stücke schneiden.

4. Das Rapsöl in einer Pfanne erhitzen und Zwiebel sowie Knoblauch bei mittlerer Hitze etwa 3 Minuten darin anbraten. Zucchini und Paprika dazugeben und 10 Minuten mitbraten. Mit Sojasauce ablöschen. Den Quark unterrühren und alles mit Pfeffer und Salz würzen.

5. Die Süßkartoffeln aus dem Ofen nehmen und mit Linsen sowie Quarkgemüse füllen. Das Basilikum waschen und trocken schütteln. Die Blätter abzupfen, hacken und über die Süßkartoffeln streuen.

Tipp: Du kannst die Süßkartoffeln auch in der Mikrowelle zubereiten. Süßkartoffeln längs halbieren, in ein feuchtes Papiertuch wickeln und 15 Minuten bei 800 Watt garen. Nach der Hälfte der Zeit wenden.

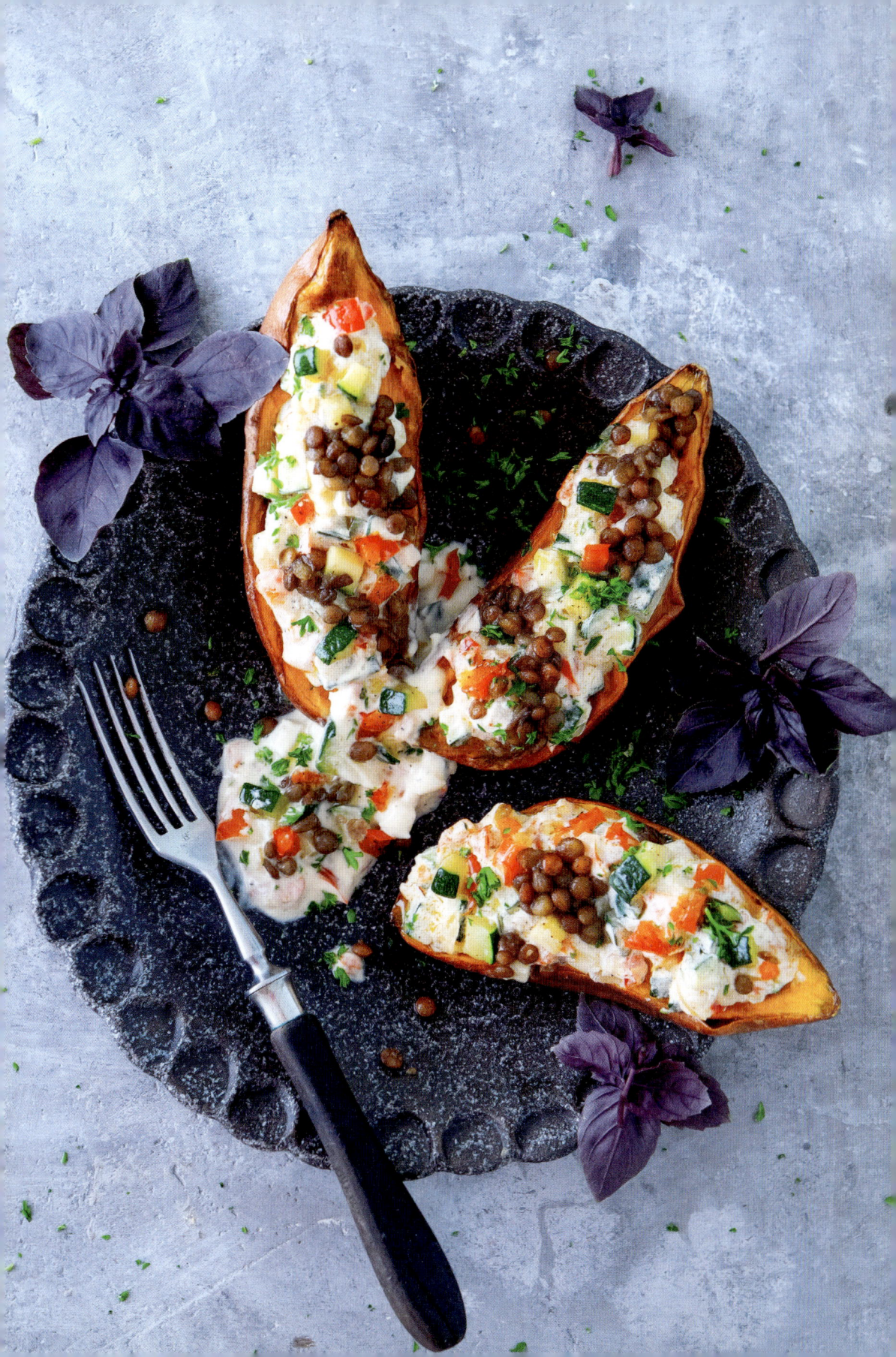

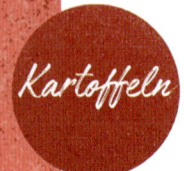

Kartoffeln

MEDITERRANER KARTOFFELAUFLAUF

Dieser Auflauf ist ein ideales Sonntagsgericht, aber auch für einen gemütlichen Abend mit Familie und Freunden eignet er sich sehr gut. Pro Portion deckt er mehr als die Hälfte des Tagesbedarfs an Ballaststoffen.

Nährwerte pro Person:
Kalorien: 450 kcal, Eiweiß: 18 g, Fett: 8 g, Kohlenhydrate: 83 g, Ballaststoffe: 19 g

Zutaten für 2 Personen:

- 400 g Kartoffeln
- 1 rote Zwiebel
- 2 Knoblauchzehen
- ½ rote Paprikaschote
- ½ Aubergine
- 1 rote Chilischote
- 1 EL Rapsöl
- 200 g stückige Tomaten aus der Dose
- ½ TL edelsüßes Paprikapulver
- ¼ TL gemahlener Kreuzkümmel
- Salz
- schwarzer Pfeffer, frisch gemahlen
- 1 EL Barbecuesauce
- 240 g Kidneybohnen aus der Dose
- 120 g Mais aus der Dose
- Öl für die Form

Zubereitungszeit: ca. 1 Stunde

1. Die Kartoffeln in einen Topf geben, vollständig mit Wasser bedecken und etwa 20 Minuten kochen. Abgießen, pellen und abkühlen lassen.

2. In der Zwischenzeit Zwiebel und Knoblauch abziehen und würfeln. Paprika, Aubergine und Chilischote waschen. Paprika entkernen und würfeln. Aubergine würfeln. Chilischote entkernen und in Ringe schneiden.

3. Das Rapsöl in einer Pfanne erhitzen und Zwiebel sowie Knoblauch bei mittlerer Hitze in 2 bis 3 Minuten darin glasig dünsten. Paprika, Aubergine und Chili dazugeben und 6 bis 7 Minuten mitbraten. Mit den Tomaten ablöschen und mit Paprikapulver, Kreuzkümmel sowie Salz und Pfeffer würzen. Barbecuesauce unterrühren.

4. Kidneybohnen und Mais in ein Sieb geben, abspülen, abtropfen lassen und zur Gemüsemischung geben. Alles weitere 10 bis 12 Minuten bei mittlerer Hitze köcheln lassen.

5. Den Backofen auf 180 °C (Umluft) vorheizen, die Kartoffeln in etwa 1 Zentimeter dicke Scheiben schneiden. Eine Auflaufform mit Öl einfetten und Gemüsemischung sowie Kartoffeln abwechselnd einschichten. Auf der mittleren Schiene 30 bis 35 Minuten im Ofen backen.

LEICHTER KARTOFFELSALAT

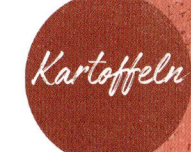
Kartoffeln

Wer braucht da noch Mayo? Der klassische Kartoffelsalat von Oma schmeckt vielleicht gut, liegt aber schwer im Magen. Dann doch lieber die leichtere Variante!

Nährwerte pro Person:
Kalorien: 360 kcal, Eiweiß: 9 g, Fett: 10 g, Kohlenhydrate: 58 g, Ballaststoffe: 9 g

**Zutaten
für 2 Personen:**

- 150 g Erbsen, TK
- 500 g vorwiegend festkochende Kartoffeln
- 1 Frühlingszwiebel
- 1 EL mittelscharfer Senf
- 2 EL Apfelessig
- 2 EL Leinöl
- 1 Bund Schnittlauch
- Salz
- schwarzer Pfeffer, frisch gemahlen

**Zubereitungszeit:
ca. 30 Minuten
+ Ziehzeit**

1. Die Erbsen über Nacht auftauen lassen.

2. Kartoffeln waschen, bissfest kochen, pellen und in Scheiben schneiden. Frühlingszwiebel in feine Ringe schneiden und mit den Kartoffelscheiben vermengen.

3. Senf mit Apfelessig und Leinöl verrühren und über die Kartoffeln geben. Alles 2 bis 3 Stunden oder über Nacht ziehen lassen.

4. Schnittlauch waschen, trocken schütteln und klein hacken. Mit den Erbsen zum Kartoffelsalat geben und den Salat mit Salz und Pfeffer würzen. Den Teller nach Belieben noch mit ganzem Schnittlauch dekorieren.

Tipp: Statt der oft verwendeten Erbsen aus dem Glas empfehlen wir die tiefgekühlte Variante, die mehr Nährstoffe enthält.

Das Bild zum Rezept findest du auf Seite 158f.

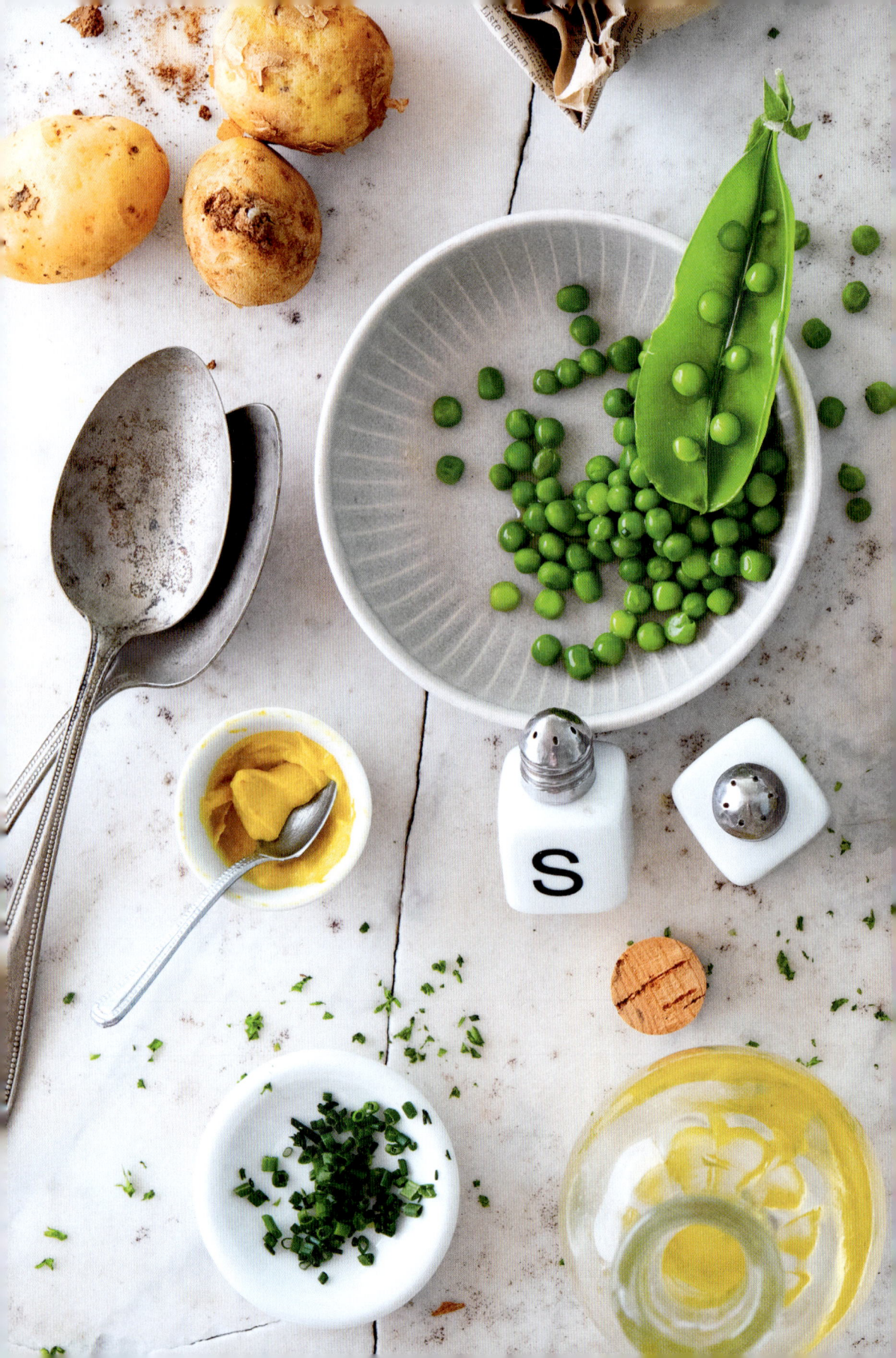

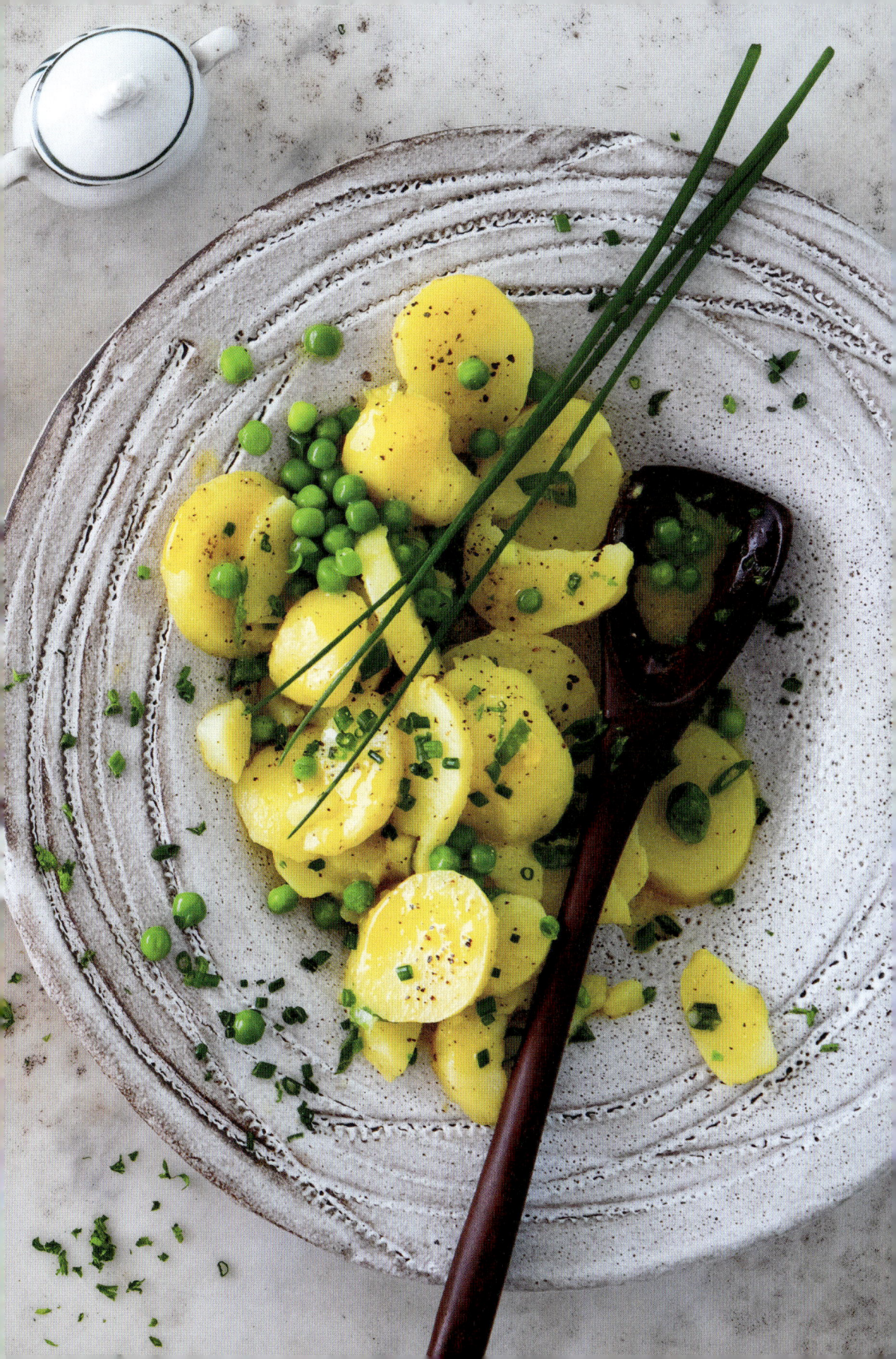

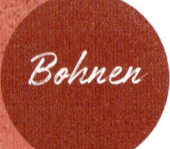

KIDNEYBOHNEN-BRATLINGE

Ersatzprodukte waren gestern – heute gibt's leckere Burger aus Kidneybohnen mit ausschließlich natürlichen Zutaten und einer Extraportion Protein. Und damit die Bratlinge nicht so allein sind, passt ein grüner Salat sehr gut dazu.

Nährwerte pro Person:

Kalorien: 400 kcal, Eiweiß: 15 g, Fett: 13 g, Kohlenhydrate: 55 g, Ballaststoffe: 12 g

Zutaten
für 2 Personen:

- 240 g Kidneybohnen aus der Dose
- 60 g zarte Haferflocken
- 1 Karotte
- ½ Zwiebel
- 2 TL + 2 EL Rapsöl
- 2 TL Senf
- 2 TL Tomatenmark
- 1 TL Sojasauce
- Salz
- schwarzer Pfeffer, frisch gemahlen

Zubereitungszeit:
ca. 20 Minuten
+ Ruhezeit

1. Kidneybohnen in ein Sieb geben, abspülen, bis kein Schaum mehr sichtbar ist, und abtropfen lassen. Mit den Haferflocken zerdrücken und zu einem Teig kneten.

2. Karotte schälen und auf einer feinen Reibe raspeln, anschließend den Saft ausdrücken. Zwiebel abziehen und klein hacken.

3. 2 Teelöffel Rapsöl in einer Pfanne erhitzen und die Zwiebel bei mittlerer Temperatur in etwa 3 Minuten darin glasig dünsten. Mit ausgedrückten Karottenraspeln, Senf, Tomatenmark, Sojasauce, Salz und Pfeffer in die Kidneybohnen-Haferflocken-Masse einarbeiten und die Masse anschließend 45 Minuten ruhen lassen.

4. Aus der Masse gleichmäßige Taler formen. Das restliche Rapsöl in einer großen Pfanne erhitzen und die Taler darin bei mittlerer Hitze auf beiden Seiten goldbraun braten.

Tipp: Du kannst die Kidneybohnen auch selbst kochen und Feinblatt-Haferflocken verwenden.

PROTEIN-SCHOKOBROWNIES

Brownies essen ohne schlechtes Gewissen? Statt der klassischen Brownies aus Mehl, Zucker und Butter gibt es hier eine deutlich gesündere und proteinreichere Variante aus schwarzen Bohnen und ohne Mehl.

Nährwerte pro Person:
Kalorien: 210 kcal, Eiweiß: 6 g, Fett: 4 g, Kohlenhydrate: 42 g, Ballaststoffe: 9 g

Zutaten für 6 Stück:

- 6 getrocknete Datteln
- 240 g schwarze Bohnen aus der Dose
- 1 reife Banane
- 30 g ungesüßtes Kakaopulver
- 3 TL Cashewmus oder Rapsöl
- 1 Prise Salz
- 40 ml Ahornsirup
- 1½ TL Weinstein-Backpulver
- 2 EL gehackte Haselnüsse

Zubereitungszeit: ca. 30 Minuten + Einweichzeit

1. Die Datteln über Nacht in Wasser einweichen.

2. Den Backofen auf 180 °C (Umluft) vorheizen. Bohnen in ein Sieb geben, abspülen und abtropfen lassen. Die Banane schälen und in grobe Stücke schneiden.

3. Datteln abgießen und mit Bohnen, Kakaopulver, Bananenstücken, Cashewmus oder Rapsöl, Salz, Ahornsirup, Backpulver und Haselnüssen in einer großen Schüssel mit dem Stabmixer pürieren oder im Hochleistungsmixer zu einer homogenen Masse mixen.

4. Den Teig auf einem mit Backpapier ausgelegten Backblech etwa 3 Zentimeter hoch verteilen und 20 bis 22 Minuten im Ofen backen.

5. In 6 gleich große Stücke schneiden und abkühlen lassen. Die Brownies vor dem Servieren nach Belieben mit gemahlenen und ganzen Haselnüssen garnieren.

Tipp: Wenn die Brownies aus dem Ofen kommen, sind sie noch etwas klebrig. Lass sie am besten über Nacht offen stehen.

Das Bild zum Rezept findest du auf Seite 162f.

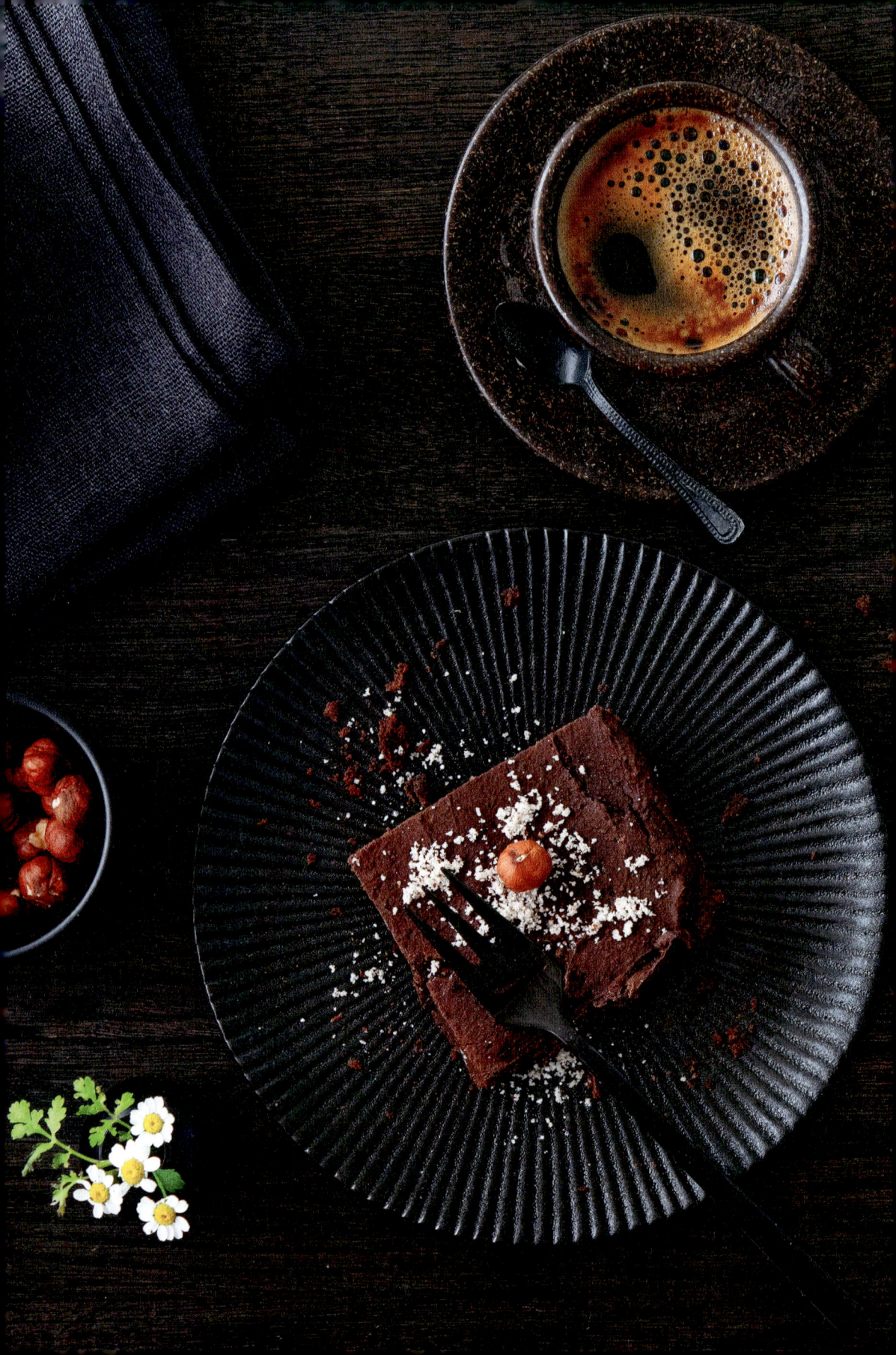

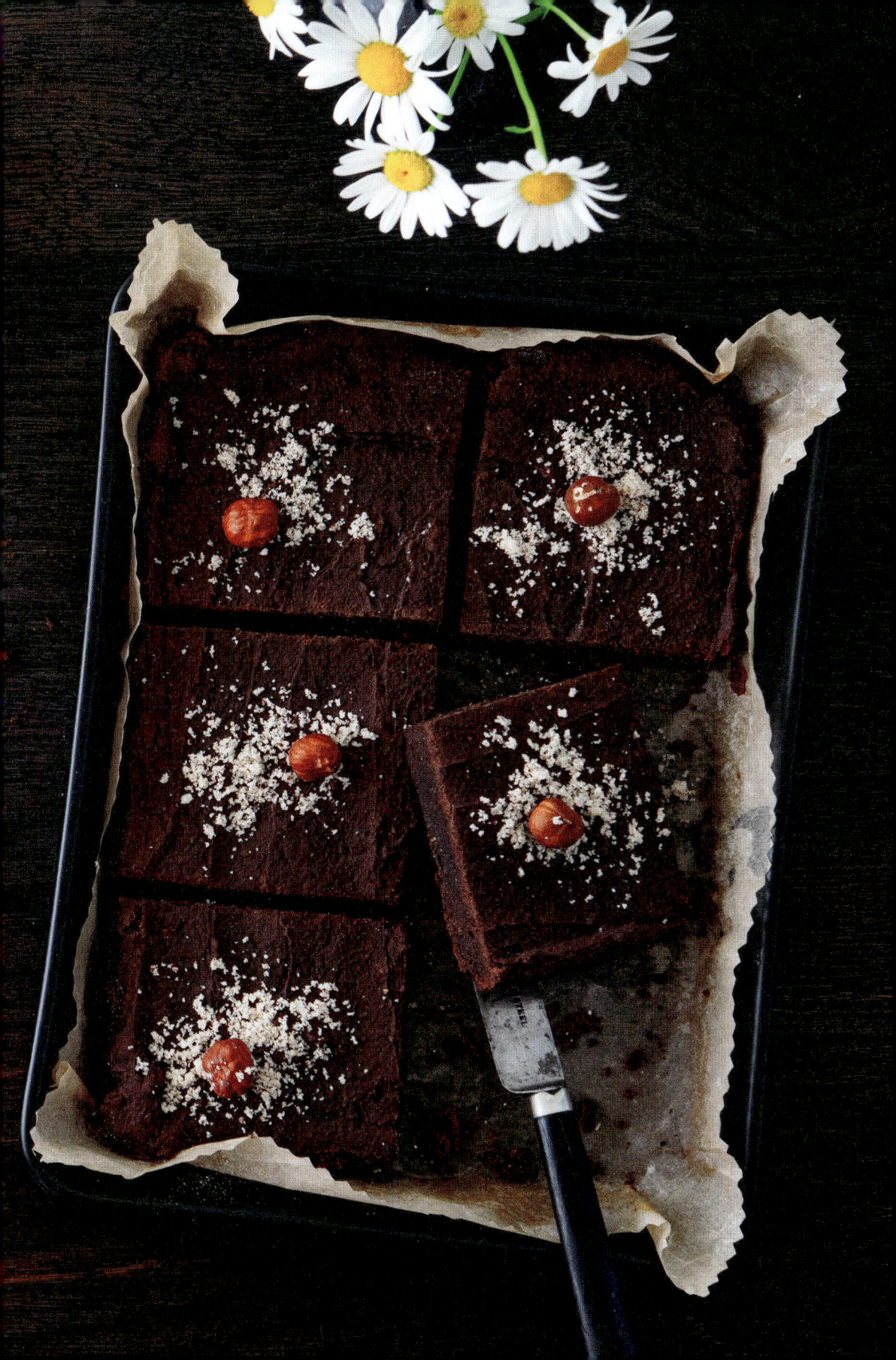

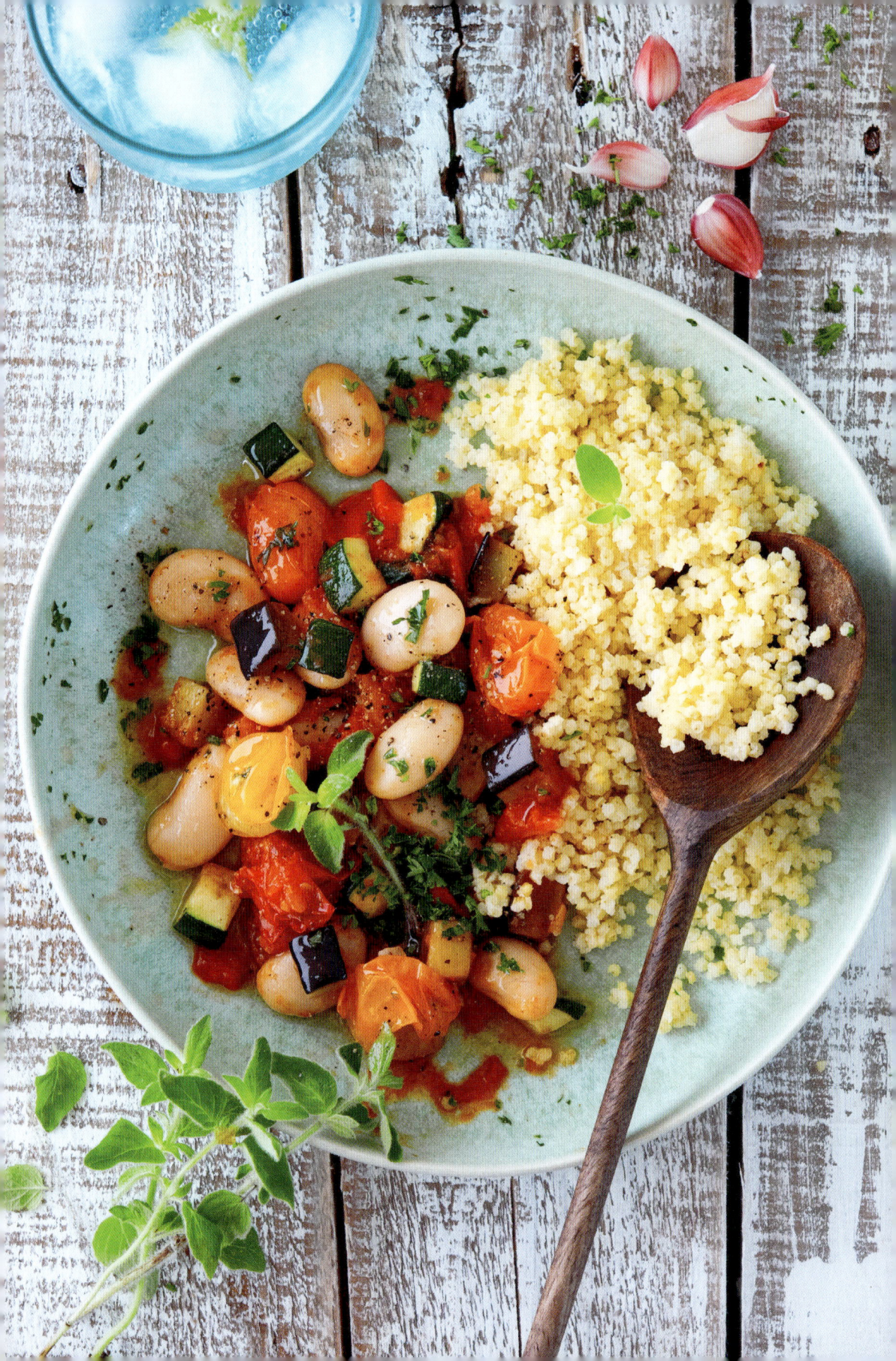

TOMATIGE RIESENBOHNEN

Bohnen

Lust auf ein leichtes, tomatiges Gericht? Dann ist diese Bohnenpfanne genau das Richtige! Sie liefert nicht nur viele Ballaststoffe, sondern auch hochwertiges pflanzliches Eiweiß.

Nährwerte pro Person:
Kalorien: 430 kcal, Eiweiß: 17 g, Fett: 7 g, Kohlenhydrate: 71 g, Ballaststoffe: 15 g

Zutaten für 2 Personen:

- 100 g Hirse
- Salz
- 1 Zwiebel
- 2 Knoblauch-zehen
- ½ Zucchini
- ½ Aubergine
- 1 EL Rapsöl
- 3 reife Tomaten
- 3 EL Tomaten-mark
- 300 ml Gemüse-brühe
- 1 TL Oregano
- ½ TL edelsüßes Paprikapulver
- ¼ TL gemahlener Kreuzkümmel
- schwarzer Pfeffer, frisch gemahlen
- 240 g weiße Riesenbohnen aus der Dose

Zubereitungszeit: ca. 1 Stunde

1. Die Hirse nach Packungsanweisung in Salzwasser gar kochen.

2. In der Zwischenzeit Zwiebel und Knoblauch abziehen und würfeln. Zucchini und Aubergine waschen und in kleine Würfel schneiden.

3. Das Rapsöl in einer Pfanne erhitzen und Zwiebel sowie Knoblauch bei mittlerer Temperatur in 2 bis 3 Minuten darin glasig dünsten. Zucchini und Aubergine dazugeben und 6 bis 7 Minuten mitdünsten.

4. Tomaten waschen, würfeln und mit dem Tomatenmark in die Pfanne geben. 5 Minuten mitbraten, dann mit Gemüsebrühe ablöschen. Mit Oregano, Paprikapulver, Kreuzkümmel, Salz und Pfeffer würzen und alles mindestens 30 Minuten auf kleiner Stufe köcheln lassen.

5. Die Bohnen in ein Sieb geben, abspülen, bis kein Schaum mehr sichtbar ist, und abtropfen lassen. In die Pfanne geben und alles bei mittlerer Hitze nochmals 5 Minuten köcheln lassen.

6. Die Hirse mit dem Gemüse-Bohnen-Mix auf Tellern anrichten, nach Belieben mit frischem Oregano bestreuen und servieren.

GRÜNKERN-BOLOGNESE

Keine Lust auf Tofu? Dann probier doch mal Grünkern! Der unreif geerntete Dinkel ist reich an B-Vitaminen, Magnesium, Phosphor und Eisen. Zudem liefert das Korn eine gute Portion pflanzliches Eiweiß sowie Ballaststoffe.

Nährwerte pro Person:
Kalorien: 550 kcal, Eiweiß: 19 g, Fett: 7 g, Kohlenhydrate: 102 g, Ballaststoffe: 13 g

Zutaten für 2 Personen:

• ½ Zwiebel
• 1 Knoblauchzehe
• 1 Karotte
• 1 Stange Sellerie
• 1 EL Rapsöl
• 2 EL Tomaten-
mark
• 60 g Grünkern-
schrot
• 200 ml Gemüse-
brühe
• 200 g stückige
Tomaten aus der
Dose
• 1 TL Oregano
• ½ TL Thymian
• Salz
• schwarzer Pfeffer,
frisch gemahlen
• 200 g Vollkorn-
Spaghetti

Zubereitungszeit:
ca. 45 Minuten

1. Zwiebel und Knoblauch abziehen und würfeln. Karotte schälen, Sellerie waschen. Beides in dünne Scheiben schneiden.

2. Das Rapsöl in einer Pfanne erhitzen und Zwiebel, Knoblauch, Karotte sowie Sellerie bei mittlerer Temperatur etwa 5 Minuten anbraten. Tomatenmark und Grünkernschrot dazugeben und 2 Minuten mitbraten. Mit Gemüsebrühe und stückigen Tomaten ablöschen und mit Oregano, Thymian, Salz sowie Pfeffer würzen. Anschließend die Sauce mindestens 30 Minuten bei niedriger Hitze köcheln lassen.

3. In der Zwischenzeit die Spaghetti nach Packungsanweisung in reichlich Salzwasser bissfest garen. Die Nudeln mit der Grünkern-Bolognese servieren.

Tipp: Statt Grünkern kannst du auch 100 Gramm Tofu oder 80 Gramm rote Linsen (Trockenmasse) verwenden. Die Linsen solltest du vorher abspülen, separat kochen und nochmals mit Wasser abbrausen, bevor du sie in die Sauce gibst.

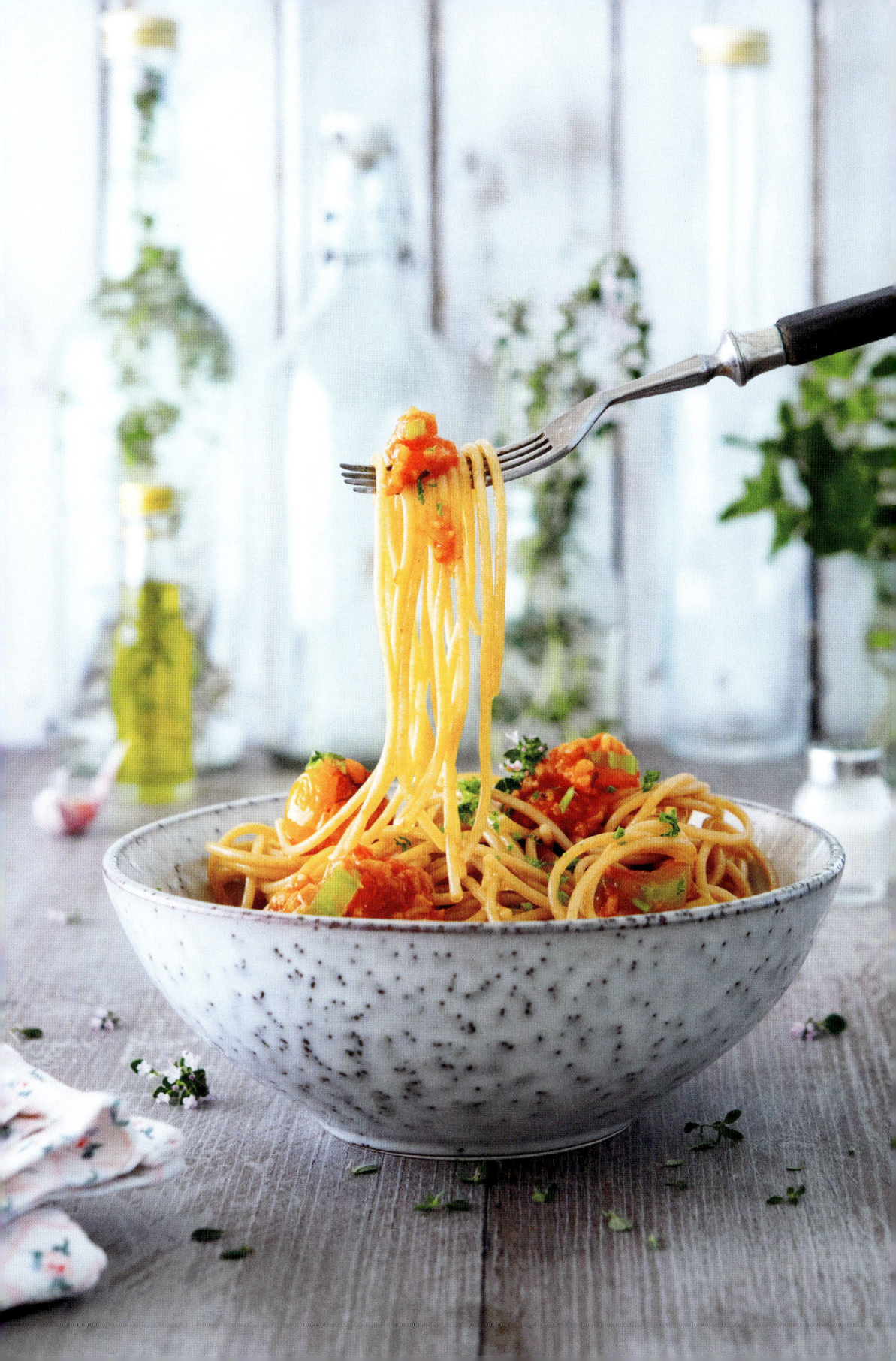

CREMIGE PILZPASTA

Nussig mild, aber dennoch intensiv im Geschmack – der Steinpilz. Gerade in Pilzsaucen macht sich diese Pilzart besonders gut. Getrocknete Pilze geben auf kleine Mengen einen kräftigeren Geschmack und harmonieren sehr gut mit der frischen Variante.

Nährwerte pro Person:
Kalorien: 550 kcal, Eiweiß: 16 g, Fett: 8 g, Kohlenhydrate: 88 g, Ballaststoffe: 11 g

Zutaten
für 2 Personen:
———

- 15 g getrocknete Steinpilze
- 1 rote Zwiebel
- 2 Knoblauchzehen
- 5 braune Champignons
- 1 EL Rapsöl
- 1 EL Sojasauce
- 200 g Hafersahne
- 50 ml Gemüsebrühe
- 200 g Vollkorn-Tagliatelle
- Salz
- 1 EL Hefeflocken
- schwarzer Pfeffer, frisch gemahlen

———

Zubereitungszeit:
ca. 45 Minuten
+ Einweichzeit

1. Die Steinpilze 20 Minuten in etwa 200 Milliliter Wasser einweichen. Die Pilze abgießen, dabei das Einweichwasser auffangen.

2. Zwiebel und Knoblauch abziehen und würfeln. Champignons putzen und in Scheiben schneiden.

3. Das Rapsöl in einer Pfanne erhitzen und Zwiebel sowie Knoblauch bei mittlerer Temperatur 2 bis 3 Minuten darin glasig dünsten. Champignons und Steinpilze dazugeben und 3 bis 4 Minuten mitdünsten. Mit Sojasauce, Hafersahne, Einweichwasser und Gemüsebrühe ablöschen und die Sauce etwa 30 Minuten auf niedriger Stufe ohne Deckel köcheln lassen.

4. In der Zwischenzeit die Tagliatelle nach Packungsanweisung in reichlich Salzwasser bissfest kochen. Die Sauce mit Hefeflocken, Salz und Pfeffer würzen, auf den Nudeln anrichten und servieren.

Tipp: Du kannst auch andere Pilzsorten verwenden, z. B. Pfifferlinge oder Kräuterseitlinge. Die Hafersahne kannst du durch die klassische Sahne oder auch durch Sojasahne ersetzen.

LASAGNE-SUPPE

Diese Lasagne-Suppe ist genau das Richtige für kühle, regnerische Tage. Bei Tomaten ist es durchaus sinnvoll, sie zu kochen. Denn der darin enthaltene sekundäre Pflanzenstoff Lycopin kann durch Erhitzen und Pürieren noch besser vom Körper aufgenommen werden.

Nährwerte pro Person:
Kalorien: 480 kcal, Eiweiß: 18 g, Fett: 9 g, Kohlenhydrate: 82 g, Ballaststoffe: 8 g

Zutaten für 2 Personen:

- 60 g getrocknete braune Linsen
- ½ Zwiebel
- 2 Knoblauch-zehen
- 1 EL Rapsöl
- 1 EL Tomaten-mark
- 400 g stückige Tomaten aus der Dose
- 250 ml Gemüse-brühe
- 1 TL Oregano
- 1 TL Thymian
- ½ TL edelsüßes Paprikapulver
- 1 EL Hefeflocken
- Salz
- schwarzer Pfeffer, frisch gemahlen
- 1 EL Ahornsirup
- 6 Lasagne-Platten
- 2 EL qualitativ hochwertiges, kalt gepresstes Olivenöl

Zubereitungszeit: ca. 30 Minuten

1. Die Linsen unter fließendem kaltem Wasser abspülen und nach Packungsanweisung biss-fest kochen. In ein Sieb abgießen und noch-mals abbrausen, bis das Wasser klar ist.

2. In der Zwischenzeit Zwiebel und Knoblauch abziehen und würfeln. Das Rapsöl in einem Topf erhitzen und Zwiebel sowie Knoblauch 3 bis 4 Minuten bei mittlerer Temperatur da-rin anbraten. Tomatenmark hinzufügen und unter Rühren 5 Minuten mitbraten. Mit den stückigen Tomaten sowie der Gemüsebrühe ablöschen und mit Oregano, Thymian, Papri-kapulver, Hefeflocken, Salz und Pfeffer sowie Ahornsirup würzen. Nochmals gut verrühren und 10 Minuten köcheln lassen.

3. Die Lasagne-Platten in Streifen schneiden, in die Suppe geben und darin in etwa 10 Minu-ten bissfest kochen. Die Linsen unterheben und alles mit den Gewürzen abschmecken. Mit Olivenöl beträufelt und nach Belieben mit frischem Thymian garniert servieren.

Tipp: Um die Aufnahme von Lycopin aus Tomaten zu verbessern, solltest du gesun-de Fette dazu kombinieren. Ein hochwer-tiges, kalt gepresstes Olivenöl eignet sich dafür besonders gut.

Das Bild zum Rezept findest du auf Seite 170f.

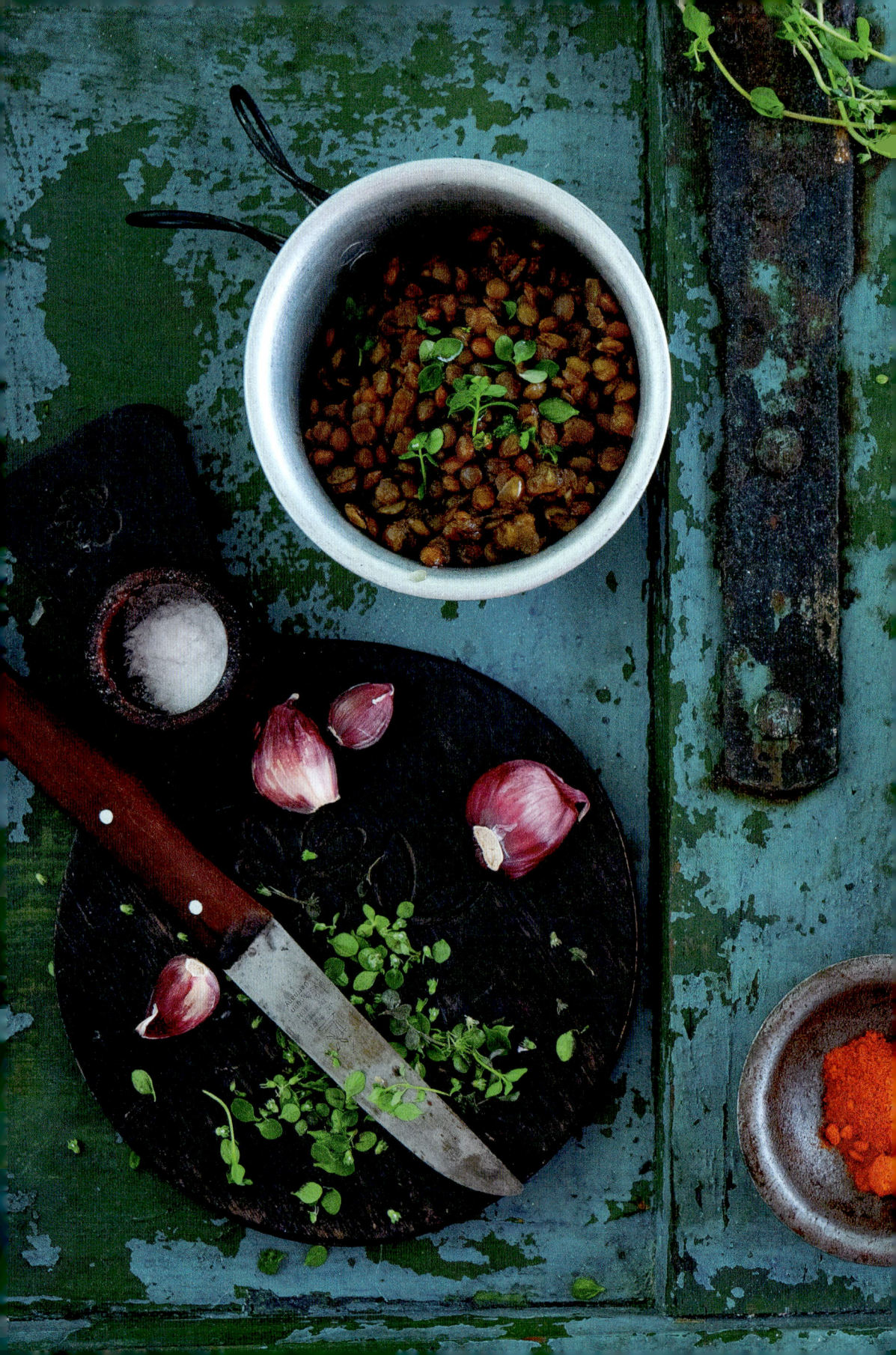

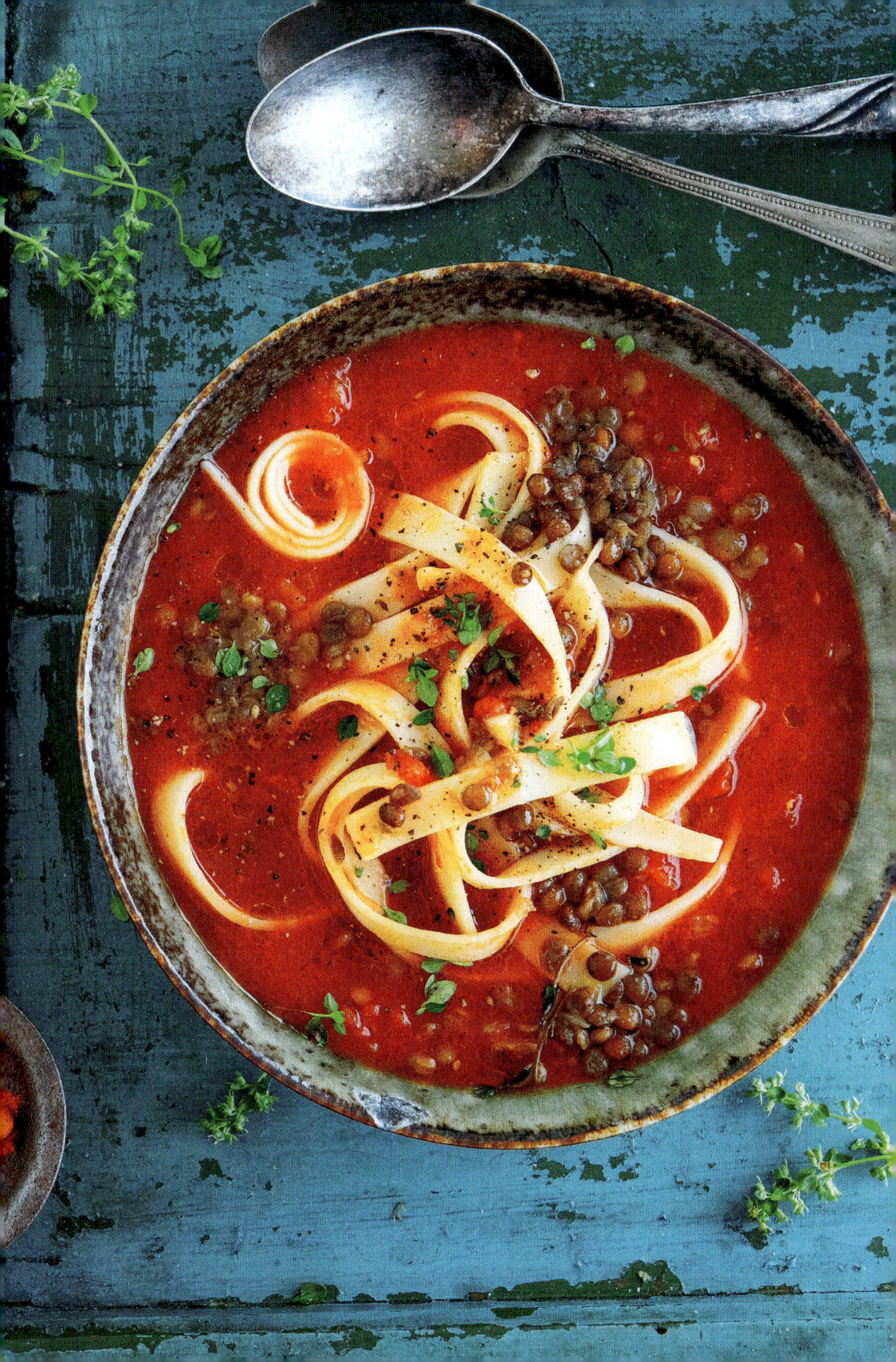

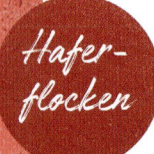
Hafer-flocken

BEERIGE OVERNIGHT OATS

Abends schnell alles in einer Schüssel mischen, Deckel drauf und ab in den Kühlschrank. Am nächsten Morgen nur noch die Beeren waschen und fertig. So schnell kann Frühstück gehen. Und das nicht nur zu Hause! Overnight Oats eignen sich hervorragend als Meal-Prep- und To-go-Gericht. Da die Chiasamen quellen, kannst du gegebenenfalls noch etwas Flüssigkeit nachgießen.

Nährwerte pro Person:
Kalorien: 350 kcal, Eiweiß: 10 g, Fett: 9 g, Kohlenhydrate: 60 g, Ballaststoffe: 13 g

**Zutaten
für 2 Personen:**

- 50 g Hafer-flocken
- 2 EL Chiasamen
- 300 ml Mandel-drink
- 1 EL Ahornsirup
- 200 g frische Himbeeren

**Zubereitungszeit:
ca. 10 Minuten
+ Ziehzeit**

1. Die Haferflocken mit den Chiasamen vermengen und mit Mandeldrink mischen. Ahornsirup unterrühren.

2. Die Mischung in zwei gleich große Gefäße füllen und verschlossen über Nacht im Kühlschrank ziehen lassen.

3. Am nächsten Tag die Himbeeren waschen, trocken tupfen und unter die Haferflockenmischung rühren.

Tipp: Statt Mandeldrink kannst du auch Soja- oder Haferdrink verwenden.

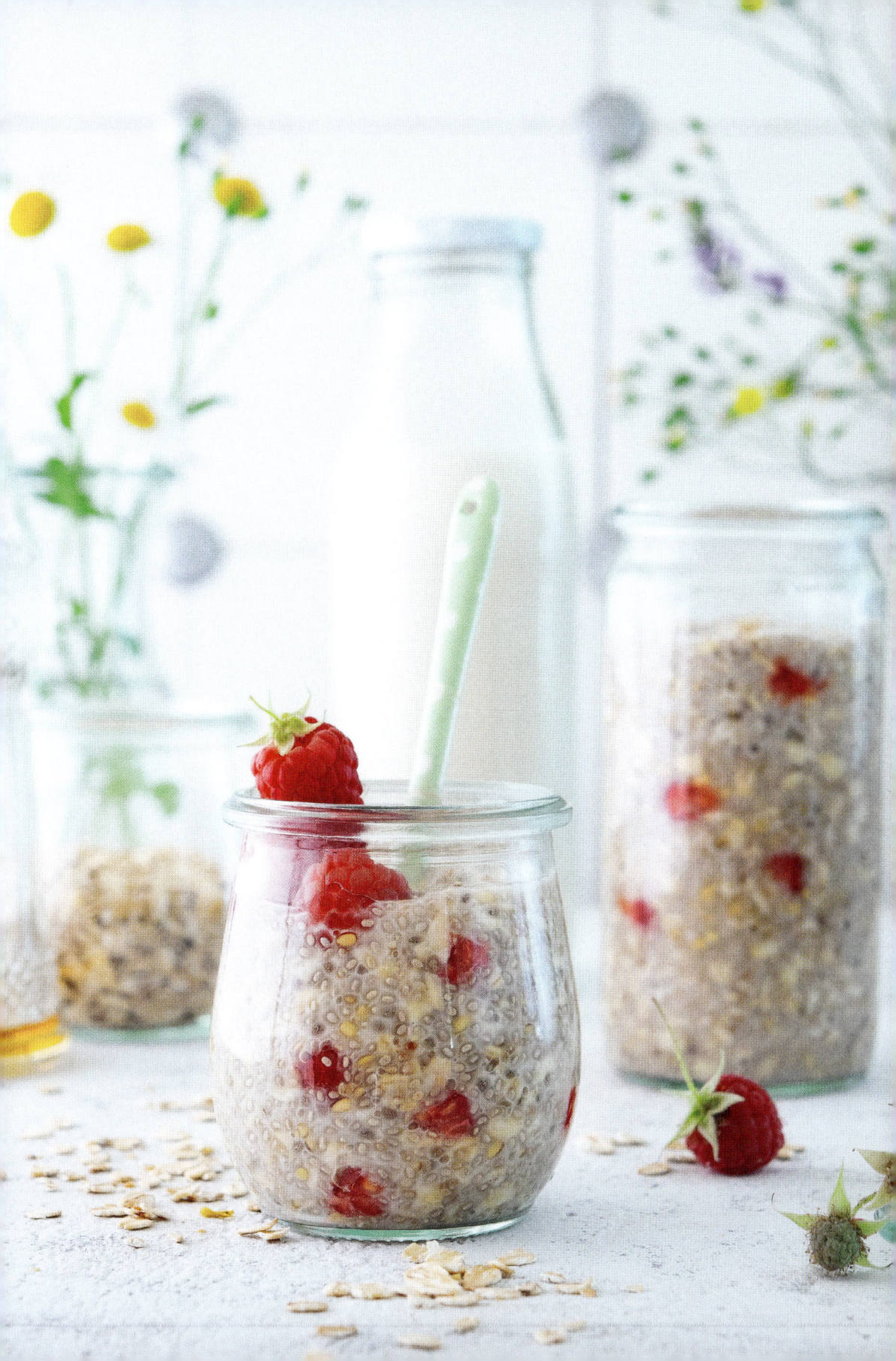

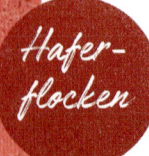

WÄRMENDER PORRIDGE

Porridge bietet einen gemütlichen und warmen Start in den Tag.
Der Haferbrei ist nicht nur schnell zubereitet, sondern auch gesund.
Die komplexen Kohlenhydrate der Haferflocken sorgen für ein lang
anhaltendes Sättigungsgefühl. Das Proteinpulver ist optional, erhöht
aber den Proteingehalt und den Sättigungseffekt.

Nährwerte pro Person:
Kalorien: 430 kcal, Eiweiß: 21 g, Fett: 10 g, Kohlenhydrate: 69 g, Ballaststoffe: 14 g

**Zutaten
für 2 Personen:**

- 100 g Hafer-
  flocken
- 30 g pflanzliches
  Proteinpulver
- 2 EL geschrotete
  Leinsamen
- 1 TL Zimtpulver
- 300 ml Mandel-
  drink
- 2 Äpfel

**Zubereitungszeit:
ca. 15 Minuten**

1. Die Haferflocken mit Proteinpulver, Leinsamen und Zimt vermischen.

2. Den Mandeldrink in einem Topf zum Kochen
   bringen, die Haferflockenmischung einrühren
   und alles auf kleinster Stufe unter regelmäßi-
   gem Rühren etwa 5 Minuten köcheln lassen.

3. In der Zwischenzeit die Äpfel waschen, entkernen und in Würfel schneiden. Die Apfel-
   würfel unter den Porridge heben und den
   Haferbrei warm servieren.

Tipp: **Statt Mandeldrink kannst du auch
Soja- oder Haferdrink verwenden.**

CREMIGE HAFERFLOCKEN

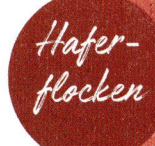
Hafer-
flocken

Auch die cremige, kalte Version des Porridge ist ein gesunder Start in den Tag. Die Kombination aus komplexen Kohlenhydraten, ungesättigten Fettsäuren und Protein gibt dir die nötige Energie am Morgen.

Nährwerte pro Person:
Kalorien: 470 kcal, Eiweiß: 16 g, Fett: 13 g, Kohlenhydrate: 76 g, Ballaststoffe: 13 g

Zutaten
für 2 Personen:

• 100 g Hafer-
flocken
• 2 EL geschrotete
Leinsamen
• 300 g Joghurt
(3,8 % Fett);
alternativ: Soja-
oder Kokos-
joghurt
• 1 Birne
• 50 g dunkle
Trauben
• 1 Orange

Zubereitungszeit:
ca. 10 Minuten
+ Ziehzeit

1. Haferflocken und Leinsamen mischen und unter den Joghurt heben. Etwa 1 Stunde ziehen lassen.

2. In der Zwischenzeit Birne und Trauben waschen. Die Birne entkernen und in Würfel schneiden. Die Orange schälen, dabei die weiße Haut mit entfernen, und ebenfalls in Würfel schneiden.

3. Das Obst mit dem Haferflockenmix mischen und servieren.

Tipp: Die Leinsamen immer schroten bzw. geschrotete Leinsamen kaufen, sodass der Körper sie besser verdauen kann. Zudem kannst du sie über Nacht in Wasser (1:1) quellen lassen.

Das Bild zum Rezept findest du auf Seite 176f.

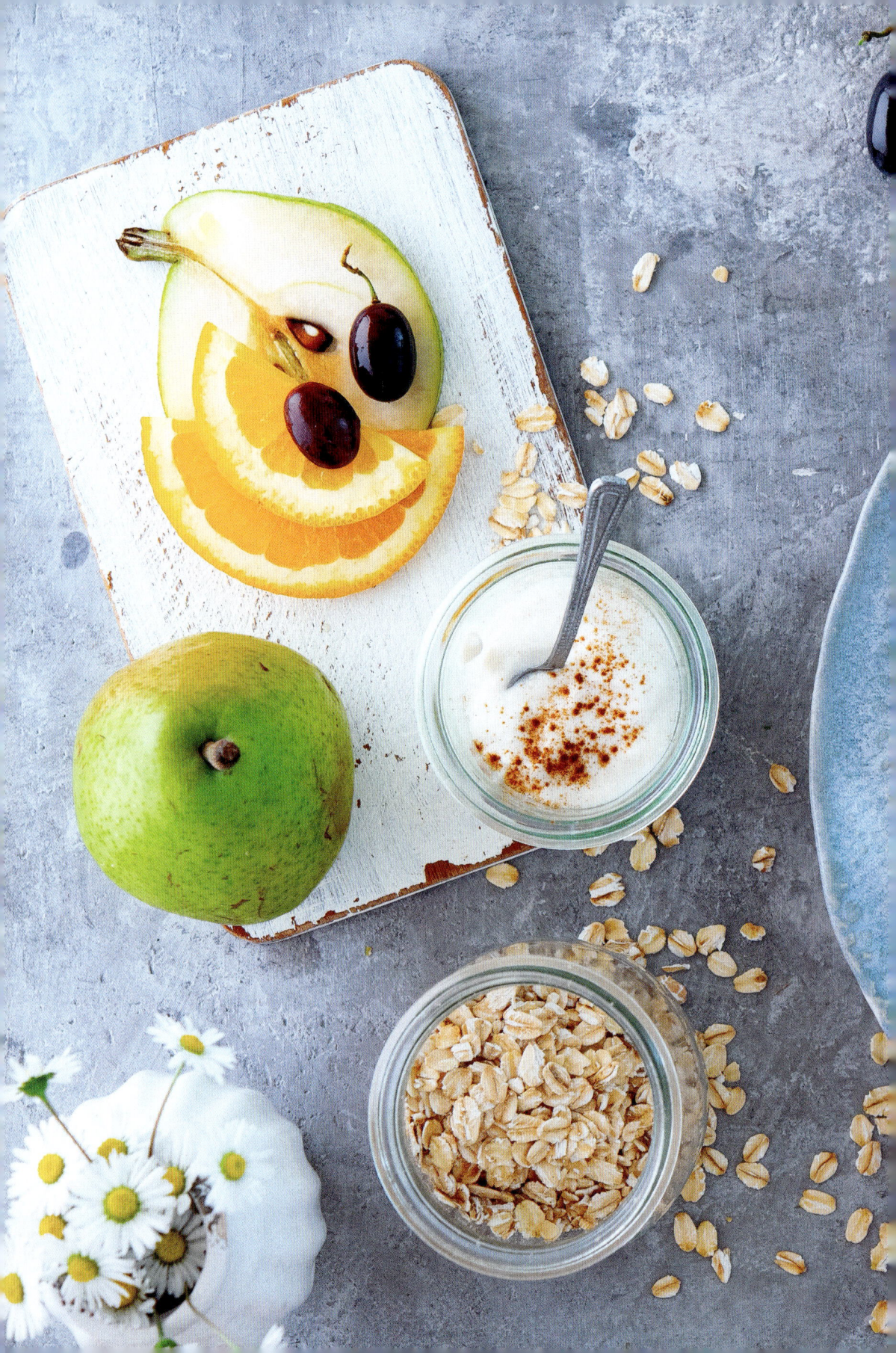

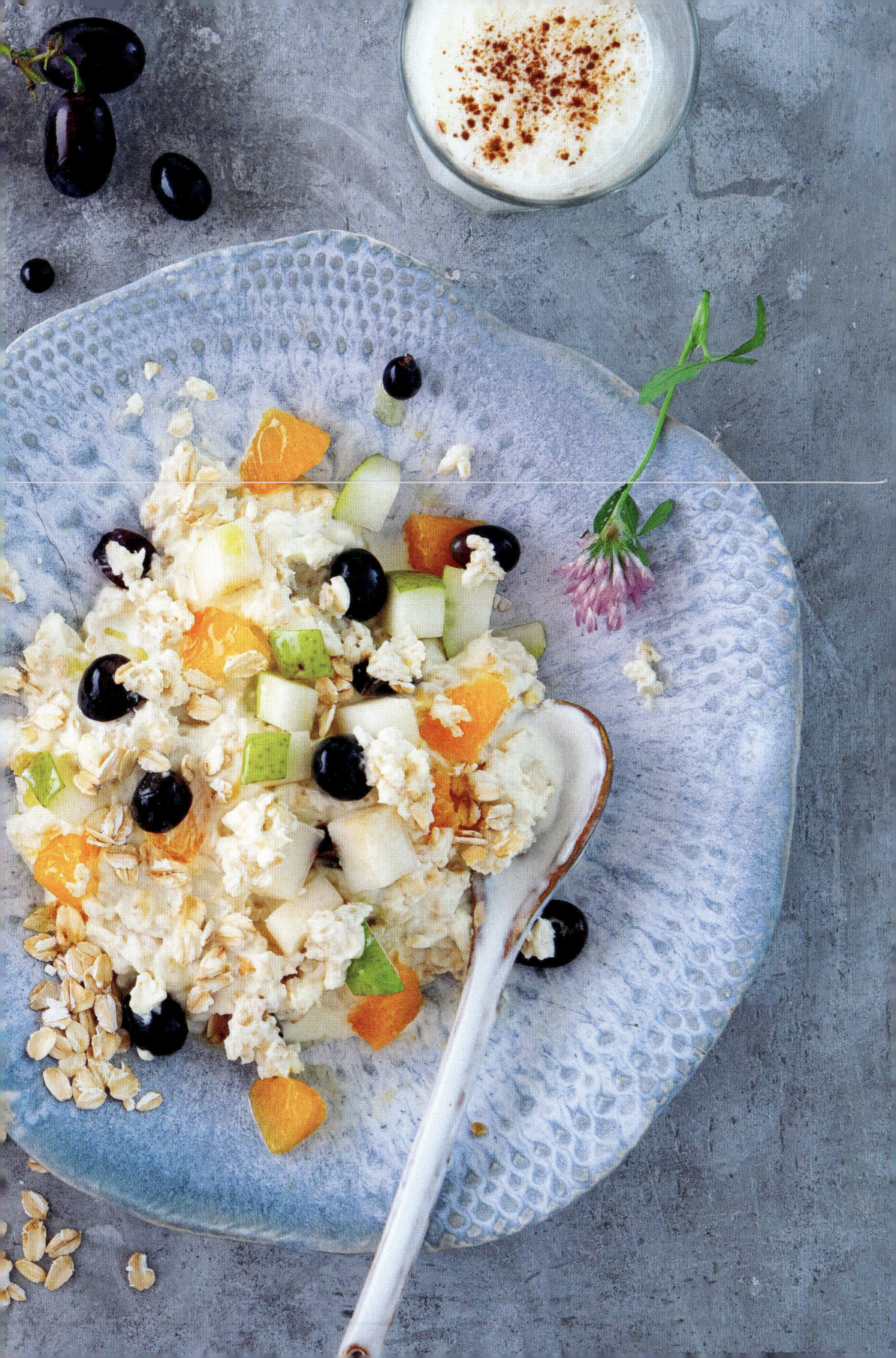

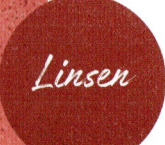

EXOTISCHE LINSEN-KAROTTEN-SUPPE

Karotten und Linsen passen nicht nur geschmacklich super zusammen, sie kochen sich auch superschnell in einem Topf miteinander! Die Hülsenfrüchte, eine wunderbare pflanzliche Protein- und Ballaststoffquelle, sorgen für eine besonders cremige Konsistenz der Suppe.

Nährwerte pro Person:
Kalorien: 494 kcal, Eiweiß: 22 g, Fett: 21 g, Kohlenhydrate: 50 g, Ballaststoffe: 10 g

Zutaten für 2 Personen:

- 400 g Karotten
- ca. 2 cm Ingwer
- 2 kleine rote Zwiebeln oder Schalotten
- 2 Knoblauchzehen
- 2 TL Rapsöl
- 100 g getrocknete rote Linsen
- 500 ml Gemüsebrühe
- ½ Bund Koriander
- 30 g Erdnusskerne
- 2 gehäufte TL Erdnussmus
- 1 Prise Chilipulver
- 1 EL Limettensaft, frisch gepresst
- Salz
- schwarzer Pfeffer, frisch gemahlen

Zubereitungszeit:
ca. 25 Minuten

1. Karotten und Ingwer schälen und klein schneiden. Zwiebeln oder Schalotten und Knoblauch abziehen und würfeln. Das Rapsöl in einem Topf erhitzen und Zwiebeln oder Schalotten sowie Knoblauch in 2 bis 3 Minuten darin glasig dünsten.

2. Linsen in ein Sieb geben und unter fließendem kaltem Wasser gründlich waschen.

3. Karotten, Ingwer und Linsen mit der Brühe in den Topf geben und alles aufkochen. Zugedeckt etwa 15 Minuten köcheln lassen, bis die Karotten und die Linsen weich sind. Bei Bedarf mehr Flüssigkeit angießen.

4. Koriander waschen und trocken tupfen. Blättchen und zarte Stiele hacken. Erdnusskerne grob hacken und nach Belieben kurz anrösten.

5. Den Inhalt des Topfs mit Erdnussmus und Chillipulver in den Mixer geben und mixen, bis eine cremige Konsistenz erreicht ist.

6. Die Suppe mit Limettensaft, Salz und Pfeffer abschmecken und mit gehackten Erdnüssen sowie Koriander bestreut servieren.

MEDITERRANER LINSENEINTOPF

Das Image des Linseneintopfs ist ein wenig angestaubt. Dieser leichte, mediterrane Eintopf schmeckt fruchtig frisch, und der Geruch der Kräuter zieht beim Köcheln angenehm durch die Küche. Ein weiterer Pluspunkt: Das Gericht gelingt auch nicht so erfahrenen Linsenköchen ganz leicht!

Nährwerte pro Person:
Kalorien: 467 kcal, Eiweiß: 23 g, Fett: 18 g, Kohlenhydrate: 43 g, Ballaststoffe: 20 g

Zutaten für 2 Personen:

- 2 Zwiebeln
- 2 Knoblauchzehen
- 2–3 Zweige frischer Thymian oder 1 EL getrockneter Thymian
- 2–3 Stängel frischer Oregano oder 1 EL getrockneter Oregano
- 2 Auberginen
- 300 g Cherrytomaten
- 2 Stangen Sellerie
- 3 EL Rapsöl
- 120 g getrocknete schwarze Linsen
- 400 ml Gemüsebrühe
- schwarzer Pfeffer
- 2 EL heller Balsamico-Essig

Zubereitungszeit:
ca. 40 Minuten

1. Zwiebeln und Knoblauch abziehen und würfeln. Frischen Thymian und Oregano waschen und trocken schütteln. Die Blättchen abzupfen. Auberginen, Tomaten und Sellerie waschen. Auberginen würfeln, Sellerie in kleine Stücke schneiden.

2. In einem Topf das Rapsöl erhitzen und Zwiebeln, Knoblauch, Thymian sowie Oregano bei mittlerer Temperatur 2 bis 3 Minuten darin dünsten, bis die Zwiebeln glasig sind. Auberginen, Sellerie und Tomaten dazugeben und 5 Minuten mitdünsten.

3. Linsen in ein Sieb geben und unter fließendem kaltem Wasser gründlich waschen. Mit der Hälfte der Gemüsebrühe in den Topf geben, sodass alle Zutaten mit Flüssigkeit bedeckt sind. Etwa 30 Minuten bei mittlerer Hitze kochen, bis die Linsen weich sind. Zwischendurch falls nötig die restliche Gemüsebrühe hinzufügen.

4. Den Eintopf mit Pfeffer und Essig würzen und servieren.

Das Bild zum Rezept findest du auf Seite 180f.

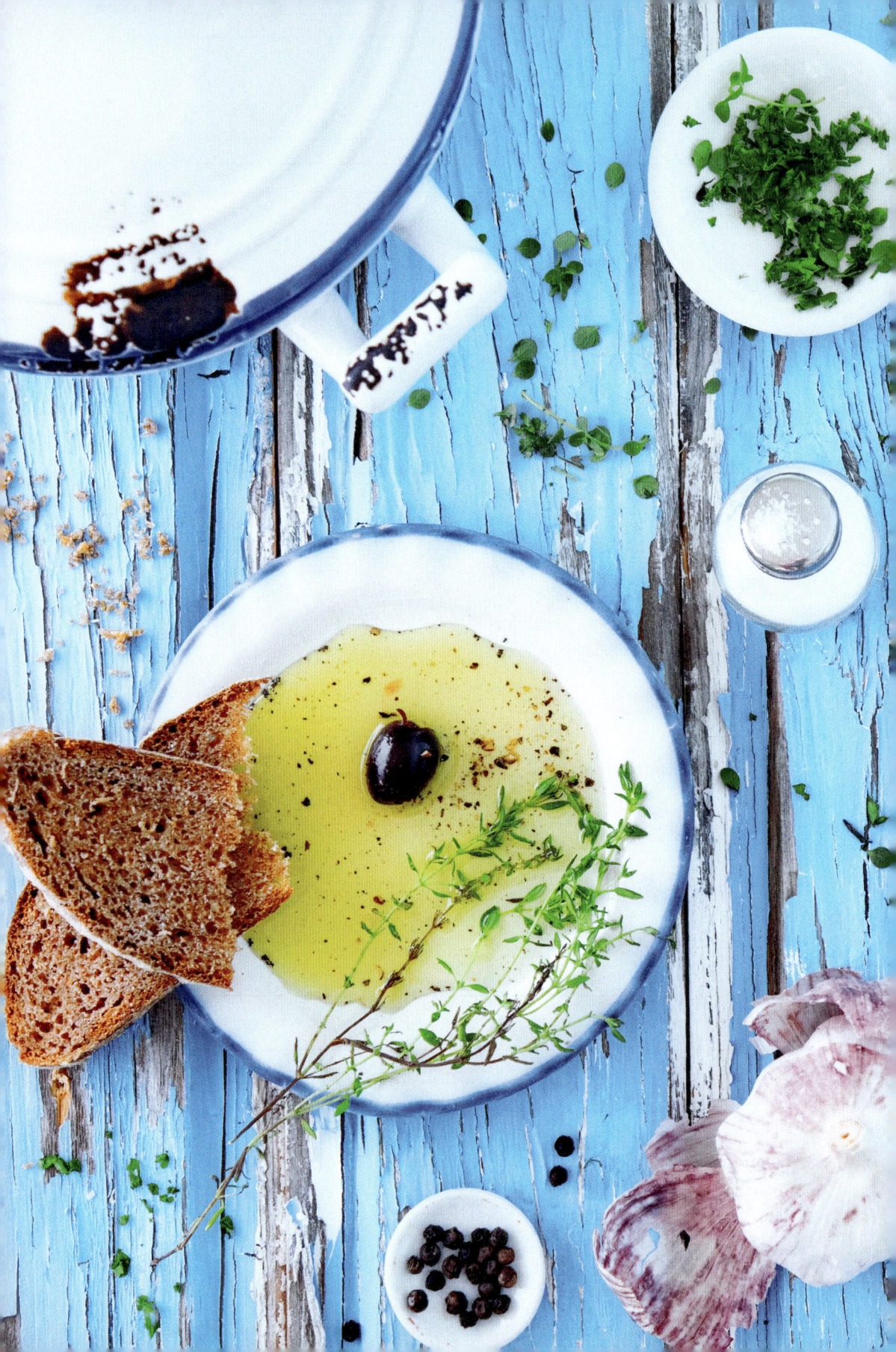

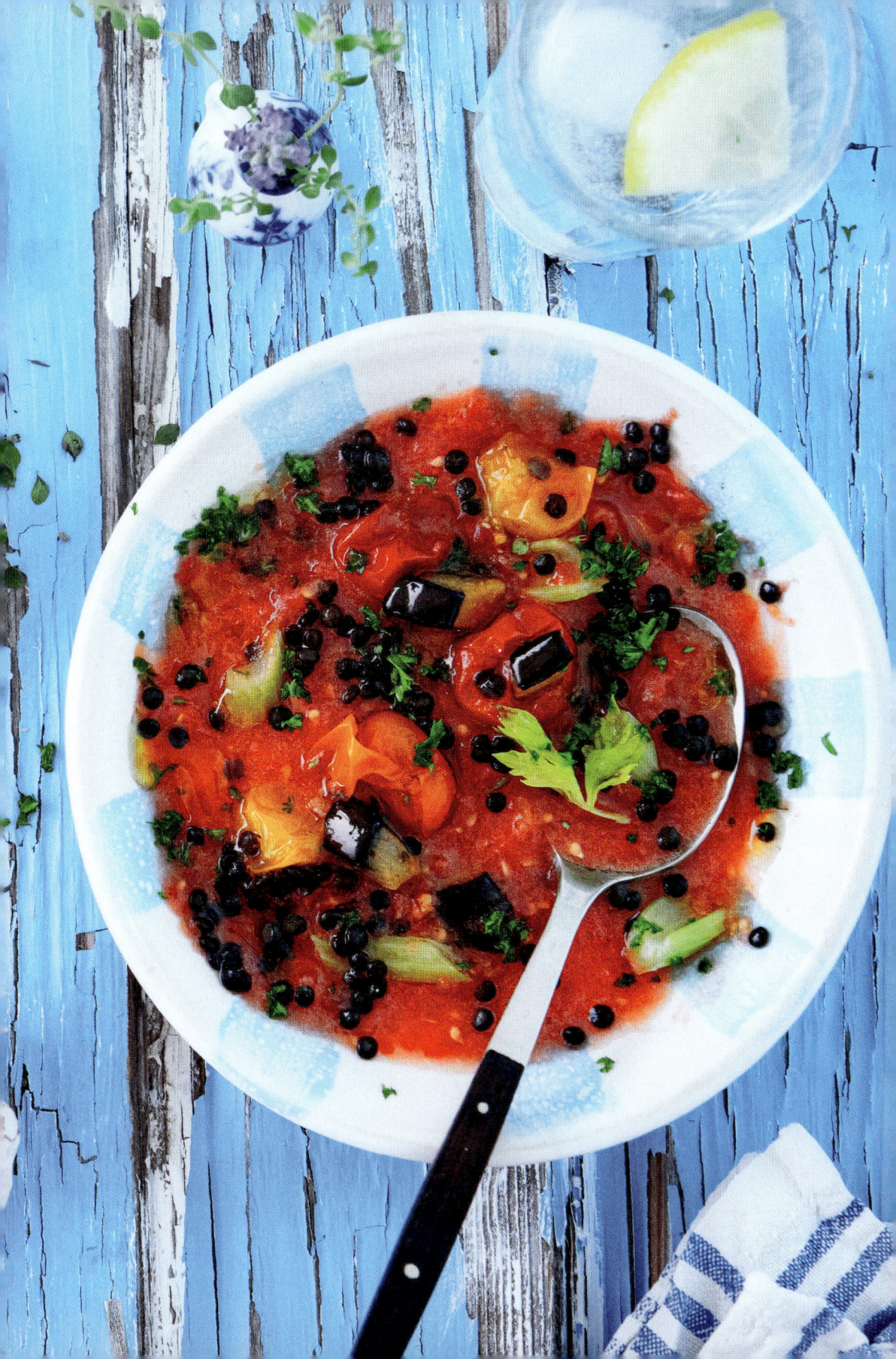

LAUWARMER LINSENSALAT

Der schnelle, lauwarme Salat, der auch kalt schmeckt, benötigt nur ein Backblech und einen schönen Teller zum Servieren, damit die strahlenden Farben gut zur Geltung kommen. Braune Linsen aus der Dose sind bei einer pflanzenbasierten Ernährung die praktische Proteinquelle aus dem Vorratsschrank!

Nährwerte pro Person:
Kalorien: 527 kcal, Eiweiß: 15 g, Fett: 23 g, Kohlenhydrate: 61 g, Ballaststoffe: 11 g

Zutaten
für 2 Personen:

- 400 g Butternut-kürbis
- 2 rote Zwiebeln
- 2 Knoblauch-zehen
- 2 EL + 2 TL Olivenöl
- Salz
- 6–7 Salbeiblätter
- 200 g braune Linsen aus der Dose
- 2 Medjool-Datteln
- 2 EL gereifter Balsamico-Essig
- 2 EL Pinienkerne
- Gorgonzola oder Feta (optional)

Zubereitungszeit:
ca. 40 Minuten

1. Den Backofen auf 150 °C (Umluft) vorheizen.

2. Butternutkürbis waschen, schälen und in Stücke schneiden, Zwiebeln abziehen und vierteln, Knoblauch abziehen und in grobe Stücke schneiden. Alles mit 2 Esslöffel Olivenöl und etwas Salz vermengen und 30 Minuten im Ofen garen.

3. Die Salbeiblätter waschen und trocken tupfen. Gegen Ende der Garzeit die Hälfte der Salbeiblätter zum Gemüse geben.

4. Linsen in ein Sieb geben und unter fließendem kaltem Wasser gründlich waschen. Abtropfen lassen und mit dem fertig gegarten Gemüse mischen.

5. Datteln klein schneiden, restliche Salbeiblätter klein zupfen. Restliches Olivenöl, Essig, Salz, Datteln, klein gezupfte Salbeiblätter und Pinienkerne verrühren und über den Salat geben. Diesen mit zerkrümeltem Gorgonzola oder Feta bestreut servieren.

Tipp: Das Gericht hält sich gut im Kühlschrank zum Mitnehmen in der Lunchbox am nächsten Tag. Der Butternutkürbis kann durch jeden anderen Kürbis oder Wurzelgemüse ersetzt werden.

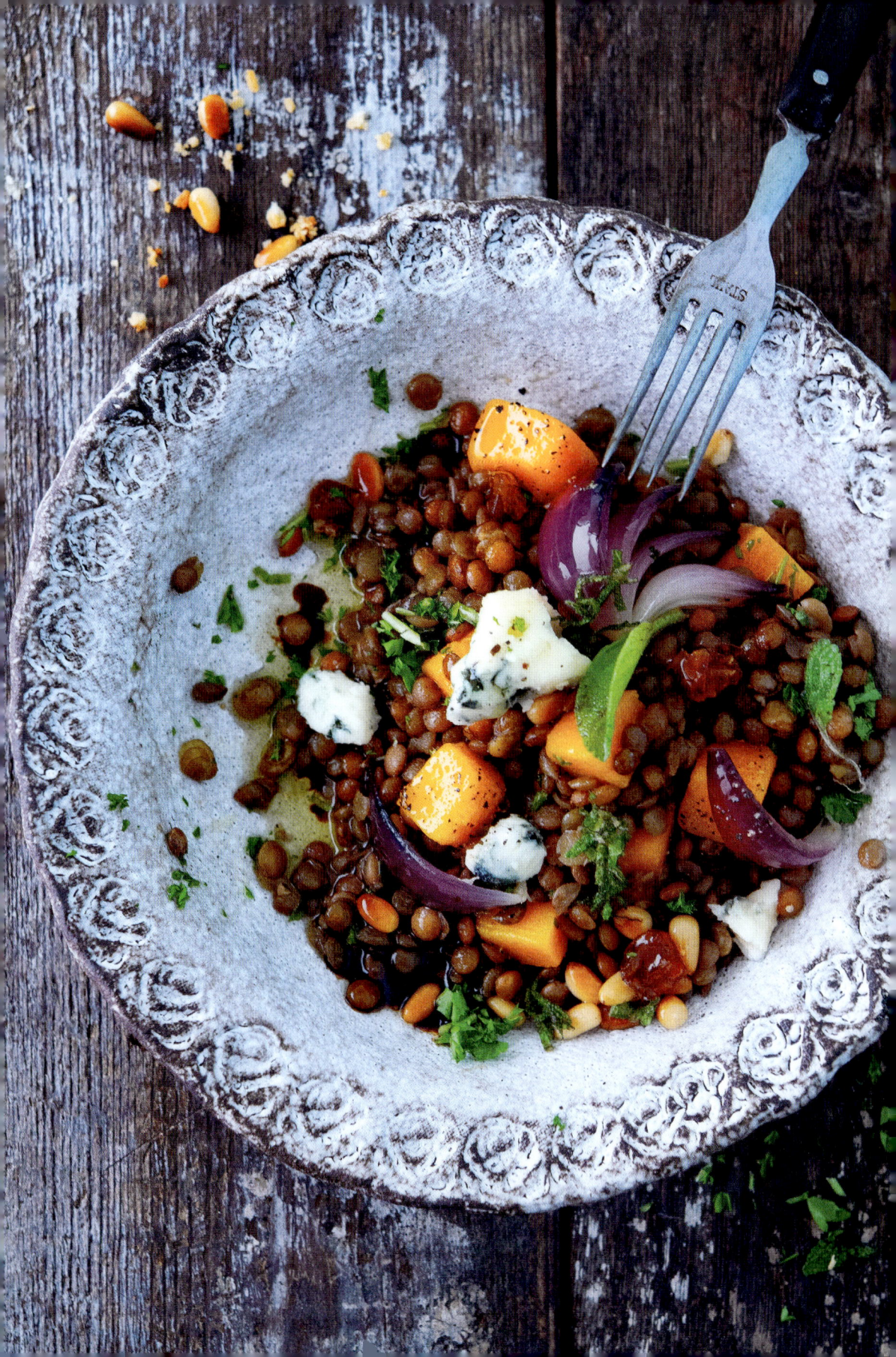

KICHERERBSENBRATLINGE

Diese Bratlinge lassen sich super vorbereiten und beispielsweise als schnelles und proteinreiches Abendessen servieren. Das Leinöl macht den Kräuterquark schön cremig und liefert eine Extraportion wertvolle Omega-3-Fettsäuren!

Nährwerte pro Person:

Kalorien: 402 kcal, Eiweiß: 27 g, Fett: 17 g, Kohlenhydrate: 29 g, Ballaststoffe: 11 g

Zutaten
für 5–6 Stück:

Für die Bratlinge:
- 240 g Zucchini
- 10 cm Lauch
- 2 Knoblauchzehen
- ½ Bund Petersilie
- 300 g Kichererbsen aus der Dose
- 2 TL Kichererbsenmehl
- 2 Eier oder eine vegane Ei-Alternative
- 2 TL Olivenöl
- Salz

Für den Dip:
- 1 Bund gemischte Kräuter
- 100 g Magerquark oder pflanzlicher Quark
- 2 TL Leinöl
- 2 TL Zitronensaft
- Salz
- schwarzer Pfeffer, frisch gemahlen

Zubereitungszeit:
ca. 35 Minuten

1. Den Backofen auf 150 °C (Umluft) vorheizen.

2. Für die Bratlinge Zucchini waschen und raspeln; überschüssiges Wasser mit einem Tuch ausdrücken. Lauch waschen und in sehr kleine Stückchen hacken. Knoblauch abziehen und klein schneiden. Petersilie waschen und trocken schütteln. Die Blätter abzupfen und klein hacken.

3. Die Kichererbsen in ein Sieb geben, abspülen und abtropfen lassen. Anschließend mit dem Stabmixer pürieren. Mit Kichererbsenmehl, Zucchini, Lauch, Knoblauch, Petersilie, Eiern oder Ei-Alternative, Olivenöl und etwas Salz vermengen.

4. Aus dem Teig 5 bis 6 kleine Bratlinge formen. Diese 20 bis 25 Minuten im Ofen garen und anschließend abkühlen lassen.

5. Für den Dip die Kräuter waschen, trocken schütteln und klein schneiden. Mit Quark, Leinöl und Zitronensaft verrühren und mit Salz sowie Pfeffer würzen. Den Kräuterquark zu den Bratlingen servieren.

Tipp: Wenn kein Kichererbsenmehl vorhanden ist, kann man auch jedes andere Mehl verwenden.

INDISCHE KICHERERBSEN-PFANNKUCHEN

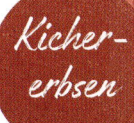

Kicher-
erbsen

Zu Recht sind Kichererbsenpfannkuchen (Besan Chilla) in Indien ein beliebtes Frühstück, das sich auch häufig als Mittagessen in der typischen, runden Lunchbox aus Metall findet. Der proteinreiche Teig lässt sich in vielen Varianten anpassen und kombinieren!

Nährwerte pro Person:
Kalorien: 347 kcal, Eiweiß: 12 g, Fett: 17 g, Kohlenhydrate: 31 g, Ballaststoffe: 7 g

Zutaten
für 3–4 Stück:

Für das Topping:
- 300 g Cherrytomaten
- 2 Knoblauchzehen
- 2 kleine Zwiebeln
- 2 EL Rapsöl
- ½ TL Chiliflocken
- Salz
- 40 g frischer Spinat
- 1 EL Zitronensaft
- 4 EL Quark oder pflanzlicher Quark (optional)

Für die Pfannkuchen:
- 80 g Kichererbsenmehl
- 2 Frühlingszwiebeln
- ½ Bund Koriander
- 2 TL Rapsöl

Zubereitungszeit:
ca. 20 Minuten

1. Für das Topping Tomaten waschen und halbieren. Knoblauch und Zwiebeln abziehen und in kleine Stücke schneiden. Das Rapsöl in einer Pfanne erhitzen und Tomaten, Knoblauch, Zwiebeln, Chiliflocken und Salz bei mittlerer Temperatur etwa 5 Minuten darin anbraten.

2. In der Zwischenzeit Spinat waschen und trocken schütteln. Nach 10 Minuten in die Pfanne geben und einige Minuten mitdünsten. Mit Zitronensaft und Salz abschmecken.

3. Für die Pfannkuchen das Kichererbsenmehl mit 70 Milliliter Wasser verrühren. Frühlingszwiebeln und Koriander waschen, Koriander trocken schütteln. Frühlingszwiebeln in sehr feine Scheibchen schneiden, Koriander klein zupfen. Beides unter den Teig rühren.

4. Das Rapsöl in einer Pfanne erhitzen. Den Pfannkuchenteig portionsweise hineingeben und etwa 3 Minuten bei mittlerer Temperatur in dem Öl braten. Wenden und nochmals 3 Minuten braten.

5. Die Pfannkuchen mit einem Klecks Quark, dem Gemüse und nach Belieben mit Korianderblättern garniert servieren.

Das Bild zum Rezept findest du auf Seite 186f.

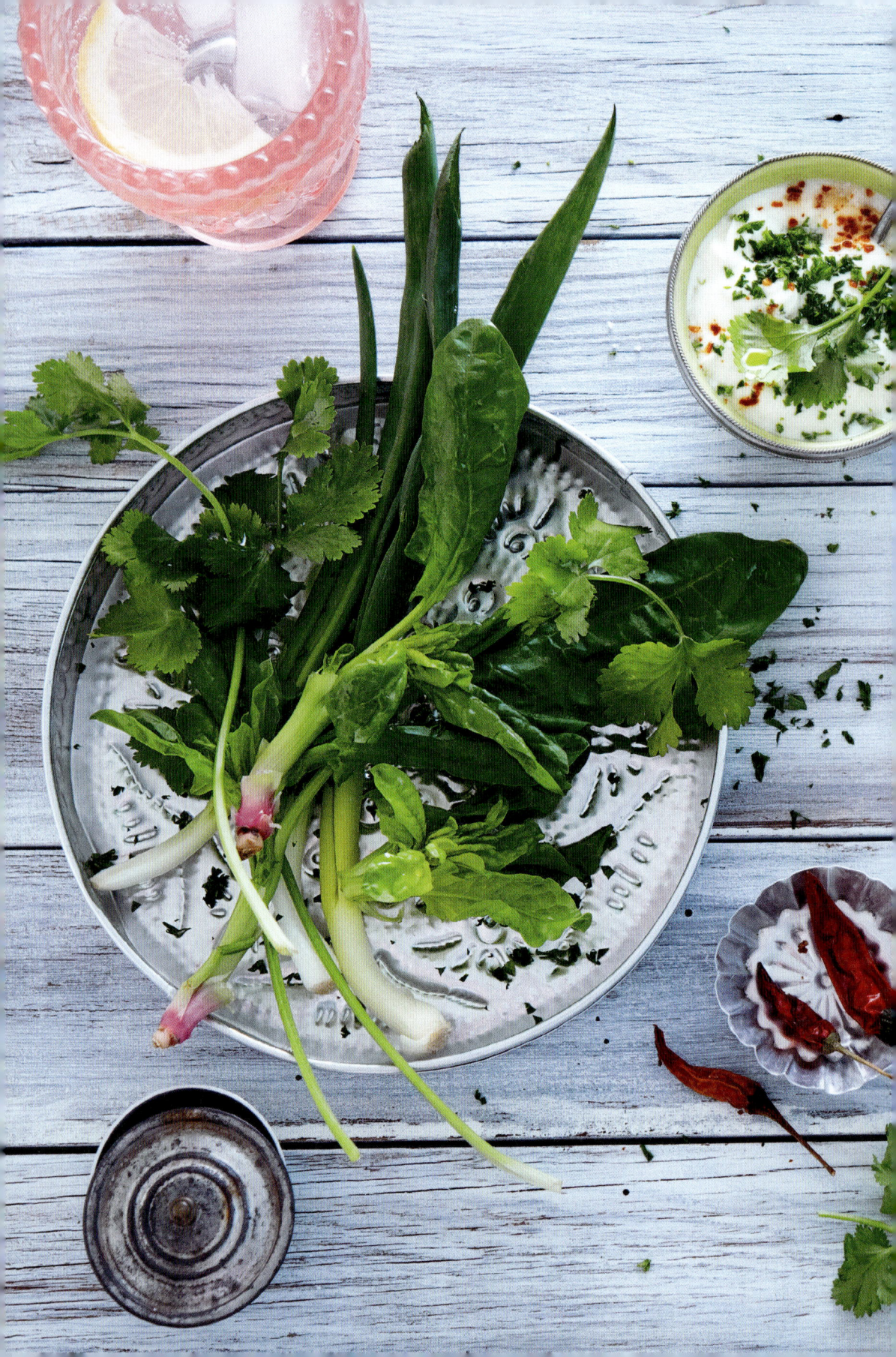

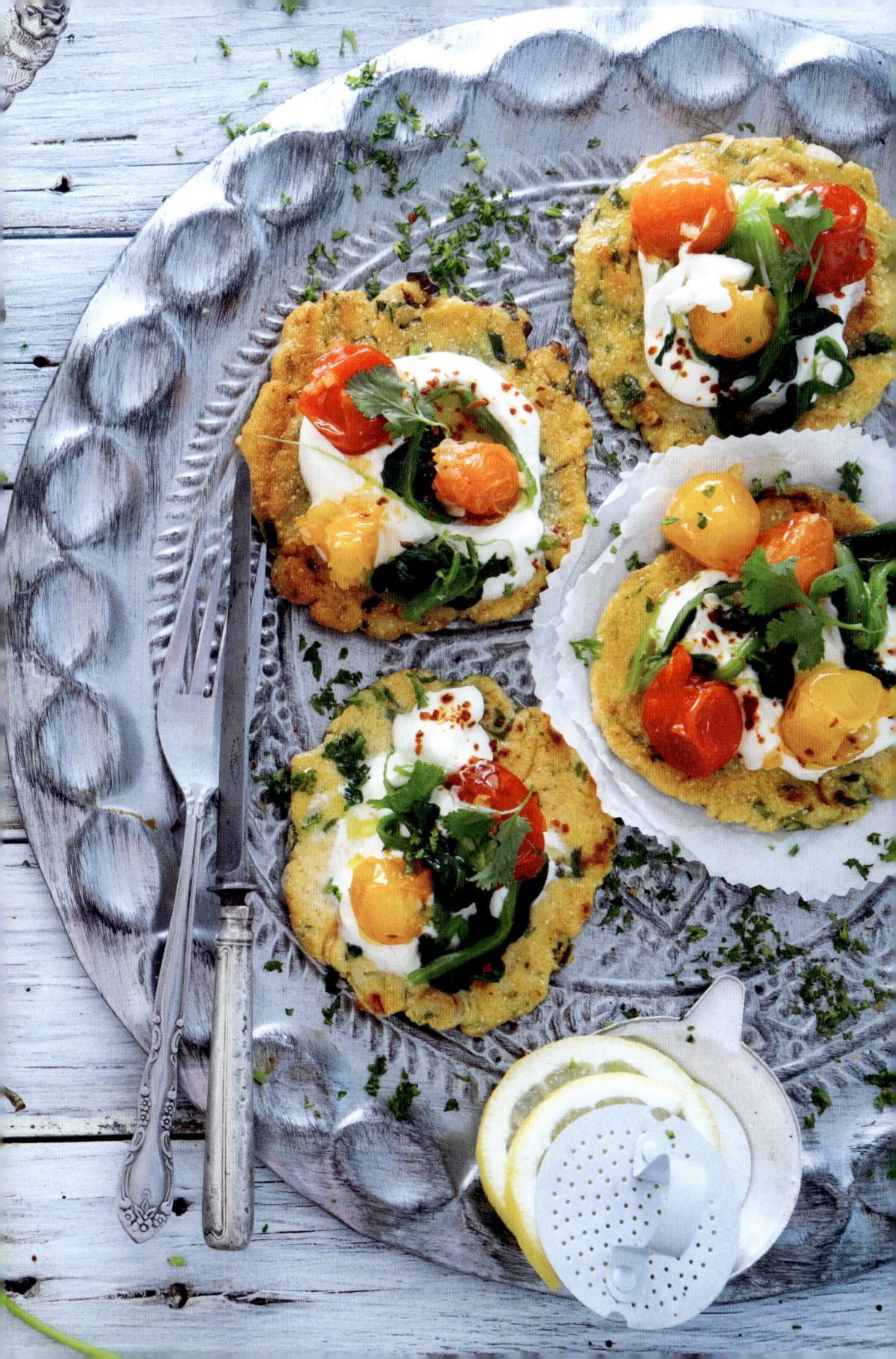

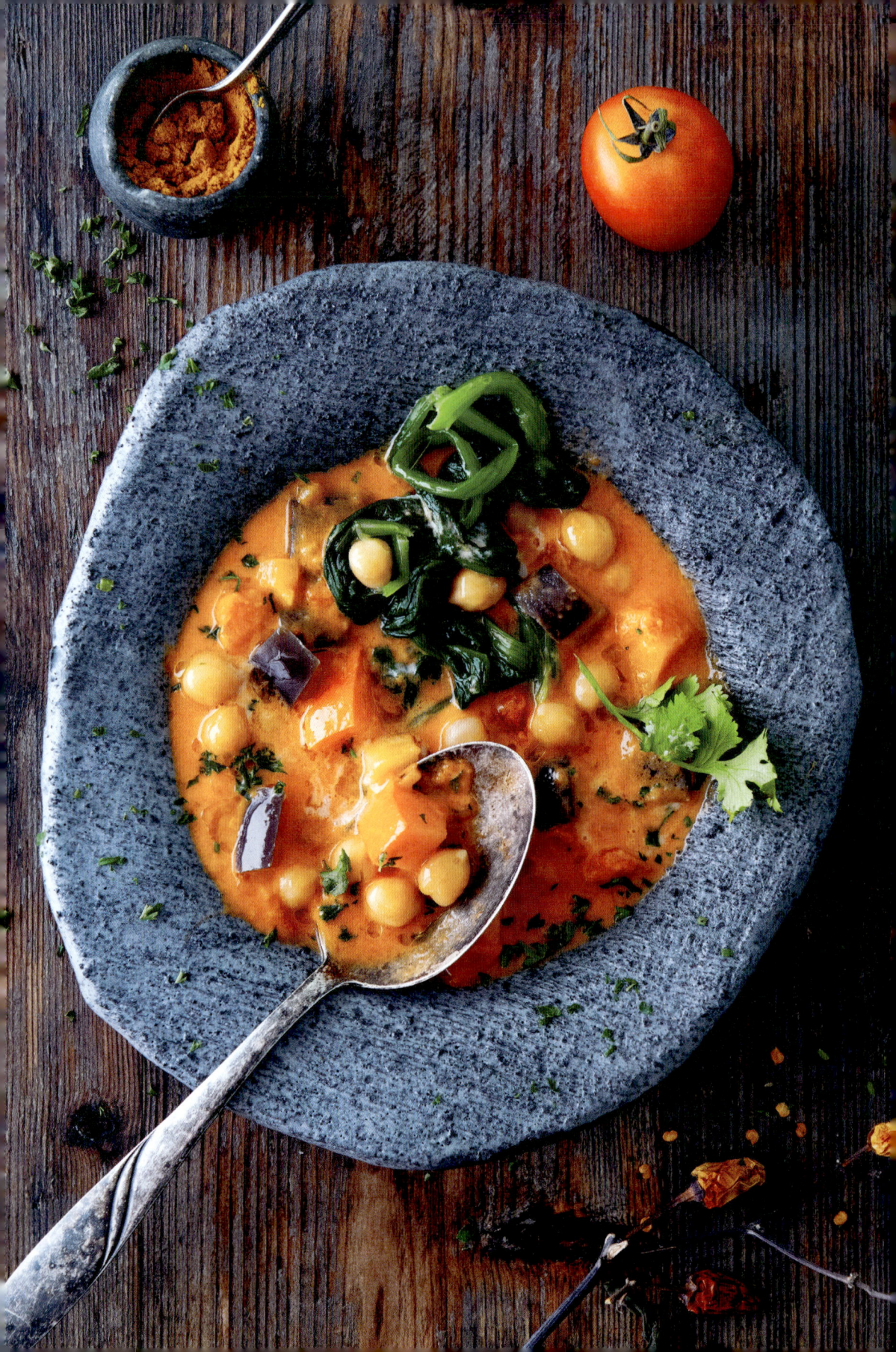

CREMIGER KICHERERBSENEINTOPF

Die Kichererbsen liefern eine gute Portion an pflanzlichem Protein und Ballaststoffen. Zusammen mit einer Vielfalt an Gemüse ergibt sich eine rundum ausgewogene, rein pflanzliche Mahlzeit!

Nährwerte pro Person:
Kalorien: 587 kcal, Eiweiß: 16 g, Fett: 23 g, Kohlenhydrate: 67 g, Ballaststoffe: 17 g

Zutaten für 2 Personen:

- 2 Zwiebeln
- 2 Knoblauch-zehen
- 2 cm Ingwer
- 2 Auberginen
- 300 g Süßkartof-feln; alternativ: Hokkaidokürbis, Butternutkürbis
- 2 TL Rapsöl
- 300 g passierte Tomaten
- 300 ml Kokos-milch
- 1 TL Currypulver
- 40 g frische Spi-natblätter; alter-nativ: Grünkohl
- 200 g Kichererb-sen aus der Dose
- 1 EL Zitronen-saft, frisch ge-presst
- Salz
- ½ Bund frischer Koriander

Zubereitungszeit: ca. 40 Minuten

1. Zwiebeln und Knoblauch abziehen, Ingwer schälen. Alles in kleine Stücke schneiden. Auberginen waschen und würfeln. Süßkartoffeln waschen, schälen und in 1 bis 2 Zentimeter große Würfel schneiden.

2. Das Rapsöl in einem hohen Topf erhitzen und Zwiebeln, Knoblauch sowie Ingwer in 2 bis 3 Minuten darin glasig dünsten. Passierte Tomaten, Kokosmilch, Currypulver und Au-berginen- sowie Süßkartoffelstücke dazugeben und alles etwa 30 Minuten bei mittlerer Hitze garen.

3. Spinat waschen und trocken tupfen. Die Ki-chererbsen in ein Sieb geben, abspülen und abtropfen lassen. Mit dem Spinat kurz vor Ende der Garzeit in den Topf geben und eini-ge Minuten mitkochen.

4. Den Eintopf mit Zitronensaft und Salz ab-schmecken. Koriander waschen und trocken schütteln. Die Blätter abzupfen und über den Eintopf streuen.

Tipp: Der Eintopf schmeckt auch toll mit der Gewürzmischung Ras el-Hanout. Als Variation können auch andere Gemüsesor-ten wie z. B. Blumenkohl verwendet werden. Das Gericht eignet sich gut zum Einfrieren.

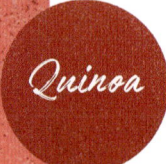

Quinoa

BUNTER QUINOASALAT

Dieser bunte Salat ist wunderschön anzusehen und eignet sich gut für Gäste! Mit dem Tahini und dem Kichererbsendressing wird eine gute Menge pflanzlicher Fette und Proteine mit dem Gemüse kombiniert.

Nährwerte pro Person:

Kalorien: 574 kcal, Eiweiß: 22 g, Fett: 24 g, Kohlenhydrate: 63 g, Ballaststoffe: 14 g

Zutaten
für 2 Personen:

• 400 g Blumenkohl
• 240 g Kürbis
• 2 EL Olivenöl
• 2 TL gemahlener Kreuzkümmel
• 2 TL Zimtpulver
• 120 g Quinoa
• 2 kleine Knoblauchzehen
• 80 g Kichererbsen aus der Dose
• 2 EL Tahini
• 2 EL Zitronensaft, frisch gepresst
• Salz
• ½ Bund Koriander
• 100 g Granatapfelkerne
• Dukkah; alternativ: Mix aus Haselnüssen, Sesamsamen, Pinienkernen und Mandeln (optional)

Zubereitungszeit:
ca. 45 Minuten

1. Den Backofen auf 150 °C (Umluft) vorheizen.

2. Blumenkohl waschen und in Röschen teilen. Kürbis waschen, gegebenenfalls schälen und in Würfel schneiden. In eine Auflaufform füllen und mit 1 Esslöffel Olivenöl, Kreuzkümmel sowie Zimt vermischen. 30 bis 35 Minuten im Ofen garen.

3. In der Zwischenzeit den Quinoa nach Packungsanweisung gar kochen.

4. Für das Dressing den Knoblauch abziehen. Mit Kichererbsen, restlichem Olivenöl, Tahini, Zitronensaft, 2 Esslöffel Wasser und etwas Salz in den Mixer geben oder mit dem Mörser zerkleinern. Die Konsistenz sollte flüssig sein. Nach Belieben mehr Zitronensaft oder Wasser hinzufügen.

5. Quinoa und Gemüse mischen und das Dressing darübergeben. Koriander waschen und trocken schütteln, Blätter abzupfen, zerkleinern und Quinoasalat mit Granatapfelkernen, Korianderblättern und Dukkah garniert servieren.

> *Tipp:* Das Grundrezept des Dressings passt zu einer Vielzahl an Rohkostsalaten oder geröstetem Gemüse. Bereite es ruhig gleich in größeren Portionen zu, denn es hält sich gut ein paar Tage im Kühlschrank.

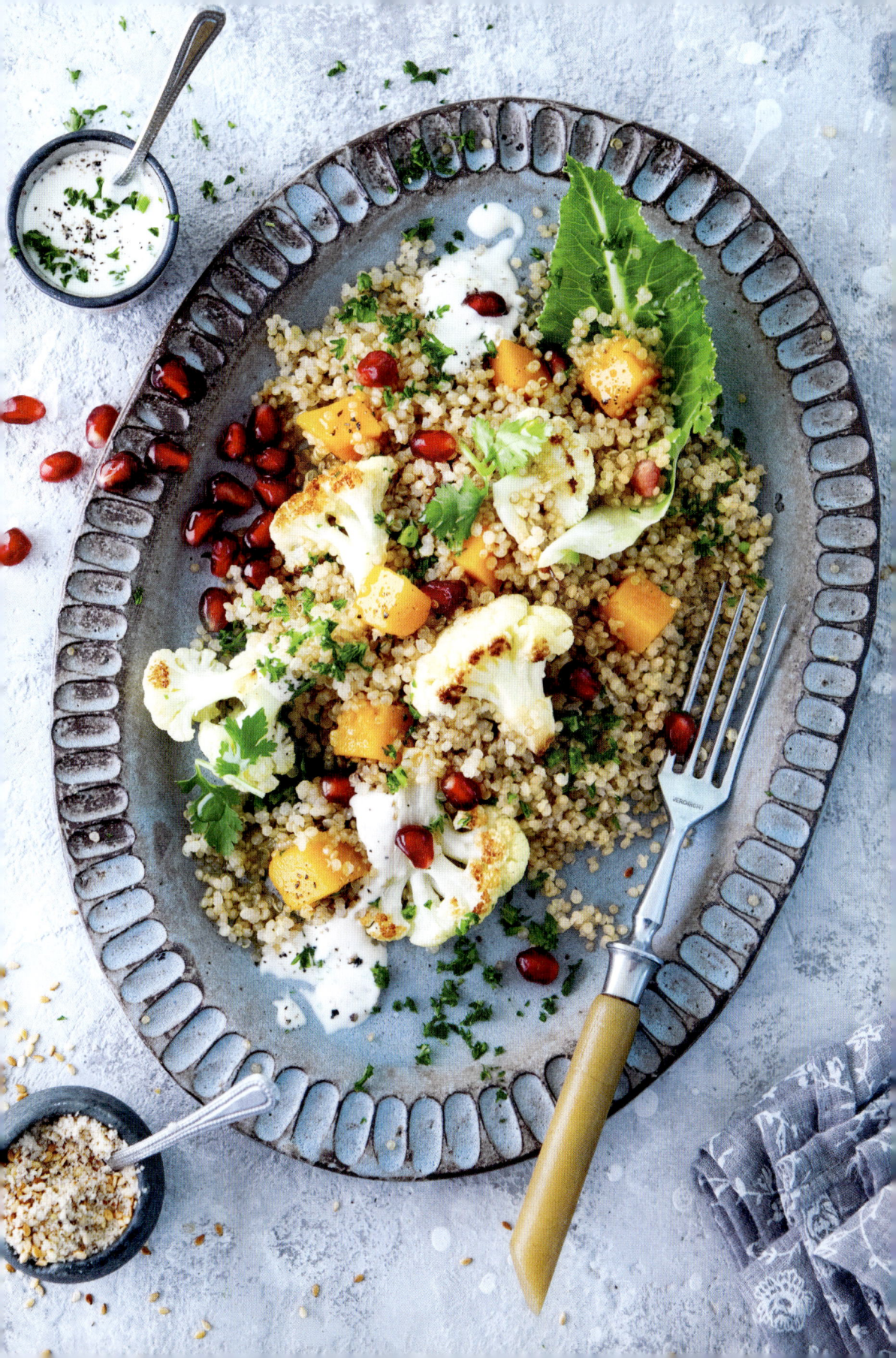

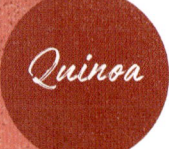
Quinoa

WARMER QUINOA-PORRIDGE

Dieser Porridge ist von einem indischen Nachtisch inspiriert, bei dem geraspelte Karotten mit Gewürzen langsam in Milch gekocht werden. Dadurch tritt ihr süßer Geschmack noch mehr hervor.

Nährwerte pro Person:
Kalorien: 413 kcal, Eiweiß: 15 g, Fett: 11 g, Kohlenhydrate: 58 g, Ballaststoffe: 10 g

Zutaten
für 2 Personen:

——

- 100 g Quinoa
- 240 ml Milch oder Pflanzen-drink
- 1 TL Zimtpulver
- 2 EL Rosinen
- 200 g Karotten
- 100 g Banane
- 2 EL Mandeln
- 2 EL Kokos-flocken
- Mandelmus (optional)

——

Zubereitungszeit:
ca. 30 Minuten

1. Den Quinoa nach Packungsanweisung mit Milch oder Pflanzendrink sowie Zimt und Rosinen kochen.

2. Karotten waschen, raspeln und zum kochen-den Quinoa geben. Umrühren und bei Bedarf mehr Flüssigkeit hinzufügen.

3. Die Banane schälen, zerdrücken und mit dem gekochten Quinoa vermengen.

4. Den Porridge in eine Schale füllen. Die Man-deln klein hacken und mit den Kokosflocken über den Porridge streuen. Etwas Mandelmus darübergeben und servieren.

Tipp: Die Banane und die Rosinen können nach Geschmack reduziert werden, wenn die Süße der Karotten ausreichend ist. Für eine indische Variante 1 Prise gemahlenen Kardamom in die kochende Milch geben und als Topping gehackte Cashewkerne, Pistazien und Mandeln verwenden.

GRÜNE QUINOA-BOWL

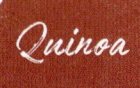

Quinoa

Diese Bowl ist ein wahrer Protein- und Ballaststoffhit. Edamame-bohnen sind die proteinreichsten Vertreter der Hülsenfrüchte; im Tief-kühlfach aufbewahrt passen sie als schnelle Proteinquelle zu fast allen asiatisch inspirierten Gerichten!

Nährwerte pro Person:
Kalorien: 498 kcal, Eiweiß: 28 g, Fett: 19 g, Kohlenhydrate: 44 g, Ballaststoffe: 20 g

Zutaten
für 2 Personen:

- 100 g Quinoa
- 300 g Brokkoli
- 160 g Edamame, TK oder frisch
- 2 EL Sojasauce
- 2 EL Tahini
- 2 EL Zitro-nensaft, frisch gepresst
- 1 Knoblauchzehe und 1 cm Ingwer oder Chilipulver (optional)
- 2 TL Sesamsamen

Zubereitungszeit:
ca. 25 Minuten

1. Den Quinoa nach Packungsanweisung kochen.

2. In der Zwischenzeit Brokkoli waschen, in Stücke schneiden und in Wasser oder Wasser-dampf dünsten. Die Edamamebohnen gegen Ende der Garzeit dazugeben und erwärmen.

3. Für das Dressing Sojasauce mit Tahini und Zitronensaft verrühren. Knoblauch abziehen, Ingwer schälen, beides im Mörser zerstoßen und ins Dressing geben. Alternativ mit Chili-pulver würzen.

4. Quinoa mit Brokkoli, Edamamebohnen und Dressing vermengen und mit Sesamsamen be-streut servieren.

Tipp: Edamamebohnen sind oftmals im Tiefkühlregal zu finden. Sie können durch Erbsen ersetzt werden. Das Gericht passt gut in die Lunchbox: Dafür die Zutaten se-parat im Kühlschrank aufbewahren und am nächsten Morgen vermischen oder sofort kombinieren und einpacken.

Das Bild zum Rezept findest du auf Seite 194f.

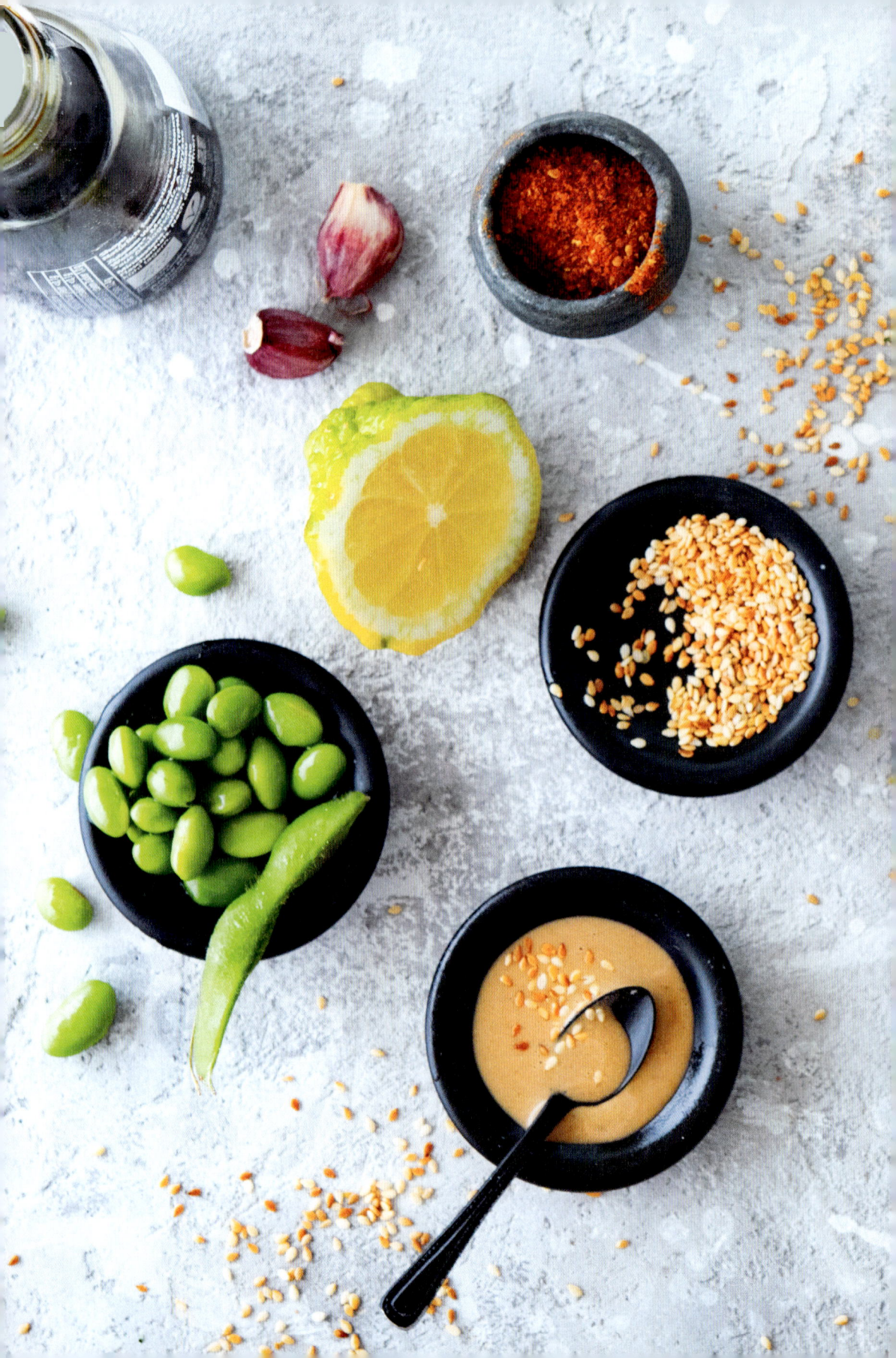

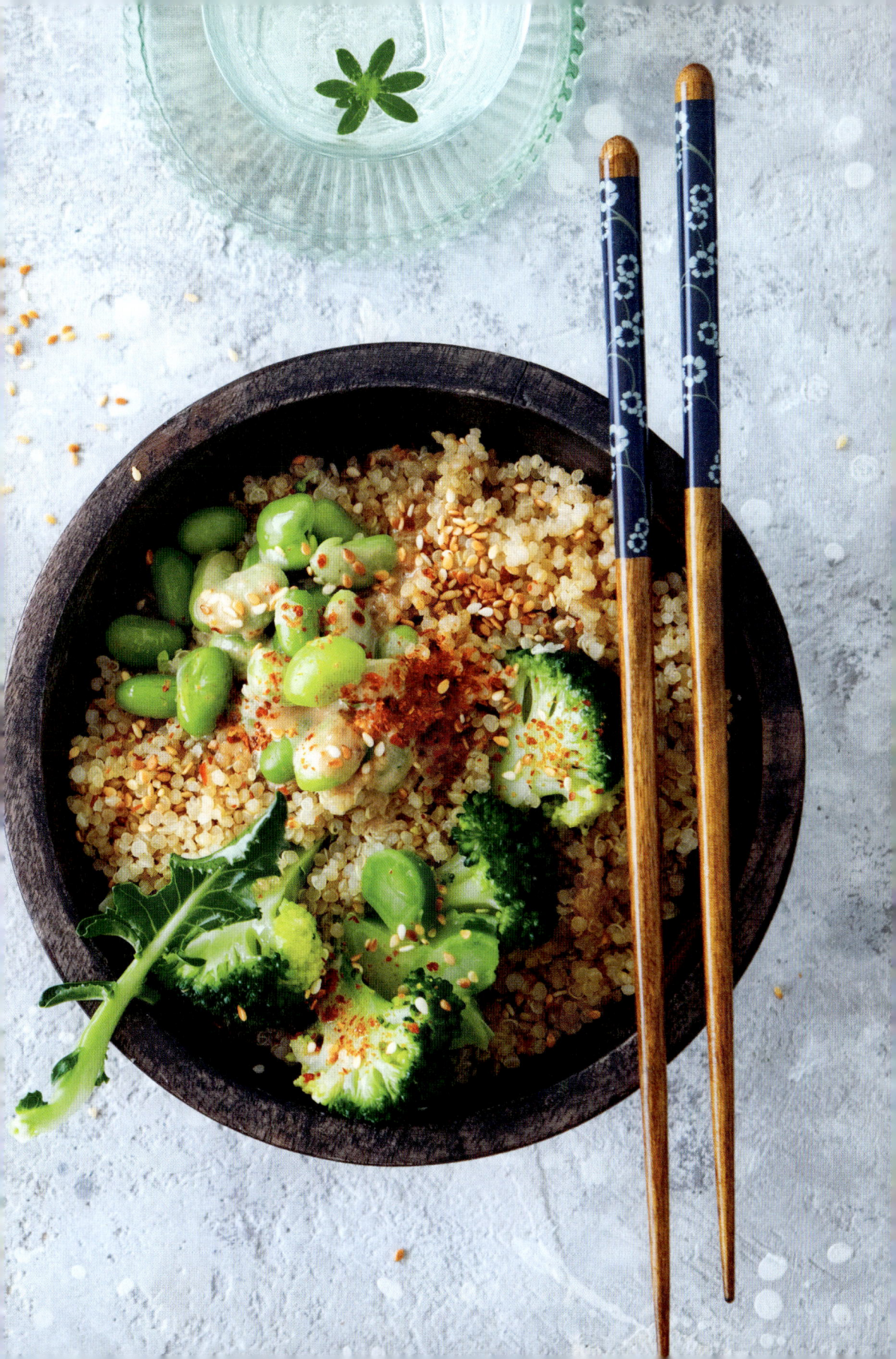

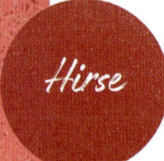

BUNTER HIRSESALAT

Bei diesem lauwarmen Salat wird nur ein Backblech benötigt, das zur einen Hälfte mit Gemüse und zur anderen Hälfte mit Kichererbsen befüllt wird. Intensive Farben liefern zahlreiche sekundäre Pflanzenstoffe, deren Verstoffwechselung durch die Fette des Olivenöls und der Pinienkerne begünstigt wird.

Nährwerte pro Person:
Kalorien: 569 kcal, Eiweiß: 17 g, Fett: 20 g, Kohlenhydrate: 74 g, Ballaststoffe: 15 g

**Zutaten
für 2 Personen:**
──

- 200 g Karotten
- 100 g Rote Bete
- 160 g Pastinaken
- 2 rote Zwiebeln
- 3 EL Olivenöl
- 160 g Kichererb-
  sen aus der Dose
- 2 TL Harissa
- 2 TL Paprika-
  pulver
- Salz
- 100 g Hirse
- 2 TL Ras el-
  Hanout
- 2 EL Zitro-
  nensaft, frisch
  gepresst
- 30 g Granatapfel-
  kerne
- ½ Bund Schnitt-
  lauch
- 2 TL Pinienkerne

**Zubereitungszeit:
ca. 40 Minuten**

1. Den Backofen auf 150 °C (Umluft) vorheizen.

2. Karotten, Rote Bete und Pastinaken waschen und in Stäbchen schneiden. Zwiebeln abziehen und vierteln. Das Gemüse mit 1 Esslöffel Olivenöl vermischen und etwa 20 Minuten im Ofen garen, bis es weich ist.

3. Kichererbsen in ein Sieb geben, abspülen und abtropfen lassen. Mit Harissa, Paprikapulver, 1 Esslöffel Öl und etwas Salz vermengen. Neben dem Gemüse auf dem Backblech verteilen und etwa 10 Minuten mitbacken.

4. In der Zwischenzeit die Hirse nach Packungsanweisung in Salzwasser garen. Ras el-Hanout, restliches Olivenöl und Zitronensaft unterrühren.

5. Das fertig gegarte Gemüse und die Kichererbsen etwas abkühlen lassen und anschließend mit der Hirse vermengen.

6. Granatapfelkerne auslösen. Schnittlauch waschen, trocken schütteln und klein schneiden. Granatapfelkerne, Schnittlauch und Pinienkerne über den lauwarmen Salat streuen.

HIRSE-BEEREN-AUFLAUF

Hirse

Zum Frühstück gibt es meist Porridge, doch warum morgens nicht auch einmal einen gesunden süßen Beerenauflauf ausprobieren? Die Zutaten in eine ofenfeste Form geben, und das Frühstück bereitet sich praktisch von selbst zu, während du dich für den Tag fertig machst!

Nährwerte pro Person:
Kalorien: 398 kcal, Eiweiß: 12 g, Fett: 15 g, Kohlenhydrate: 49 g, Ballaststoffe: 9 g

---

**Zutaten
für 2 Personen:**

• 100 g Banane
• 120 ml Milch
  oder Pflanzen-
  drink
• 1 TL Zimtpulver
• 1 TL Weinstein-
  Backpulver
• 80 g Hirse
• 2 TL geschrotete
  Leinsamen
• 300 g gemischte
  Beeren, frisch
  oder TK
• 3 EL Pekannüsse;
  alternativ: Wal-
  nüsse, Mandeln
• Quark oder
  pflanzlicher
  Quark und
  Ahornsirup
  als Topping
  (optional)

Zubereitungszeit:
ca. 1 Stunde

1. Den Backofen auf 160 °C (Umluft) vorheizen.

2. Banane schälen, zerdrücken und mit Milch, Zimt und Weinsteinpulver verrühren. Hirse und Leinsamen dazugeben und unterrühren. In eine kleine Auflaufform füllen.

3. Frische Beeren waschen und gründlich abtropfen lassen. Tiefgekühlte Beeren entweder aufgetaut oder gefroren verwenden. Die Beeren auf der Hirsemischung in der Auflaufform verteilen. Die Nüsse mit einem Küchenmesser oder im Mörser zerkleinern und auf die Beeren streuen. Den Auflauf 45 bis 60 Minuten im Ofen backen und anschließend etwas abkühlen lassen.

4. Mit Quark und Ahornsirup sowie nach Belieben noch mit weiteren frischen Beeren garniert servieren.

Tipp: Der Auflauf schmeckt auch super mit Kokosjoghurt als Topping. Beim Erkalten wird er fester, sodass er in Stücke geschnitten werden kann. So hält er sich auch einige Tage im Kühlschrank.

Das Bild zum Rezept findest du auf Seite 198f.

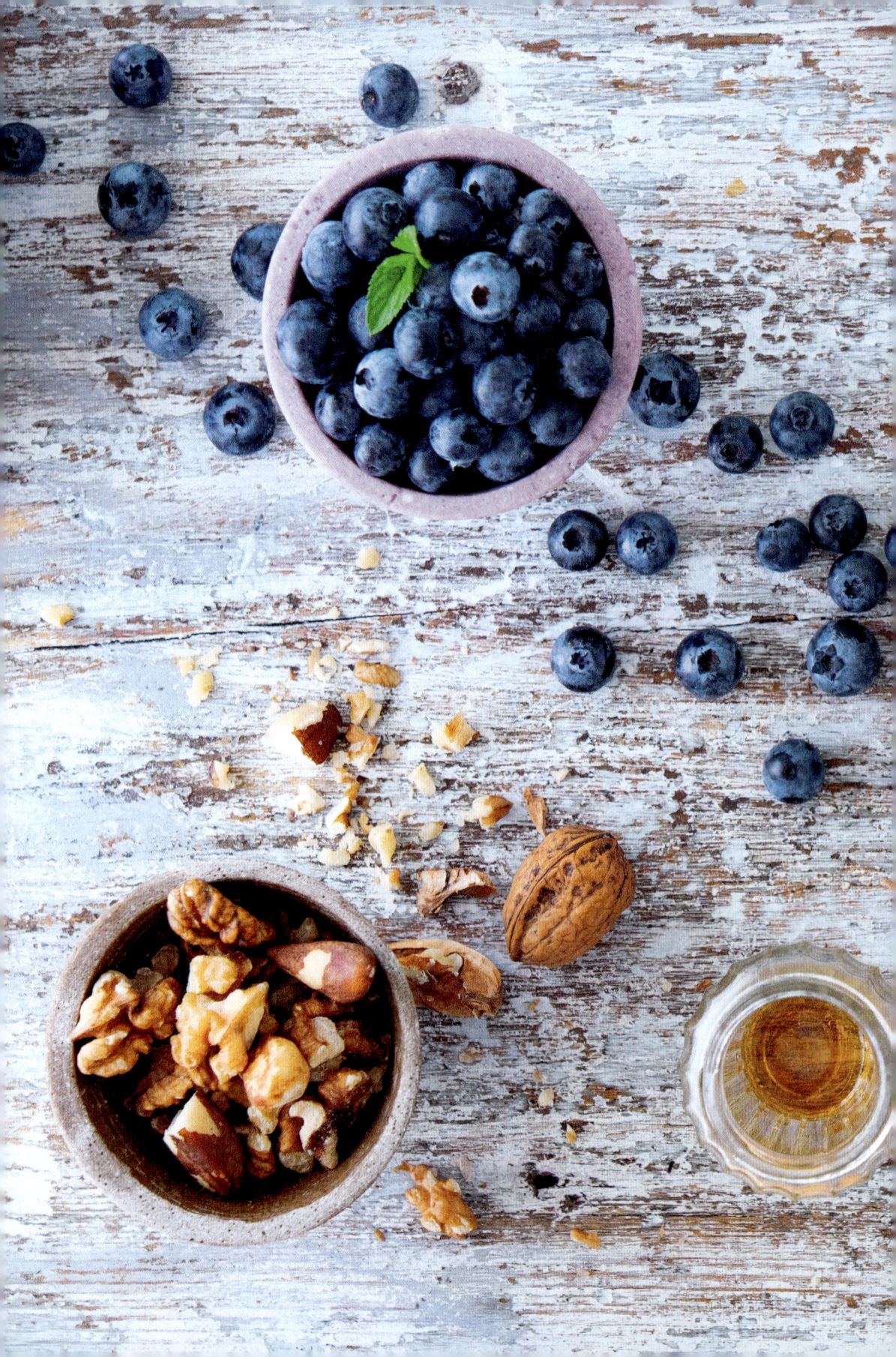

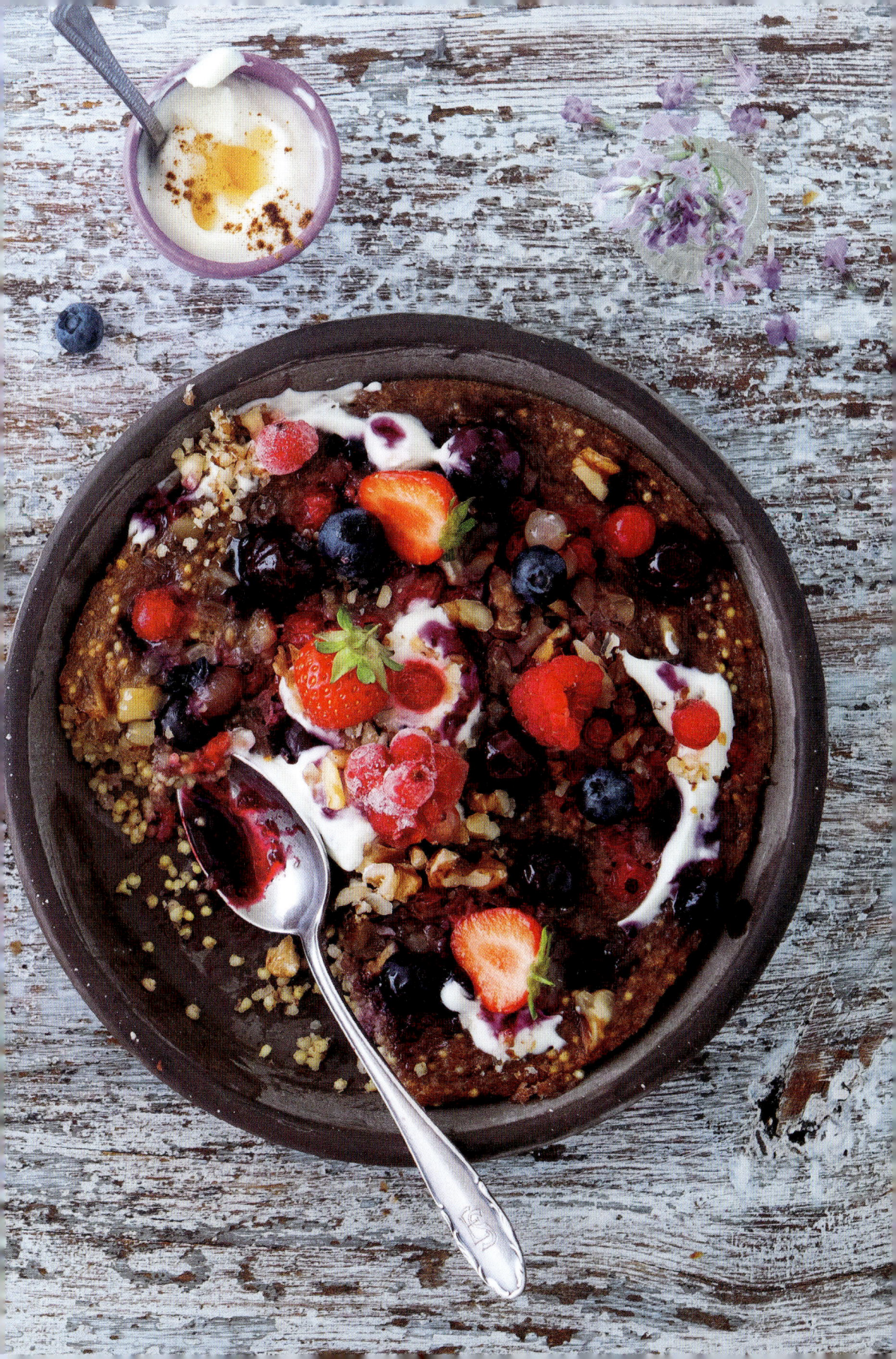

HIRSE-GEMÜSE-TALER

Bei diesem Rezept werden die wertvollen Kohlenhydrate und Nährstoffe der Hirsetaler mit einem erfrischenden Kräuterpesto kombiniert, das reich an sekundären Pflanzenstoffen und hochwertigen Fetten ist.

Nährwerte pro Person:
Kalorien: 479 kcal, Eiweiß: 26 g, Fett: 22 g, Kohlenhydrate: 42 g, Ballaststoffe: 6 g

Zutaten für 2 Personen:

Für die Hirsetaler:
- 100 g Hirse
- Salz
- 100 g Tomaten
- 100 g Paprikaschote
- 1 Zwiebel
- 2 Knoblauchzehen
- 30 g Parmesan (optional)
- 2 Eier
- 2 TL geschrotete Leinsamen
- 100 g Magerquark oder pflanzlicher Quark

Für das Pesto:
- 1 Bund frische Kräuter, z. B. Oregano, Petersilie, Basilikum
- 4 EL entsteinte Kalamata-Oliven
- 2 TL Pinienkerne
- 2 TL Olivenöl
- 4 EL Zitronensaft

Zubereitungszeit:
ca. 35 Minuten

1. Für die Hirsetaler den Backofen auf 150 °C (Umluft) vorheizen. Die Hirse nach Packungsanweisung in Salzwasser gar kochen.

2. In der Zwischenzeit die Tomaten waschen, entkernen und in sehr kleine Stücke schneiden. Paprikaschote waschen, entkernen und ebenfalls in sehr kleine Stücke schneiden. Zwiebel und Knoblauch abziehen und fein würfeln. Das Gemüse mit der gekochten Hirse vermengen, den Parmesan darüberreiben. Ei und Leinsamen dazugeben und alles gut vermischen.

3. Aus der Masse 6 bis 8 kleine Taler formen und diese etwa 25 Minuten im Ofen backen.

4. In der Zwischenzeit für das Pesto die Kräuter waschen und trocken schütteln. Mit Oliven, Pinienkernen, Olivenöl und Zitronensaft im Mörser oder Mixer gleichmäßig zerkleinern.

5. Die Hirsetaler mit einem Klecks Quark und dem Kräuterpesto servieren.

Tipp: Das Gemüse kann variieren und beispielsweise durch Zucchini ersetzt werden. Das Gericht eignet sich hervorragend zum Einfrieren, und der Dip passt auch gut zu Rohkost oder gegrilltem Gemüse.

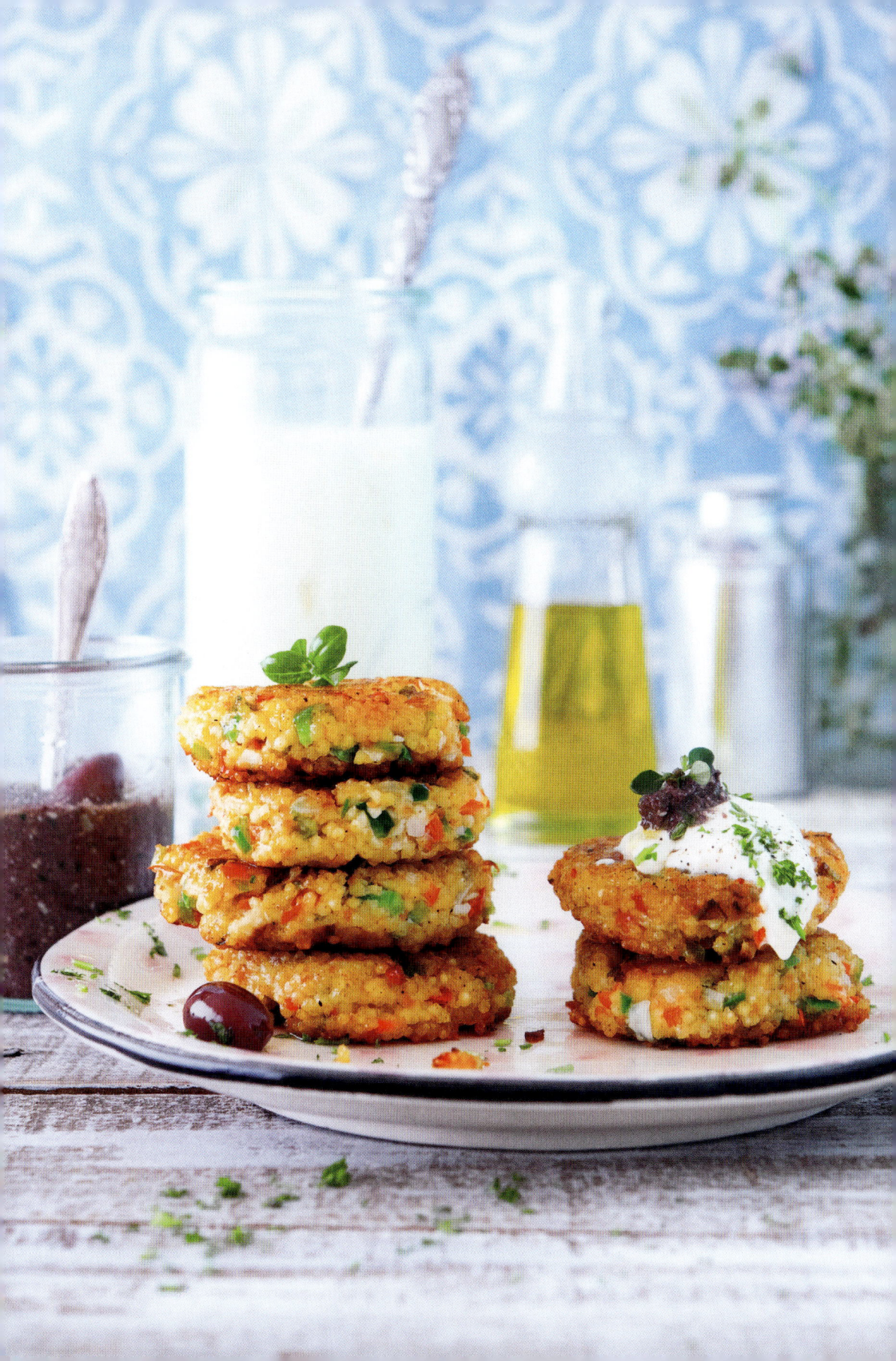

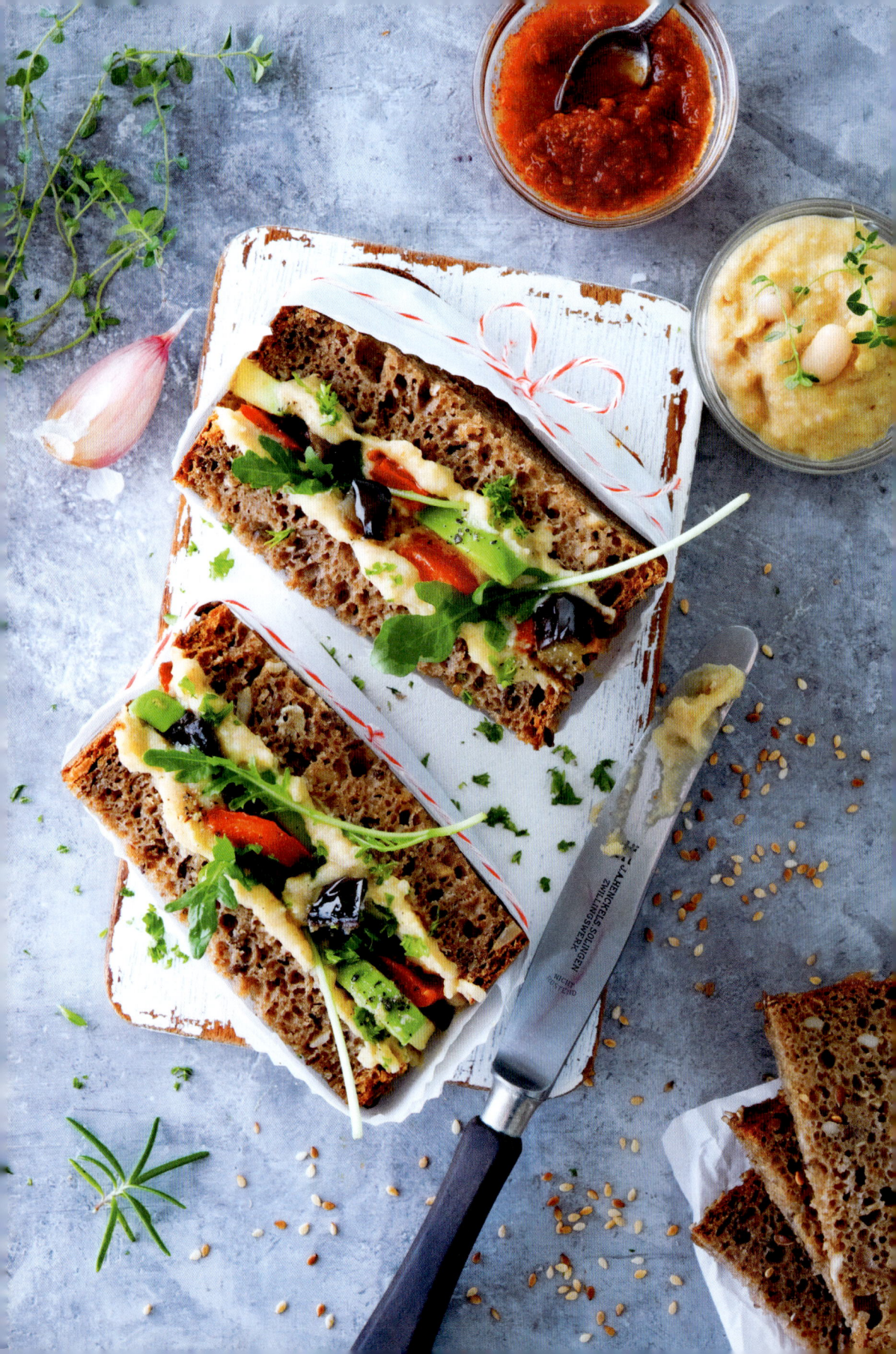

BROTZEIT
MIT GEGRILLTEM GEMÜSE

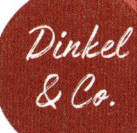

Dinkel & Co.

Die Brotzeit gehört nach wie vor zu den beliebtesten Mahlzeiten der Deutschen – allerdings ist sie meist wenig pflanzlich, sondern setzt sich aus tierischen Produkten wie Wurst und Käse zusammen. Dementsprechend reich an Kalorien und gesättigten Fetten ist sie auch, während das Gemüse eindeutig zu kurz kommt. Da ist es höchste Zeit, das hochwertige und nährstoffreiche Brot mit pflanzlichen Partnern zu kombinieren und aus der guten, alten Brotzeit eine ausgewogenere Mahlzeit zu machen!

Nährwerte pro Person:

Kalorien: 440 kcal, Eiweiß: 14 g, Fett: 20 g, Kohlenhydrate: 45 g, Ballaststoffe: 13 g

Zutaten für 2 Personen:

Für die Brotzeit:
- 1 Aubergine
- 2 TL Olivenöl
- 2 Spitzpaprika
- ½ reife Avocado
- 1 Handvoll Rucola
- 2 Scheiben Vollkorn-Sauerteigbrot

Für die Creme:
- 1 kleine Zwiebel
- 2 Knoblauchzehen
- 2 TL Rapsöl
- 1 TL Thymian
- 1 TL Rosmarin
- 200 g Cannellini-Bohnen
- 2 TL Dijonsenf
- 2–3 EL Zitronensaft, frisch gepresst
- Salz

Zubereitungszeit: ca. 40 Minuten

1. Den Backofen auf 150 °C (Umluft) vorheizen.

2. Aubergine waschen und längs in dünne Scheiben schneiden. Die Scheiben nebeneinander auf ein Backblech legen und mit Olivenöl bepinseln. Spitzpaprika waschen, längs halbieren, entkernen und mit der Aubergine 20 bis 30 Minuten im Ofen garen.

3. In der Zwischenzeit für die Creme Zwiebel und Knoblauch abziehen und klein würfeln. Das Rapsöl in einer Pfanne erhitzen und Zwiebel sowie Knoblauch darin glasig dünsten. Thymian und Rosmarin dazugeben.

4. Die Bohnen in ein Sieb geben, gründlich abspülen und abtropfen lassen. Mit Senf, Zitronensaft, Salz und dem Inhalt der Pfanne im Mixer zu einer feinen Creme pürieren. Bei Bedarf etwas Wasser unterrühren.

5. Die Avocado schälen, entsteinen und in Scheiben schneiden. Rucola waschen und trocken schütteln. Das Sauerteigbrot mit der Bohnencreme bestreichen und mit gegrilltem Gemüse, Rucola sowie Avocado belegen. Die restliche Bohnencreme dazu servieren.

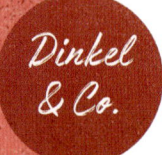

DINKELPFANNKUCHEN MIT GEMÜSE

Dinkelpfannkuchen sind schnell zubereitet und mit Gemüse und Tofu eine leckere herzhafte Pfannkuchenalternative! Tofu, ein traditionelles asiatisches Sojaprodukt, bietet gute Proteine ohne unnötige Zusätze.

Nährwerte pro Person:
Kalorien: 516 kcal, Eiweiß: 24 g, Fett: 27 g, Kohlenhydrate: 41 g, Ballaststoffe: 10 g

Zutaten für 2 Personen:

Für die Pfann-kuchen:
- 100 g Dinkel-vollkornmehl
- 80 ml Milch oder Pflanzendrink
- 100 ml Gemüse-brühe
- 1 TL Backpulver
- 2 TL geschrotete Leinsamen
- 2 TL Rapsöl

Für die Füllung:
- 120 g Tofu
- 4 TL Rapsöl
- ½ TL Chilipulver
- Salz
- 40 g frischer Spinat
- 300 g Pilze
- 2 Knoblauch-zehen
- 2 EL Sojasauce
- ½ reife Avocado

Zubereitungszeit: ca. 20 Minuten

1. Für die Pfannkuchen Mehl, Milch oder Pflanzendrink, Gemüsebrühe, Backpulver und Leinsamen verrühren. Den Teig 10 Minuten ruhen lassen.

2. In der Zwischenzeit für die Füllung mit einem Küchentuch die überschüssige Flüssigkeit aus dem Tofu drücken. Tofu anschließend in Würfel schneiden. In einer Schüssel 2 Teelöffel Rapsöl mit Chilipulver und etwas Salz verrühren und den Tofu darin wenden. In einer Pfanne rundum anbraten, bis der Tofu knusprig und leicht gebräunt ist. Aus der Pfanne nehmen.

3. Spinat waschen und trocken tupfen, Pilze vierteln. Knoblauch abziehen und klein schneiden. Das restliche Rapsöl in der Pfanne erhitzen und Pilze sowie Knoblauch darin anbraten. Den Spinat hinzufügen und zusammenfallen lassen. Sojasauce unterrühren. Die Avocado schälen, entsteinen und in Scheiben schneiden.

4. Das Rapsöl für die Pfannkuchen in einer Pfanne erhitzen und den Teig portionsweise darin zu 4 kleinen Pfannkuchen ausbacken. Die Pfannkuchen mit Tofu, Gemüse und Avocadoscheiben servieren.

TOFU-SLAW-WRAPS

Dinkel & Co.

Ein leckeres und schnell zubereitetes Gericht, das Menschen überrascht, die denken, man könne auf rein pflanzlicher Basis nicht ausreichend Proteine zu sich nehmen! Der Slaw, für den die Engländer gern eine Mischung aus übrig gebliebener Rohkost verwenden, schmeckt fruchtig frisch und liefert eine Vielfalt an Farbe und Nährstoffen!

Nährwerte pro Person:

Kalorien: 518 kcal, Eiweiß: 21 g, Fett: 20 g, Kohlenhydrate: 57 g, Ballaststoffe: 11 g

Zutaten für 2 Personen:

Für die Wraps:
- 100 g Dinkel-vollkornmehl
- 75 ml Gemüse-brühe
- 2 TL Rapsöl

Für den Tofu:
- 120 g Tofu
- 2 EL Sojasauce
- 1 TL Ahornsirup
- 2 TL Rapsöl
- 1 TL Chilipulver

Für den Slaw:
- 1 kleiner Apfel
- ½ Mango
- 4 Radieschen
- 1 Karotte
- 3 cm Rettich
- 1 rote Zwiebel
- 1 Bund Kräuter
- 2 TL Olivenöl
- 4 EL Joghurt
- 2 TL Senf
- 2 EL Limettensaft

Zubereitungszeit: ca. 20 Minuten

1. Für die Wraps das Mehl mit der Brühe verrühren. Das Rapsöl in einer Pfanne erhitzen und nacheinander 2 bis 4 Wraps aus dem Teig ausbacken. Dabei einmal wenden, damit die Wraps auf beiden Seiten leicht gebräunt sind. Aus der Pfanne nehmen.

2. Für den Tofu mit einem Küchentuch die überschüssige Flüssigkeit aus dem Tofu drücken und den Tofu anschließend in lange Streifen schneiden. Diese mit Sojasauce, Ahornsirup, Rapsöl und Chilipulver vermischen und in der Pfanne anbraten, bis sie knusprig sind.

3. Für den Slaw Apfel, Mango, Radieschen, Karotte und Rettich waschen. Apfel entkernen, Mango schälen und entsteinen. Zwiebel abziehen. Obst und Gemüse raspeln. Die Kräuter waschen und trocken schütteln. Die Blätter abzupfen und klein schneiden. Alles mit Olivenöl, Joghurt, Senf und Limettensaft vermengen.

4. Tofu und Slaw auf den Wraps verteilen und die Wraps aufrollen.

Das Bild zum Rezept findest du auf Seite 206f.

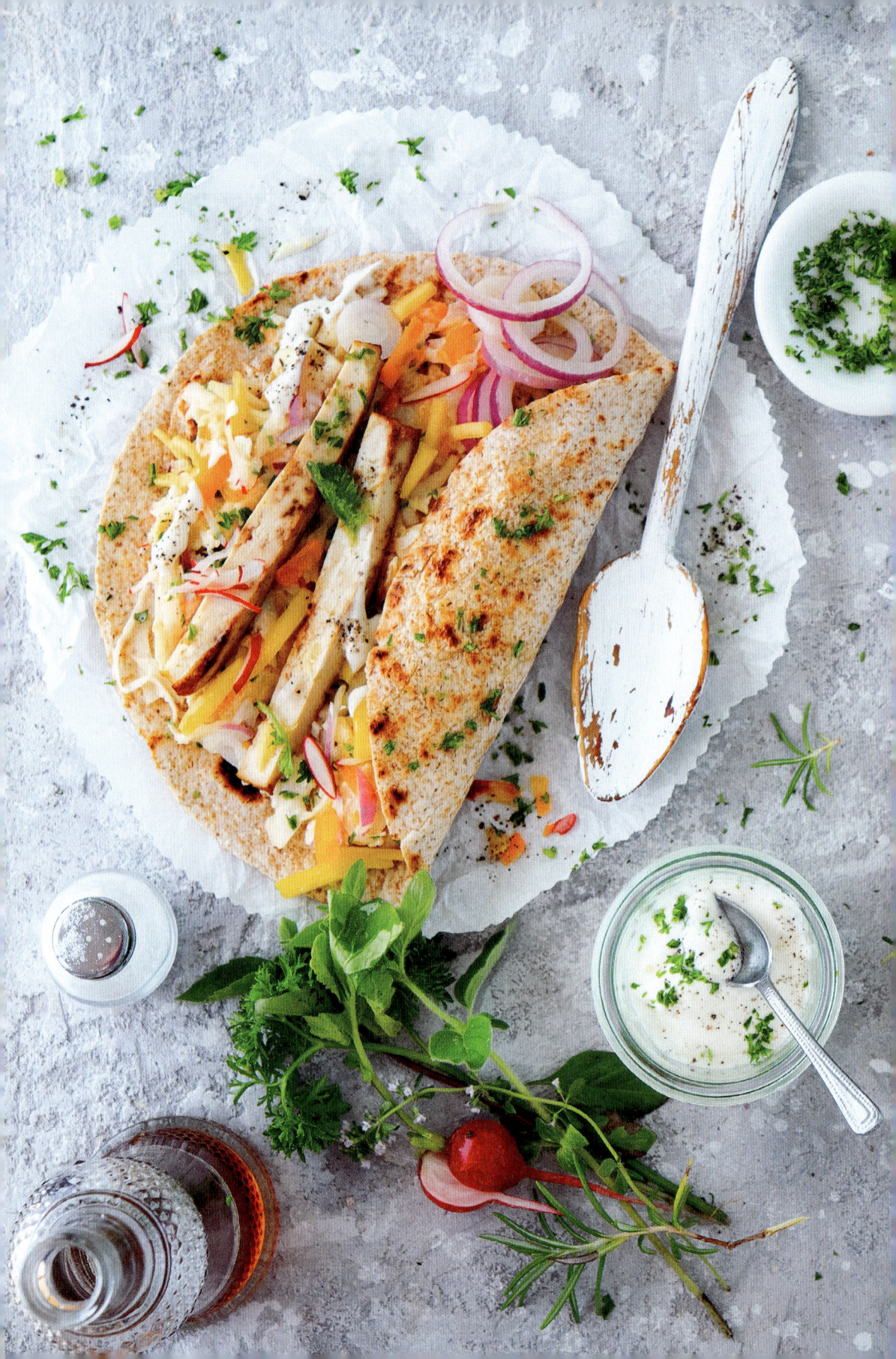

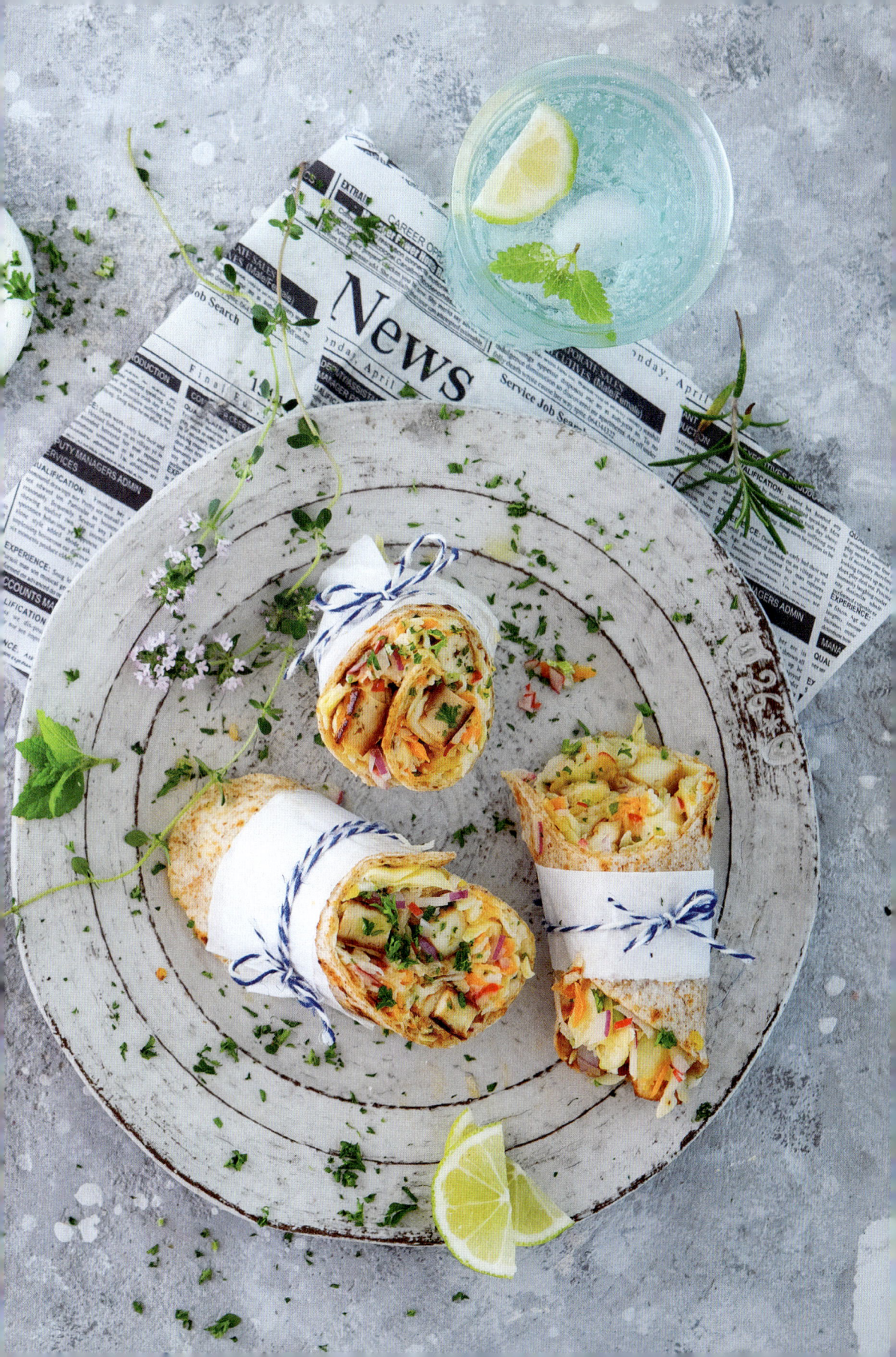

DIE HÄUFIGSTEN
ERNÄHRUNGSMYTHEN

Gluten ist ungesund und verklebt die Organe. Um die Schlacken
im Körper zu entfernen, musst du regelmäßig Detoxkuren machen.
Und als Veganer hast du einen Proteinmangel. Diese und viele weitere
Mythen kursieren im Internet. Sie sorgen für Verwirrung und Zweifel.
In diesem Kapitel erfährst du, was es mit diesen Mythen auf sich hat
und ob sie stimmen.

GLUTEN IST UNGESUND

Der Schauspieler Ryan Reynolds twitterte einst: »Die Menschen in L. A.
haben Todesangst vor Gluten. Ich schwöre bei Gott, man könnte in dieser
Stadt einen Schnapsladen mit einem Bagel ausrauben.« Eine Umfrage aus
Kanada zeigte, dass 40 Prozent der Befragten aufgrund einer besseren Verdauung auf Gluten verzichteten, 33 Prozent sahen darin einen Ernährungs-
wert, 25 Prozent wollten durch den Verzicht abnehmen und 20 Prozent er-
hofften sich eine bessere Haut.

Gluten ist ein Klebereiweiß, das sich aus zwei Reserveproteinen zusammen-
setzt – Prolamin und Glutelin –, die in Weizen, Roggen, Gerste und Dinkel enthalten sind. Hafer ist von Natur aus glutenfrei und darf seit 2014
auch so deklariert werden, wenn er nicht verunreinigt ist. Viele Menschen
kaufen glutenfreie Haferflocken, obwohl sie keine Zöliakie haben. Das ist
nicht nur nicht nötig, sondern kostet auch das Dreifache. Gluten macht das
Mehl, das aus den Getreiden gemahlen wird, elastisch und sorgt für gute
Backeigenschaften. Es ist ein Bestandteil von Nahrungsmitteln, aber nicht
Hauptbestandteil. Getreide hat eine lange Tradition, seine Eigenschaften
werden immer wieder als gesundheitsförderlich beschrieben. Zusätzlich versorgt Getreide Milliarden von Menschen weltweit mit Energie, Proteinen
und Ballaststoffen.

Glutensensitivität und Zöliakie
Manche Menschen haben jedoch Probleme bei der Verdauung von Gluten
und reagieren sensibel darauf. Meist handelt es sich um eine Glutenun-
verträglichkeit, bei der nur geringe Mengen vertragen werden. Die Nicht-
Zöliakie-Weizensensitivität (NZWS) ist weiterverbreitet, bei ihr kommt es
jedoch nicht zu einer Immunreaktion. Da die Symptome der NZWS unspe-

zifisch sind und sich nicht klar von anderen Krankheitsbildern abgrenzen lassen, ist eine Diagnose gar nicht so einfach. Die Beschwerden äußern sich häufig in Form von Verdauungsproblemen wie Blähungen, Durchfall und Krämpfen – ähnlich wie beim Reizdarmsyndrom. Unter glutenfreier Ernährung berichten die Betroffenen oftmals von einer Linderung ihrer Symptome. Im Gegensatz zur Zöliakie, bei der strikt auf Gluten verzichtet werden muss, soll bei der NZWS die Diät symptomorientiert zusammengestellt werden. Strukturelle Schäden durch Gluten oder andere Weizenbestandteile sind nicht zu befürchten.

Ganz anders sieht es bei der Zöliakie aus. Sie ist eine Autoimmunerkrankung und keine Glutenallergie, wie so oft behauptet wird. Beim Verzehr von Gluten bildet der Körper Antikörper, die sich nicht wie bei der Allergie gegen den Stoff richten, sondern gegen körpereigene Strukturen. Bei der Zöliakie gelten bis zu 50 Milligramm Gluten pro Tag als sicher. Zum Vergleich: Eine Brotscheibe enthält bereits 2,5 Gramm Gluten. Eine Hilfestellung bietet das »Glutenfrei«-Symbol, wonach der Glutengehalt maximal 20 Milligramm pro Kilogramm Lebensmittel betragen darf.

Glutenfrei heißt noch lange nicht gesund

Aber warum geht es manchen Menschen besser, wenn sie auf Gluten verzichten? Ein Grund dafür könnten die Fruktane sein. Bei Menschen mit einer Unverträglichkeit können sich die Symptome durch die Low-FODMAP-Diät verbessern. Die wasserlöslichen Oligo- und Polysaccharide, also Kohlenhydrate, die leicht vom Mikrobiom fermentiert werden, können Symptome bei ausgeschlossener Zöliakie verursachen. Aber auch Nocebo und Placebo spielen möglicherweise eine Rolle. Von Nocebo spricht man, wenn ein Stoff oder eine Therapie negative Folgen hat, beispielsweise wenn bei einem wirkungsfreien Medikament Nebenwirkungen auftreten. Beim Placebo-Effekt geht es hingegen um positive Auswirkungen.

Wie gesund ist der Verzicht auf Gluten? Es gibt verschiedene Studien, die die gesundheitlichen Auswirkungen von Gluten untersucht haben. So kam eine Kohortenstudie zu dem Schluss, dass kein erhöhtes Risiko für Herz-Kreislauf-Erkrankungen besteht. Hingegen könnte der Glutenverzicht zu einer geringeren Aufnahme von Vollkorngetreide führen, was das Risiko für diese Erkrankungen erhöhen kann. Auch gibt es deutliche Unterschiede zwischen der Zusammensetzung von glutenfreien und glutenhaltigen Lebensmitteln. Diese sind durch unterschiedliche Zutaten bedingt, die nahrungsmittelspezifische Aspekte wie z. B. die Viskoelastizität erreichen sollen. Glutenfreie Ersatzprodukte enthalten oft mehr gesättigte Fette und weniger Ballaststoffe als glutenhaltige Lebensmittel.

Auch auf die Darmgesundheit hat ein Glutenverzicht kaum positive Auswirkungen. Bei einem solchen Verzicht umfasste das Mikrobiom weniger Bifidobakterien, Lactobazillen und *Bifidobacterium longum*, dafür mehr *Escherichia coli*, *Enterobacteriaceae* und *Bifidobacterium angulatum*. Eine glutenfreie Ernährung führte also auch zur Abnahme der »guten« Bakterienstämme. Zudem konnte kein Zusammenhang mit einer besseren körperlichen Leistungsfähigkeit, dem allgemeinen Wohlbefinden und Verdauungsbeschwerden gefunden werden.

Durch das schlechte Image von Gluten verzichten immer mehr Menschen freiwillig, ohne Diagnose, darauf. Die Deutsche Gesellschaft für Allergologie und klinische Immunologie äußerte sich dazu: Anhand einer strukturierten Diagnosestellung soll der unbegründete Glutenverzicht reduziert werden. **Denn ohne eine angemessene, medizinisch gesicherte Diagnose ist ein längerer Glutenverzicht nicht zu empfehlen.**

DU BRAUCHST DETOXKUREN

Wenn du deine Gesundheit optimieren möchtest, bist du bestimmt schon auf diverse Entgiftungskuren gestoßen, die Unglaubliches versprechen. Durch eine Woche Detox soll deine Gesundheit um ein Vielfaches verbessert werden, und alle möglichen Beschwerden wie Müdigkeit, Verdauungsprobleme oder schlechte Haut sollen verschwinden. Der häufigste Auslöser dieser Probleme: Schlacken, die sich im Körper ansammeln und entfernt werden müssen.

Die Detoxkuren sollen den ganzen Körper oder bestimmte Organe reinigen. Sie bestehen in der Regel aus einer sehr stark eingeschränkten und kalorienreduzierten Kost sowie teilweise aus Nahrungsergänzungsmitteln. Ein Investigativreport aus den USA analysierte die Präparate von 15 Entgiftungskurherstellern. Bei keinem von ihnen konnte nachgewiesen werden, dass schädliche Substanzen, die angeblich eliminiert werden, tatsächlich verschwinden. Sogar das National Center for Complementary and Integrative Health stellt fest, dass es keine überzeugenden Beweise dafür gibt, dass Entgiftungs- oder Reinigungskuren tatsächlich Giftstoffe aus dem Körper entfernen oder die Gesundheit verbessern. Teilweise konnten die eingesetzten Produkte sogar gesundheitsschädlich sein.

Bloße Augenwischerei

Aber was bedeutet Detox überhaupt? Die englische Abkürzung steht für Entgiftung, die Ausscheidung giftiger Substanzen über Leber und Nieren. Die Elimination der »Giftstoffe« wird durch eine ballaststoffreiche Ernährung unterstützt, da diese unerwünschte Substanzen bindet. Laut den Unternehmen, die Detoxkuren anbieten, sammeln sich Stoffwechselendprodukte und Schlacken im Körper an, die dieser nicht selbst ausscheiden kann. In dieser Aussage stecken zwei Fehler: **1. werden nicht verwertbare Stoffe über Darm und Nieren ausgeschieden und 2. gibt es Schlacken überhaupt nicht.** Eine eingeschränkte Funktion von Nieren, Leber und Darm kann tatsächlich zu einer unzureichenden Ausscheidung von Stoffwechselprodukten und somit zu deren Ansammlung führen. Da hilft aber leider keine Entgiftungskur, sondern nur noch eine medizinische Behandlung. Außerdem ist der Begriff »Detox« gesetzlich nicht definiert, sodass die Hersteller ihn ohne jede weitere Erklärung nutzen dürfen. Dass »Detox« eine gesundheitsbezogene Aussage darstellt, ist jedoch unzulässig.

Wieso sind diese Kuren dann so beliebt? Ganz einfach: Sie versprechen eine schnelle Gewichtsreduktion sowie die Beseitigung ungesunder Lebensmittel und sie beruhen auf dem Placebo-Effekt. Viele Menschen, die solche Kuren machen, haben sich davor eher nicht so gut ernährt. Während der Kur freut sich der Körper, weil er deutlich mehr Mikronährstoffe bekommt, und diese Freude zeigt er auch. Den Betroffenen geht es besser, und sie denken automatisch, dass dies durch die teure Detoxkur zustande kommt. Sobald die Kur vorbei ist und man zu den vorherigen Essgewohnheiten zurückkehrt, verpufft die Wirkung. Man nimmt schnell wieder zu und ist frustriert.

Viel besser hilft da eine Ernährungsumstellung, bei der nach und nach ungesunde durch ganze, vollwertige Lebensmittel ersetzt werden. Und ganz ehrlich: Diese Umstellung ist weniger extrem als jede Detoxkur. Ein weiterer Pluspunkt: Du kannst sie langfristig umsetzen und nicht nur für ein paar Wochen. Ein gesunder Mensch ohne eingeschränkte Nieren-, Darm- oder Leberfunktion braucht keine Entgiftungskuren. Was er jedoch braucht, ist eine ausgewogene Ernährung, regelmäßige Bewegung und wenig Stress.

DER KÖRPER IST STÄNDIG ÜBERSÄUERT

Um diese Frage zu beantworten, ist es wichtig zu verstehen, wie der Säure-Basen-Haushalt reguliert wird. Das geschieht besonders durch die Regulation der Konzentration an Wasserstoffionen. Diese können den Ablauf von Prozessen im Körper schon durch kleinste Veränderungen beeinflussen. Ein ausgeglichener Haushalt ist also enorm wichtig.

Durch verschiedene Puffersysteme und die Aktivität von Lunge, Nieren und Leber werden überschüssige Säuren- bzw. Basenäquivalente ausgeschieden oder verstoffwechselt. Die Puffersysteme sorgen für eine sofortige Regulation der Wasserstoffionen-Konzentration. Über die Lunge werden flüchtige Stoffe eliminiert, bis die Normalwerte wieder erreicht sind. Die Nieren kümmern sich um nicht-flüchtige Komponenten, die nicht abgeatmet werden können, durch Rückhaltung von Hydrogencarbonat und Ausscheidung von Proteinen. Die Leber dient der Verstoffwechselung eines Teils der organischen Säure.

Ursachen für eine chronische Übersäuerung sind ständige Diäten mit hohem Kaloriendefizit, zu wenig Bewegung, eine zu geringe Flüssigkeitsaufnahme, Stress, Rauchen und bestimmte Medikamente (z. B. Acetylsalicylsäure). Durch chronische Erkrankungen der Lunge, Nieren und Verdauungsorgane ist die Ausscheidung überschüssiger Säuren beeinträchtigt, und säurebildende Lebensmittel könnten problematisch sein. **Lebensmittelgruppen mit potenziell hoher Säurelast sind Käse, Fleisch und Fleischprodukte, Fisch, Nudeln und Brot sowie Milch und Milchprodukte.**

Der Übersäuerung natürlich entgegenwirken

Um eine Übersäuerung des Körpers zu vermeiden, empfehlen einige die basische Ernährung. Diese basiert auf dem Verzehr von überwiegend basenbildenden Lebensmitteln. Dazu zählen Gemüse, Obst, Kartoffeln, Pilze, Kräuter, pflanzliche Öle, Tees und Wasser ohne Kohlensäure. Eine ziemlich ausgewogene Ernährung, wobei Getreide und Hülsenfrüchte sowie Nüsse und Samen fehlen bzw. nur in sehr geringen Mengen gegessen werden sollen.

Durch die Ernährungsumstellung erfahren viele Menschen eine gesundheitliche Verbesserung. Das liegt primär daran, dass die Ernährungsweise gesünder ist als die klassische Durchschnittsernährung. Außerdem werden potenzielle Allergene wie Milchprodukte vermieden, die häufige Auslöser z. B. für Hauterkrankungen sind. Wie kann ich also einer Übersäuerung entgegenwirken? **Das geht durch viel Bewegung, viel Schwitzen, Stressabbau, viel Trinken sowie eine pflanzenbasierte, ausgewogene Ernährung.**

KOKOSÖL IST GIFTIG

Kokosöl hat in den letzten Jahren aufgrund der vielen angepriesenen gesundheitlichen Vorteile einen Hype erlebt. Es soll das Bauchfett reduzieren, das Immunsystem stärken, vor Herzkrankheiten schützen und Demenz verhindern. Auf der anderen Seite gibt es Schlagzeilen, die Kokosöl diffamieren. Kein Wunder, dass auch hier Verwirrung herrscht.

Kokosöl besteht größtenteils aus gesättigtem Fett (80 bis 90 Prozent des Fettes in Kokosöl sind gesättigt), wodurch es bei Zimmertemperaturen fest ist. Fleisch, Milchprodukte oder Palmöl sind weitere Lebensmittel mit vielen gesättigten Fetten. Ihr Konsum wird seit Langem mit einem erhöhten Risiko für Herz-Kreislauf-Erkrankungen in Verbindung gebracht, da sie den schädlichen LDL-Cholesterinspiegel erhöhen können. Die aktuelle Ernährungsrichtlinie der DGE empfiehlt, nicht mehr als zehn Prozent der Gesamtkalorien aus gesättigten Fetten zu beziehen.

Weder Superfood noch Gift

Viele Behauptungen über Kokosöl basieren auf Studien, in denen eine spezielle Zusammensetzung verwendet wurde, die zu 100 Prozent aus mittelkettigen Triglyceriden (MCTs) besteht. MCTs haben eine kürzere chemische Struktur als andere Fette und werden vom Körper schnell aufgenommen und verstoffwechselt, was vermutlich ein Sättigungsgefühl fördert und eine Fetteinlagerung verhindert.

Das Kokosöl, das man in den meisten Supermarktregalen findet, enthält jedoch hauptsächlich Laurinsäure, die langsamer aufgenommen und verstoffwechselt wird als MCTs. Daher können die Vorteile der speziellen Zusammensetzung nicht auf »normales« Kokosöl übertragen werden. Ergebnisse epidemiologischer Studien, die über niedrige Raten von Herz-Kreislauf-Erkrankungen bei Bevölkerungsgruppe berichten, die Kokosöl als Teil ihrer traditionellen Ernährung konsumieren (z. B. Indien, Philippinen und Polynesien), wurden ebenfalls als Beleg für die positiven Auswirkungen angeführt. In diesen Studien könnten jedoch viele andere Merkmale der Teilnehmer, einschließlich Herkunft, Ernährungsgewohnheiten und Lebensstil, die Ergebnisse erklären.

Kokosöl hat einen einzigartigen Geschmack und wird am besten in kleinen Mengen verzehrt. Diese Wahl sollte im Rahmen einer insgesamt gesunden Ernährungsweise und innerhalb der empfohlenen Grenzwerte für die Aufnahme gesättigter Fettsäuren getroffen werden.

EIN SCHNAPS NACH DEM ESSEN HILFT DER VERDAUUNG

Besonders nach fettigen und üppigen Mahlzeiten soll Alkohol die Verdauung fördern. Aber nicht der Alkohol hat eine positive Wirkung auf den Magen. **Im Gegenteil: Alkohol hemmt die Magenentleerung sogar. Er blockiert die Wirkung von Nerven, die für den Transport der Nahrung im Bauchraum wichtig sind.**

Hochprozentige alkoholische Getränke sind also nicht förderlich für die Verdauung. Ein Kräuterlikör vor einer Mahlzeit kann genüsslich sein. Aber auch hier ist es nicht der Alkohol, sondern es sind die im Getränk enthaltenen Bitterstoffe, die die Magenschleimhaut zur Säureabgabe anregen. Das kann die Vorverdauung der Nahrung tatsächlich erleichtern. Die Bitterstoffe in alkoholfreien Getränken wie Espresso haben eine ähnliche Wirkung. Der klassische »Verdauungsschnaps« hilft also nur bedingt – nach dem Essen ist ein Spaziergang besser.

FETT MACHT FETT

Die Angst vor Fett rührt daher, dass Nahrungsfett angeblich fett machen soll. Dadurch wird auf gesunde Lebensmittel wie Nüsse und Samen verzichtet. Ganz unlogisch ist die Annahme nicht. Kurz zum Hintergrund: Fett ist der Makronährstoff, der den Körperfettanteil am leichtesten erhöhen kann. Die beiden Fettarten sind im Wesentlichen gleich, sodass es für den Körper einfach ist, aus Ersterem Letzteres zu machen.

Wie viele Kohlenhydrate und Proteine du isst, wirkt sich auf die Gesamt-Kalorienaufnahme aus, und wenn du mehr Kalorien zu dir nimmst, als du verbrennst, wird, wenn die Glykogenspeicher bereits gefüllt sind, die gesamte überschüssige Energie als Fett im Körper gespeichert. Ein weiteres Problem mit Fett ist seine kalorische Dichte (9 kcal/g, im Gegensatz zu 4 kcal/g für Protein und Kohlenhydrate). Genauso wie die niedrige Kaloriendichte ballaststoffreicher und wasserreicher Lebensmittel sättigend wirkt, macht die hohe Kaloriendichte von Fett fetthaltige Lebensmittel weniger sättigend.

Natürlich hängt die sättigende Wirkung eines bestimmten Lebensmittels nicht nur von seinem Makronährstoffgehalt ab, und verschiedene Lebensmittel wirken auf den Menschen unterschiedlich. Wenn du also bestimmte fettreiche Lebensmittel als sättigend empfindest, bedeutet das schlicht, dass Humanstudien nicht alle möglichen Variablen testen können.

Dennoch macht Fett nicht per se fett. Es ist nur leichter, mit ihm aufgrund der kalorischen Dichte einen Kalorienüberschuss zu erreichen. Fette sind jedoch ein sehr wichtiger Makronährstoff und für viele Vorgänge im Körper äußerst relevant. Hier ist es wichtig, auf ungesättigte Fette zurückzugreifen und weniger Transfette oder gesättigte Fettsäuren zu verzehren.

ESSEN NACH 18 UHR MACHT DICK

Isst du immer erst nach 18 Uhr, wirst du auf Dauer dick. Einige Forschende stellen die Hypothese auf, dass nächtliches Essen den zirkadianen Rhythmus des Körpers stört, also den 24-Stunden-Zyklus, der dem Körper vorschreibt, wann er schlafen, essen und aufwachen soll. Gemäß diesem Zyklus ist die Nacht zum Ausruhen da, nicht zum Essen. Mäuse, die gegen den Rhythmus aßen, nahmen mehr an Gewicht zu als Mäuse, die nur während der wachen Stunden aßen, selbst wenn es die gleiche Menge war.

Humanstudien zeigen jedoch, dass es weniger auf die Zeit, sondern vielmehr auf die Menge ankommt. Bei einer normalen Kalorienzufuhr konnte die Gewichtszunahme nicht beobachtet werden. Spätes Essen scheint aber die Lebensmittelauswahl zu beeinflussen. Nachts neigen wir eher dazu, ungesunde und kalorienreiche Lebensmittel zu wählen, z. B. Chips, Softdrinks und Eiscreme. Menschen in Nachtschichten sind ein gutes Beispiel dafür. Viele Studien deuten darauf hin, dass Nachtarbeiter dazu neigen, aus Bequemlichkeit zu ungesunden Lebensmitteln zu greifen.

Außerdem wird Müdigkeit mit einer erhöhten Nahrungsaufnahme und dem Verlangen nach kalorienreichen, ungesunden Lebensmitteln in Verbindung gebracht. Das könnte auf die hormonellen Veränderungen zurückzuführen sein, die den Appetit unter Schlafmangel beeinflussen.

Physiologisch gesehen zählen Kalorien nachts nicht mehr. Du wirst nicht zunehmen, nur weil du spät isst, solange du innerhalb deines täglichen Kalorienbedarfs bleibst. Die Lebensmittelauswahl und schlechtere Schlafqualität scheinen eine größere Rolle dabei zu spielen.

AGAVENDICKSAFT IST BESSER ALS HAUSHALTSZUCKER

Wusstest du, dass Tequila aus Agave hergestellt wird? Neben dieser Verwendung werden der Agave verschiedene gesundheitliche Vorteile zugeschrieben. Allerdings sorgen Raffinierung und Verarbeitung dafür, dass einige – oder alle – dieser positiven Eigenschaften zerstört werden. Der raffinierte Agavensirup, den du im Supermarkt findest, ist keine Ausnahme.

Beim Herstellungsprozess wird die Pflanze zunächst geschnitten und gepresst, um den zuckerhaltigen Saft zu gewinnen. Neben dem Zucker enthält die Agave auch Ballaststoffe wie Fruktane, die mit positiven Effekten auf Stoffwechsel und Insulin assoziiert sind. Bei der Verarbeitung zu Sirup werden diese Fruktane jedoch extrahiert und in Fruktose aufgespalten, indem der Saft Hitze und/oder Enzymen ausgesetzt wird. **Dieser Prozess zerstört alle gesundheitsfördernden Eigenschaften der Agavenpflanze.**

Der glykämische Index (GI) von Agavendicksaft ist sehr niedrig, weil fast der gesamte Zucker darin Fruktose ist und er im Vergleich zu normalem Haushaltszucker nur wenig Glukose enthält. Aus diesem Grund werden Süßstoffe mit hohem Fruchtzuckergehalt oft als »gesund« oder »diabetesfreundlich« vermarktet. Der GI ist jedoch nur ein Faktor, der bei den Auswirkungen von Süßungsmitteln auf die Gesundheit zu berücksichtigen ist. Die gesundheitlichen Auswirkungen von Agave – und Zucker im Allgemeinen – haben sehr wenig mit dem GI zu tun, dafür mehr mit den großen Mengen an Fruktose.

Tatsächlich enthalten alle lebenden Zellen die lebenswichtige Glukose und können diese auch verstoffwechseln. Fruktose kann allerdings nur die Leber in bedeutenden Mengen verarbeiten. Nimmst du zu viel Fruktose auf, ist die Leber überlastet und fängt an, Fruktose in Fett umzuwandeln, wodurch die Triglyceride (freies Fett) im Blut ansteigen können. Das könnte dauerhaft zu einer Fettlebererkrankung führen. Außerdem kann ein hoher Fruktosekonsum den Spiegel an LDL (schlechtem Cholesterin) und oxidiertem LDL erhöhen. Er kann auch die Ansammlung von Bauchfett verursachen.

Nichts davon gilt jedoch für ganze Früchte. Denn die sind reich an Ballaststoffen, Wasser und weiteren Nährstoffen, die schneller satt machen. Der Körper ist sehr gut in der Lage, diese geringen Mengen an Fruktose aus Obst zu verarbeiten. Agavendicksaft ist also nicht die optimale Süße. Möchtest du auf Zucker verzichten oder den Konsum reduzieren, könnten Xylit, Erythrit oder Stevia eine Alternative sein. Doch auch hier gilt: Weniger ist mehr.

KAFFEE ENTZIEHT DEM KÖRPER WASSER

Kaffee ist eines der beliebtesten Getränke der Welt. Ein Hauptgrund des Konsums ist das enthaltene Koffein, eine psychoaktive Substanz, die hilft, wach zu bleiben und die Leistung zu steigern. Allerdings kann Koffein auch entwässernd wirken, sodass sich viele fragen, ob Kaffeetrinken hydriert oder eher dehydriert.

Im Körper gelangt Koffein durch den Darm in den Blutkreislauf, um anschließend die Leber zu erreichen. Dort wird es in verschiedene Verbindungen aufgespalten, die die Funktion von Organen wie dem Gehirn be-einflussen. **Obwohl Koffein hauptsächlich für seine Wirkung auf das Gehirn bekannt ist, haben Untersuchungen gezeigt, dass es eine harntreibende Wirkung auf die Nieren haben kann – besonders in hohen Dosen.** Dies ge-schieht, indem Koffein den Blutfluss zu den Nieren erhöht, was diese dazu anregt, mehr Wasser über den Urin auszuscheiden.

Damit Koffein eine nennenswerte harntreibende Wirkung hat, so Studien, müssen mehr als 500 Milligramm Koffein pro Tag aufgenommen werden – das Äquivalent von fünf Tassen oder 1,2 Liter Kaffee). Eine Studie mit gelegentlichen Kaffeetrinkern untersuchte die Auswirkungen von 200 Milli-liter Wasser im Vergleich zu 200 Milliliter Kaffee mit niedrigem Koffeinge-halt und Kaffee mit hohem Koffeingehalt auf Anzeichen von Dehydrierung. Die Forschenden beobachteten, dass das Trinken von Kaffee mit höherem Koffeingehalt eine kurzfristige harntreibende Wirkung hatte, der niedrige Koffeingehalt und Wasser jedoch nicht.

Das Koffein in Kaffee ist also eine harntreibende Substanz. Allerdings müs-sen große Mengen Kaffee getrunken werden, damit sich eine signifikante entwässernde Wirkung zeigt. **Stattdessen ist das Trinken einer Tasse Kaffee hier und da hydratisierend und kann sogar helfen, den täglichen Flüssig-keitsbedarf zu decken.**

SALZ IST SCHÄDLICH

Salz besteht zu etwa 40 Prozent aus Natrium und zu 60 Prozent aus Chlo-rid – zwei Mineralstoffe, die eine wichtige Rolle für die Gesundheit spie-len. Die Konzentrationen von Natrium werden vom Körper reguliert. Es ist an Muskelkontraktionen beteiligt, Verluste durch Schweiß oder Flüssigkeit können Muskelkrämpfe auslösen. Es hält außerdem die Nervenfunktion aufrecht und reguliert sowohl das Blutvolumen als auch den Blutdruck.

Chlorid ist das zweithäufigste Elektrolyt im Blut nach Natrium. Elektrolyte sind Stoffe in der Körperflüssigkeit, die eine elektrische Ladung tragen und für alles von Nervenimpulsen bis zum Flüssigkeitshaushalt wichtig sind.

Obwohl beide Mineralstoffe unverzichtbar sind, scheint jeder unterschied-lich auf Salz zu reagieren. Manche Menschen reagieren kaum, andere dafür umso mehr, z. B. mit einem Anstieg des Blutdrucks oder Blähungen. Die empfohlene Salzmenge pro Tag liegt bei sechs Gramm, wobei der deutsch-landweite Durchschnitt eher höher ist. Für Menschen mit Bluthochdruck wird eine salzreduzierte Ernährung empfohlen. Manche reagieren sehr posi-tiv darauf, sodass sich der Blutdruck im Durchschnitt senken lässt. Bei an-deren zeigt sich nur ein sehr geringer bis kein Unterschied.

Personen, die viel schwitzen, müssen ihren Elektrolythaushalt, zu dem auch Natrium und Chlorid zählen, ausgleichen. Hier gibt es die sogenannten

Salty Sweater, also die Menschen, die viel Salz über den Schweiß verlieren und dementsprechend mehr kompensieren müssen. **Das bedeutet allerdings nicht, dass man nach einer Stunde Sport sofort einen Esslöffel Salz zu sich nehmen müsste.**

Da Deutschland Jodmangelgebiet ist, wird Speisesalz oft mit Jod angereichert und trägt somit zur Bedarfsdeckung von Jod bei. Das Problem, weshalb Salz verteufelt wird, liegt eher nicht im Nachsalzen, sondern vielmehr in verarbeiteten Lebensmitteln wie Wurst, Fertiggerichten oder Chips.

DAS FRÜHSTÜCK IST DIE WICHTIGSTE MAHLZEIT DES TAGES

Frühstücken wie ein Kaiser, zu Mittag essen wie ein König und zu Abend essen wie ein Bettelmann – so das alte Sprichwort, das sich bis heute hält. Doch stimmt das?

Von Bloggern und Ärzten oder in der Werbung wird oft darauf hingewiesen, dass Menschen, die nicht frühstücken, einen höheren Body-Mass-Index (BMI) haben. Die Grundlage für die Aussage bilden zum Großteil Beobachtungsstudien. Denn klinische Studien haben gezeigt, dass die persönliche Umsetzung bzw. Präferenz viel ausschlaggebender ist. Manche kompensieren alle Kalorien, die beim Frühstück nicht gegessen wurden, unbewusst, andere verspüren nicht mehr Hunger.

In einer Studie haben Frauen, die normalerweise nicht frühstücken, täglich gefrühstückt. Sie nahmen innerhalb eines Monats etwa ein Kilo zu, da sie letztlich mehr aßen. Nicht zu frühstücken soll auch den Stoffwechsel herunterfahren. Aussagekräftige Studien konnten allerdings weder bei Schlanken noch bei Übergewichtigen eine Veränderung im Grundumsatz feststellen. **Weder musst du frühstücken, noch musst du das Frühstück weglassen, um gesund zu sein oder abzunehmen. Hör einfach auf deinen Körper und mach, womit du dich am wohlsten fühlst.**

Durch Intervallfasten, also das Weglassen von Frühstück oder Abendessen, erfahren viele positive Auswirkungen auf die Leistungsfähigkeit und das Körpergefühl. Dadurch, dass der Körper morgens nicht direkt Nahrung bekommt, ist die Verdauung erst einmal nicht die Hauptaufgabe, sodass er sich auf andere wichtige Aufgaben konzentrieren kann. Das kann die kognitive Leistungsfähigkeit verbessern.

Solltest du generell Probleme damit haben, genügend Kalorien aufzunehmen, ist Intervallfasten möglicherweise nicht das Richtige für dich. Denn durch das kürzere Zeitfenster reduziert sich in der Regel die Anzahl der Mahlzeiten. Auch Menschen mit einer gestörten Glukoseregulation (z. B. Diabetiker) sollten das Frühstück nicht auslassen, da sie leichter unterzuckern können, besonders wenn sie auf Insulin angewiesen sind.

LITERATUR/QUELLEN

Aeberli, I., et al. (2011). »Low to moderate sugar-sweetened beverage consumption impairs glucose and lipid metabolism and promotes inflammation in healthy young men: A randomized controlled trial«, *American Journal of Clinical Nutrition. 94* (2), 479–485.

Almohanna, H. M., et al. (2019). »The Role of Vitamins and Minerals in Hair Loss: A Review«, *Dermatology and Therapy. 9* (1), 51–70.

Appel, L. J., et al. (2005). »Effects of protein, monounsaturated fat, and carbohydrate intake on blood pressure and serum lipids: results of the OmniHeart randomized trial«, *JAMA, 294* (19), 2455–2464.

Baldwin, H., und Tan, J. (2021). »Effects of Diet on Acne and Its Response to Treatment«, *American Journal of Clinical Dermatology. 22*, 55–65.

Bateman, B., et al. (2004). »The effects of a double blind, placebo controlled, artificial food colourings and benzoate preservative challenge on hyperactivity in a general population sample of preschool children«, *Archives of disease in childhood, 89* (6), 506–511.

Becerra-Tomás, N., et al. (2018). »Legume consumption is inversely associated with type 2 diabetes incidence in adults: A prospective assessment from the PREDIMED study«, *Clin Nutr. 37* (3),906–913.

BfR sieht keine Assoziation zwischen dem Progesterongehalt in Milch und Brustkrebs, Stellungnahme Nr. 022/2008 des BfR vom 21. Januar 2008 (aufgerufen am 28.10.2021).

Bischoff, S. C., et al. (2014). »Intestinal permeability – a new target for disease prevention and therapy«, *BMC Gastroenterol. 14*, 189.

Bolla, A. M., et al. (2019). »Low-Carb and Ketogenic Diets in Type 1 and Type 2 Diabetes«, *Nutrients. 11* (5), 962.

Bolte, L. A., et al. (2021). »Long-term dietary patterns are associated with pro-inflammatory and anti-inflammatory features of the gut microbiome«, *Gut. 70*, 1287–1298.

Buettner, D., et al. (2016). »Blue Zones: Lessons From the World's Longest Lived«, *Am J Lifestyle Med. 7; 10* (5), 318–321.

Conway, G., et al. (2014). »The polycystic ovary syndrome: a position statement from the European Society of Endocrinology«, *Eur J Endocrinol. 171* (4), P1–29.

Francisco, G., et al. (2003). »Gut Flora in Health and Disease«, *Lancet (London, England). 512–519.*

Gombart, A. F., et al. (2020). »A Review of Micronutrients and the Immune System-Working in Harmony to Reduce the Risk of Infection«, *Nutrients. 12* (1), 236.

Guess, N., et al. (2016). »Dietary Fatty Acids Differentially Associate with Fasting Versus 2-Hour Glucose Homeostasis: Implications for The Management of Subtypes of Prediabetes«, *PloS one. 11*, e0150148.

Guess, N. D. (2018). »Dietary Interventions for the Prevention of Type 2 Diabetes in High-Risk Groups: Current State of Evidence and Future Research Needs«, *Nutrients. 6; 10* (9), 1245.

Hawkins R. A. (2009). »The blood-brain barrier and glutamate«, *The American Journal of Clinical Nutrition, 90* (3), 867S–874S.

Hemilä, H., und Chalker, E. (2013). »Vitamin C for preventing and treating the common cold«, *Cochrane Database for Systematic Reviews.*

Hord, N. G., et al. (2009). »Food sources of nitrates and nitrites: the physiologic context for potential health benefits«, *The American Journal of Clinical Nutrition, 90* (1), 1–10.

Kanda, N., et al. (2020). »Nutrition and Psoriasis«, *International Journal of Molecular Sciences, 21* (15), 5405.

Kennedy, A., et al. (2009). »Saturated fatty acid-mediated inflammation and insulin resistance in adipose tissue: mechanisms of action and implications«, *The Journal of Nutrition. 139* (1), 1–4.

Kolb, H., et al. (2020). »Insulin: too much of a good thing is bad«, *BMC Med. 21; 18* (1), 224.

König, J., et al. (2016). »Human Intestinal Barrier Function in Health and Disease«, *Clin Transl Gastroenterol. 7* (10), e196.

Kroger, M. et al. (2006). »Low-calorie Sweeteners and Other Sugar Substitutes: A Review of the Safety Issues«, *Comprehensive Reviews in Food Science and Food Safety, 5* (2): 35–47.

Kucharska, A., et al. (2016). »Significance of diet in treated and untreated acne vulgaris«, *Advanced in Dermatology and Allergology. 33* (2), 81–86.

Landry, A., et al. (2017). »Causes and outcomes of markedly elevated C-reactive protein levels«, *College of Family Physicians of Canada. 63* (6), e316–e323.

Maretzke, F., et al. (2020). »Egg intake and cardiometabolic diseases: an update Part 1«, *Ernährungs Umschau. 67* (1), 11–17.

McDonald, D., et al. (2018). »American Gut: An Open Platform for Citizen Science Microbiome Research«, *mSystems.*

Oh, H., et al. (2019). »Different dietary fibre sources and risks of colorectal cancer and adenoma: a dose-response meta-analysis of prospective studies«, *Br J Nutr. 28; 122* (6), 605-615.

Ornish, D., et al. (1990). »Can lifestyle changes reverse coronary heart disease? The Lifestyle Heart Trial«, *Lancet. 21; 336* (8708), 129–133.

Park, K. (2015). »Role of micronutrients in skin health and function«, *Biomolecules & Therapeutics, 23* (3), 207–217.

Petrowski, W., und Minich, D. M. (2020). »Is There Such a Thing as ›Anti-Nutrients‹? A Narrative Review of Perceived Problematic Plant Compounds«, *Nutrients. 12,* 2929.

Popova, A., und Mihaylova, D. (2019). »Antinutrients in Plant-based Foods: A Review«, *The Open Biotechnology Journal. 13,* 68–76.

Rinaldi, F., et al. (2017). »A spermidine-based nutritional supplement prolongs the anagen phase of hair follicles in humans: a randomized, placebo-controlled, double-blind study«, *Dermatology Practical & Conceptual. 7* (4), 17–21.

Satija, A., et al. (2016). »Plant-Based Dietary Patterns and Incidence of Type 2 Diabetes in US Men and Women: Results from Three Prospective Cohort Studies«, *PLoS Med. 13* (6), e1002039.

Schwingshackl, L., et al. (2017). »Adherence to Mediterranean diet and risk of cancer: an updated systematic review and meta-analysis«, *Nutrients. 9,* E1063.

Singh, M., und Das, R. R. (2011). »Zinc for the common cold«, *Cochrane Database of Systematic Reviews.*

Spector, T. D., et al. (2020). »Challenges and opportunities for better nutrition science – an essay by Tim Spector and Christopher Gardner«, *BMJ (Clinical research ed.), 369,* m2470.

Sun, Q., et al. (2014). »New insights into insulin: The anti-inflammatory effect and its clinical relevance«, *World Journal of Diabetes. 5* (2), 89.

Valdes, A. M., et al. (2018). »Role of the gut microbiota in nutrition and health«, *BMJ. 361*, k2179.

Waller, D. G. (2011). »Allergy, pseudo-allergy and non-allergy«, *British Journal of Clinical Pharmacology. 71* (5), 637–638.

Wang, B., et al. (2021). »Metabolism pathways of arachidonic acids: mechanisms and potential therapeutic targets«, *Nature. 6* (1), 94.

World Cancer Research Fund (WCRF), *Continuous Update Project (CUP), Third Expert Report: Diet, nutrition, physical activity and cancer.* www.wcrf.org/dietandcancer (aufgerufen am 10. August 2021).

Yager, J., et al. (2006). »Estrogen Carcinogenesis in Breast Cancer«, *N Engl J Med. 354*, 270–282.

Zhang, A., et al. (2021). »Hyperinsulinemia in Obesity, Inflammation, and Cancer«, *Diabetes & Metabolism Journal. 45* (3), 285–311.

Zhu, Y., et al. (2019). »Dietary total fat, fatty acids intake, and risk of cardiovascular disease: A dose-response meta-analysis of cohort studies«, *Lipids in Health and Disease. 18* (1), 91.

DANK

LAURA Zunächst möchte ich mich bei meinen Eltern bedanken, die mich immer unterstützt haben, sowie bei meiner kritischen Testesserin Miri. Und natürlich bei Marco, der sich mit mir die Nächte um die Ohren geschlagen hat, um das Buch zu perfektionieren.

MARIE Besonderer Dank gilt meiner Mutter. Sie hat mich im Schreibprozess begleitet und sich mit unermüdlicher Energie und Fürsorge um unsere neugeborene Tochter Amaya sowie unseren Hund Coco gekümmert.

LAURA UND MARIE Gemeinsam möchten wir uns auch bei unserer Redakteurin Sarah Gast für die unkomplizierte Zusammenarbeit und die Unterstützung bedanken.

REZEPTREGISTER

SACHREGISTER

Impressum

1. Auflage 2022

© 2022 by Südwest Verlag, einem Unternehmen der Penguin Random House Verlagsgruppe GmbH, Neumarkter Straße 28, 81673 München

HINWEIS: Die Ratschläge/Informationen in diesem Buch sind von Autorinnen und Verlag sorgfältig erwogen und geprüft, dennoch kann eine Garantie nicht übernommen werden. Eine Haftung der Autorinnen bzw. des Verlags und seiner Beauftragten für Personen-, Sach- und Vermögensschäden ist ausgeschlossen.

Projektleitung: Sarah Gast
Bildredaktion: Bele Engels

Bildnachweis

Alle Rezeptbilder: Udo Einenkel (Foto und Styling)
S. 6_ Xenia Gromak, S. 9_Grossmann/Schürle, S. 21_Heino Pattschull/Adobe Stock,
S. 25_baibaz/istockphoto, S. 32_istockphoto, S. 37_Pat_Hastings/Shutterstock,
S. 48_Guillaume Czerw, S. 51_Thomas Apolt, S. 54_ Xenia Gromak, S. 65_Handmade-Pictures/Shutterstock, S. 73_Melica/Shutterstock, S. 88_Creative Collection, Verlag/Cumulus, S. 93_markkujath.com/Adobe Stock, S. 95_Christian Jung/Adobe Stock,
S. 105_RodStock/Shutterstock, S. 108_ Carla Seliger, S. 113_ Sentelia/Shutterstock,
S. 141_ Chzu/Shutterstock, S. 146_ Daniel/Adobe Stock

Lektorat: Dr. Ulrike Kretschmer, München
Korrektorat: Barbara Kohl, Fürth
Umschlaggestaltung, Innenlayout und Grafiken:
OH, JA! (www.oh-ja.com), München
Satz: Dr. Alex Klubertanz, Haßfurt
Herstellung: Timo Wenda
DTP und Litho: Mohn Media Mohndruck GmbH, Gütersloh
Druck und Bindung: Mohn Media Mohndruck GmbH, Gütersloh
Printed in Germany

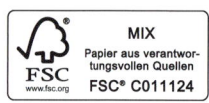

Penguin Random House Verlagsgruppe FSC ® N001967
ISBN 978-3-517-10081-4
www.suedwest-verlag.de